Bye Bye Covid

ANDREAS LUDWIG KALCKER

BYE BYE COVID

Die Lösung für das Coronavirus, von der man nicht will, dass Sie sie kennen ...

DANKSAGUNG

Besonderer Dank gilt allen Mitwirkenden und: Andres Pérez Fernández, Dr. Eduardo Insignares, Dra. Blanca Bolaño, Tannia Bayas, Gonzalo Arcos, Dr. Pedro Chávez Zavala, Dr. Manuel Aparicio Alonso, Dr. Sandro Moncada, Dra. Giselle Barrantes, Dra. Viviane Brunet, Dr. Rául Fontana, Dr. Prof. Antonio Añi, Dr. Martín Ramírez, Gustavo López, Ethel Soriano, Véronica del Castillo, Karla Revollo, Lic. Eidiy María Schmitter, Ing. Pamela Trujillo, Dr. Ernesto Pazos, Dr. Christian Ortíz, Dr. Roberto García, Dr. Mauricio Quiñonez, Dr. Pablo Carvajal, Dr. Yohanny Andrade, Dr. Victor Manuel Rico, Dr. Ricardo Velázquez, Dra. Lourdes Torres, Cnl. Guillermo Tamayo und Dr. Murad Agha.

INHALTSVERZEICHNIS

VORWORT

von **Andreas L. Kalcker**

Glauben heißt nicht wissen, und dieses Buch ist all jenen gewidmet, die die faktische, evidenzbasierte Wahrheit über die Heilung von COVID-19 und anderen Krankheiten erfahren wollen, denn Glauben und Fehlinformationen sind die Ursache für all die Tragödien, die der Planet in den letzten Monaten erlebt hat. Dies ist eine Offenlegung der Informationen, die Leben retten, der Menschheit konkret und der Gesundheit im Allgemeinen dient.

Dieses Buch ist in vielerlei Hinsicht untypisch und erscheint zu einem Zeitpunkt, an dem wir verzweifelt versuchen, ein wirksames Mittel gegen das Coronavirus zu finden. Möge es in der künftigen Geschichte der Medizin unverzichtbar werden, als Symbol des kritischen Blicks, des kohärenten therapeutischen Handelns und als Impulsgeber für das Bewusstsein und den Sinn des Lebens angesichts dieser großen Krise in der Geschichte der Menschheit.

Es gibt nichts Schöneres, als ein Leben zu retten. Jeder, der an dieser Forschung beteiligt ist, hat diese Erfahrung gemacht und das ist es, was jeden Arzt, Therapeuten oder Forscher, der über diese umstrittene oder vielleicht „wunderbare" Substanz Bescheid weiß, hervorhebt.

Im Buch „Bye Bye COVID" finden Sie echte Resultate, aufgrund derer viele Leben gerettet wurden und auch in Zukunft noch gerettet werden können. Das ist ein großer Unterschied zu allem, was uns bisher erzählt wurde, vor allem, wenn man sich die wesentliche Frage stellt: Stimmt das, was uns von den Medien und Regierungen erzählt wurde?

Mein besonderer Dank gilt Andrés Pérez und allen **Autoren** dieses Buches, die die Gewissheit hatten, dass CDS (in Deutschland auch CDL genannt) bei der Bekämpfung der „Plandemie" und der Bekämpfung dieses Coronavirus außerordentlich wirksam ist. Ohne sie wäre dieses Buch nicht möglich gewesen. Außerdem möchte ich auch all den selbstlosen Sponsoren danken, die diese Forschungsarbeit zum Wohle der Menschheit unterstützt haben.

Diese Forschung kann ohne Übertreibung als die schwierigste im Bereich der Humanmedizin bezeichnet werden, die bisher weltweit durchgeführt wurde. In vielen Ländern hat es wichtige Begegnungen mit Menschen gegeben, die CDS nutzen und darüber schreiben und forschen. In diesem Buch finden Sie viele interessante und aufschlussreiche Aspekte, die bisher noch nie untersucht und beobachtet wurden.

Dieses Buch enthält neue Anwendungen und eine Fülle von Erfahrungsberichten, die durchwegs auf Tatsachen beruhen und durch CDS-Forschung und -Anwendung entstanden sind, was seine Glaubwürdigkeit nur noch erhöht. Für viele Leser wird es ihre Sicht auf die Medizin, ihre Denkweise und gleichzeitig ihr eigenes Bewusstsein verändern. Wir hoffen, dass der Inhalt, der aus den Herzen seiner Autoren kommt, ein Leuchtfeuer sein wird, welches das Gewissen der Menschheit erleuchtet.

Ziel dieses Buches ist es, die Menschen wissen zu lassen, wer wir sind und was tatsächlich in der Welt passiert. CDS hat in zahllosen dokumentierten Fällen Heilung gebracht und seine Wirksamkeit ist heute, allen Widrigkeiten zum Trotz, unwiderlegbar.

„Bye Bye COVID" ist kein gewöhnliches medizinisches Buch, sondern vielmehr ein Aufruf an die Menschheit.

Einige werden sagen, dass dieses medizinische Buch die Lösung für alle Probleme der Coronavirus-„Plandemie" ist und andere werden einfach glauben, dass es besser ist, es nicht zu lesen, um die Dinge nicht noch schlimmer zu machen.

Aber wie ich bereits zu Beginn sagte:

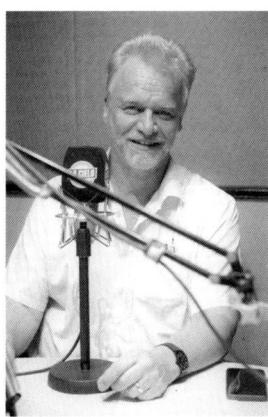

Glauben heißt nicht wissen ... :))

BEVOR WIR BEGINNEN:
EINE KURZE ANMERKUNG

Während ich mit allen Akteuren dieses Buches sprach und die Interviews niederschrieb, wobei ich die Worte aller Beteiligten abwog und überprüfte, wurde mir klar, wie frustrierend es sein kann, eine solch wirksame Lösung für ein Problem dieses Ausmaßes zu haben, wenn ein so großer Teil dieser Welt entweder unwissend oder direkt dagegen ist, sei es aus eben dieser Unwissenheit, aus Bosheit oder einer Kombination.

Gleichzeitig bin ich mir darüber im Klaren, dass eine außergewöhnliche Behauptung durch ebenso außergewöhnliche Beweise untermauert werden muss, und viele Menschen werden die Prämisse dieses Buches zu Recht infrage stellen. Ich hoffe nur, dass es mir gelungen ist, alle Informationen, die ich erhalten habe, so getreu wie möglich wiederzugeben, damit sich der Leser ein eigenes Urteil bilden kann. In diesen schweren Zeiten ist es wichtiger denn je, alles zu hinterfragen, vor allem auch sich selbst, und seine eigenen Schlüsse zu ziehen.

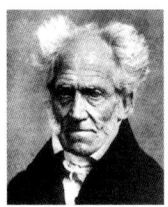

„Alle Wahrheit durchläuft drei Stufen: Zuerst wird sie lächerlich gemacht oder verzerrt. Dann wird sie bekämpft. Und schließlich wird sie als selbstverständlich angenommen."

ARTHUR SCHOPENHAUER

Was folgt, ist im Wesentlichen die Geschichte von Tausenden von Menschen, von Tausenden von Seelen, die während der gegenwärtigen Pandemie verloren gegangen sind, und von Tausenden weiteren, die sich mit großem Mut entschieden haben, die wirksamste Lösung für diese Herausforderung der Menschheit zu finden, sie zu vertreten und einzusetzen. Diese Menschen haben das Unmögliche möglich gemacht, obwohl sie auf Schritt und Tritt auf den erbitterten Widerstand der Machthaber und auf eine nicht minder starke Ignoranz gestoßen sind.

Jeder einzelne dieser Menschen ist Protagonist dieser wahren Geschichte, und deshalb müssen es genau diese Menschen sein, die den roten Faden der Geschichte mit ihrer eigenen Stimme zum Ausdruck bringen. Aus diesem Grund wird der Name jeder Person, die an der Erzählung teilhat, im gesamten Text angegeben und die Erzählung erfolgt immer in der ersten Person.

Aus offensichtlichen Gründen und wegen des Umfangs dieses Buches können wir nicht alle Stimmen zu Wort kommen lassen, aber es besteht kein Zweifel: Alle, die hier nicht namentlich erwähnt werden können, waren genauso stark beteiligt wie diejenigen, deren Geschichte auf diesen Seiten dargestellt wird.

Dies ist ein Buch der Mutigen, die Leben retten.

Andreas Ludwig Kalcker und Andrés Pérez Fernández

„Das gelbe Wasser"

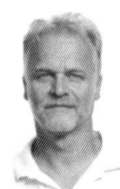

DR. h. c. ANDREAS LUDWIG KALCKER

Forscher, Biophysiker und Autor

Nachdem ich vor 14 Jahren – wie in meinem Buch „Gesundheit verboten" beschrieben – meine eigene Arthritis mit Chlordioxid (damals mit seinem Vorläufer MMS) geheilt hatte, begann ich, es auch bei anderen anzuwenden. Ich stellte fest, dass diese Substanz nicht nur mir half, sondern auch meinem besten Freund, der an einer Quecksilbervergiftung litt, sowie einigen Verwandten mit Fibromyalgie, dem Paket-Boten mit einer unheilbaren Allergie, einem Bekannten mit Gürtelrose und einer Dame mit einem diabetischen Bein. Diese Krankheiten sind so unterschiedlich, dass sie überhaupt nicht zu der Wirkungsweise dieser Substanz „passten", denn wenn man mir gesagt hätte, dass es eine wundersame Lösung gibt, die all das bewirken kann, hätte ich jeden, der mir das gesagt hätte, für einen Scharlatan gehalten, ausgehend von der Überzeugung, dass dies unmöglich ist und dass es keine wissenschaftlichen Referenzen zu diesem Thema gibt. Über allen Referenzen steht jedoch die Erfahrung. Mit einer eigenen Erfahrung wird niemand Sie vom Gegenteil überzeugen können, wenn Sie es am eigenen Leib erfahren haben und es bei Ihren Freunden und Familienmitgliedern gesehen haben. Ich erinnere mich, wie ich mit meinem besten Freund José auf der Terrasse seines Hauses in Spanien saß und mich fragte, was ich tun sollte und er sagte einfach: „Tu, was dein Herz dir sagt."

Also begann ich zu recherchieren und Jahre später wurde CDS entwickelt, ein in Wasser gelöstes Chlordioxidgas [ClO_2], das im Gegensatz zu MMS kein Chlorit enthält und keine unerwünschten Nebenwirkungen wie zum Beispiel Durchfall verursacht. Zweifellos funktionieren beide, aber CDS ist viel erträglicher, denn es ist einfach das Gas und wird durch Mischen von Natriumchlorit $NaClO_2$ mit einer Säure, entweder Salzsäure oder Zitronensäure, erzeugt.

Wasser hat die Fähigkeit, dieses Gas zu absorbieren und wird zu gelb-farbigem Wasser, was auf das Vorhandensein von Chlordioxid in reiner Form und ohne Natriumchlorit oder andere Rückstände hindeutet.

Das Interessante an diesem Gas ist, dass es ein an ein Ion gebundener Sauerstoffträger ist. Das negativ geladene Chlorid-Ion ist nicht mit molekularem Chlor zu verwechseln, welches giftig ist; das Chlorid-Ion im Körper ist kleiner als ein Salzkristallit, setzt dabei Sauerstoff frei und entfernt gleichzeitig Säuren.

Man muss sich darüber im Klaren sein, dass praktisch alle uns bekannten Krankheitserreger sich durch ein saures Milieu vermehren, so auch Viren, Bakterien oder Pilze. Bei diesem Oxidationsprozess ist keine Resistenzbildung möglich, was man bei der Verwendung von Chlordioxid im Trinkwasser (seit einem halben Jahrhundert im Einsatz) beobachten kann – bis heute gibt es bei keinem Erreger eine Resistenz.

Wenn wir lesen, dass Chlordioxid giftig ist, bezieht sich das lediglich auf das eingeatmete Gas, was in diesem Fall richtig ist. Jede Substanz, die nicht Luft ist, ist ein Lungengift, wie zum Beispiel Wasser, das wir gut trinken können, aber wenn wir es einatmen, sterben wir an wassergefüllten Lungen, denn schließlich sind wir keine Fische ...

Wenn wir dieses in Wasser gelöste Gas zu uns nehmen, verdampft es bei einer Temperatur von 11 °C in unserem Magen, dessen Temperatur 36,5 °C beträgt, und da es nicht entweichen kann, diffundiert es gemäß dem ersten Fick'schen Gesetz durch die Magenwände und gelangt in unser Blut und die Interzellularflüssigkeit.

Prior to Injection				After the Injection			
k+	3,6	mmoI/L		k+	3,4	mmoI/L	Haag
Ca++	1,20	mmoI/L		Ca++	1,13	mmoI/L	Haag
Cl-	102	mmoI/L		Cl-	107	mmoI/L	
cTCO2	31,6	mmoI/L	Hoog	cTCO2	27,6	mmoI/L	
Hct	45	%		Hct	38	%	
Chgb	9,5	mmoI/L		Chgb	8,0	mmoI/L	
BE(b)	2,5	mmoI/L		BE(b)	1,3	mmoI/L	
Resultate: Meta+				Resultate: Meta+			
Glu	88	mg/dL		Glu	79	mg/dL	
Lac	2,49	mmoI/L	Hoog	Lac	0,79	mmoI/L	
Crea	151	umoI/L	Hoog	Crea	122	umoI/L	Hoog

PRIOR TO INJECTION   AFTER THE INJECTION

Foto: Blutgasanalyse vor und nach Gabe von CDI (intravenöses CDS)

Von da aus breitet es sich im Körper aus und dort, wo es einen sauren Ort findet, dissoziiert ClO_2 in einem chemischen Prozess mit Zwischenschritten und wird schließlich zu Salz (Kochsalz) und Sauerstoff reduziert, die der Mensch auf natürliche Weise aufnehmen und verarbeiten kann. Wir haben auch bei Labormäusen beobachtet, dass sie durch die lebenslange Einnahme dieser Substanz eine um bis zu 30 % höhere Lebenserwartung erreichten, was auch in einer Arbeit von Prof. Ristow an der Universität Zürich beobachtet wurde, nachdem Mäuse oxidativem Stress durch Fasten ausgesetzt worden waren.

Jeder, der schon einmal Chlordioxid konsumiert hat (es ist oxidativ), wird gemerkt haben, wie gut man sich danach fühlt. Die Wirkung ist das Gegenteil von dem, was die Theorie des oxidativen Stresses besagt, die angesichts der hervorragenden Ergebnisse oxidativer Therapien wie mit Anwendung von ClO_2 von der Wissenschaft völlig überarbeitet werden sollte, auch weil ihr als wissenschaftlicher Hintergrund konkrete Spannungswerte fehlen und sie einfach nur von freien Radikalen spricht, ohne weitere Prüfung und genaue Werte.

Sie müssen verstehen, dass nicht alle Radikale gleich sind, da **Sauerstoff (ja ... das Gas, das wir ständig einatmen)** ebenfalls ein freies Radikal ist und für unser Leben und das perfekte Funktionieren unseres Stoffwechsels unerlässlich ist. Es gibt durchaus Radikale, die unsere Zellen schädigen, wie zum Beispiel die OH-Gruppen (die Hydroxylgruppen), aber diese haben ein Oxidations-Reduktionspotenzial (ORP) von 2,8 Volt, was sehr hoch ist, wenn man bedenkt, dass Ozon eine Spannung von 2,03 Volt und Peroxid eine Spannung von 1,76 V hat, Chlor dagegen nur eine Spannung von 1,3 V und Chlordioxid 0,95 Volt.

In unseren Zellen befinden sich kleine Organellen, die Mitochondrien, welche den Sauerstoff zusammen mit Zucker verbrauchen, um so Energie in Form von ATP für unseren Körper zu erzeugen. Dies ist der wesentliche Mechanismus des Lebens und wenn wir den Mitochondrien helfen, einen besseren pH-Wert zu erreichen, indem wir den molekularen, bioverfügbaren Sauerstoff erhöhen, können wir verstehen, warum diese Substanz bei so vielen nicht verwandten Krankheiten helfen kann.

Die Hauptfunktion unseres Blutes ist der Transport von Sauerstoff mit den roten Blutkörperchen (Erythrozyten). Wenn dieser Transport gestört ist, sinkt die verfügbare Energie im Körper und Krankheit kann somit als Energiemangel definiert werden:

Krankheit = Energiemangel

Durch Erhöhung der verfügbaren Energie ist der Körper in der Lage, sich selbst zu heilen.

Ein wichtiges Detail ist, dass Chlordioxid ein sekundärer Sauerstoffträger ist, der gleichzeitig Krankheitserreger oxidiert, die Übersäuerung (Acidose) reduziert und die sauerstoffarme Problemstelle direkt mit Sauerstoff versorgt. Gleichzeitig ist es so klein, dass es jede Membran durchdringen kann, denn es handelt sich um ein Molekül von nur 67 Mol mit einer Größe von wenigen Piko-Metern, das in der Lage ist, jede Barriere im Körper zu passieren, vor allem die, welche rote Blutkörperchen nicht erreichen können. Es ist sogar auch in der Lage, den Biofilm und den Schleim zu durchdringen, mit denen sich die Bakterien verteidigen.

Der einzige Nachteil ist, dass das CDS bei diesem Prozess komplett verbraucht wird und wenn wir nicht genug davon an der Stelle haben, an der wir es brauchen, funktioniert es wegen der fehlenden Menge nicht.

Es gibt eine Höchstmenge und -konzentration, die wir trinken können, denn ab einer höheren Konzentration fängt es an, in der Kehle zu kratzen. Derselbe Abwehrmechanismus macht versehentliche schwere Vergiftungen unmöglich, denn wenn potenziell giftige Mengen aufgenommen werden, reagiert der Körper sofort, indem er die Aufnahme durch einsetzendes Ekelgefühl blockiert und begrenzt.

Studien zufolge, die in einem Bericht der US-Umweltschutzbehörde EPA (= Environmental Protection Agency) wiedergegeben sind, liegt der NOAEL-Wert (No Observed Adverse Effect Level) oder „no adverse effect level", den man als die maximale Tagesdosis (ausgedrückt in mg/kg/Tag) definieren könnte, die keine beobachtbaren schädlichen Wirkungen hervorruft, bei 3 Milligramm pro Kilo Körpergewicht und Tag. Dies entspricht bei einer 70 kg schweren Person 210 mg und bei einer 50 kg schweren Person 150 mg pro Tag ohne toxische Wirkung.

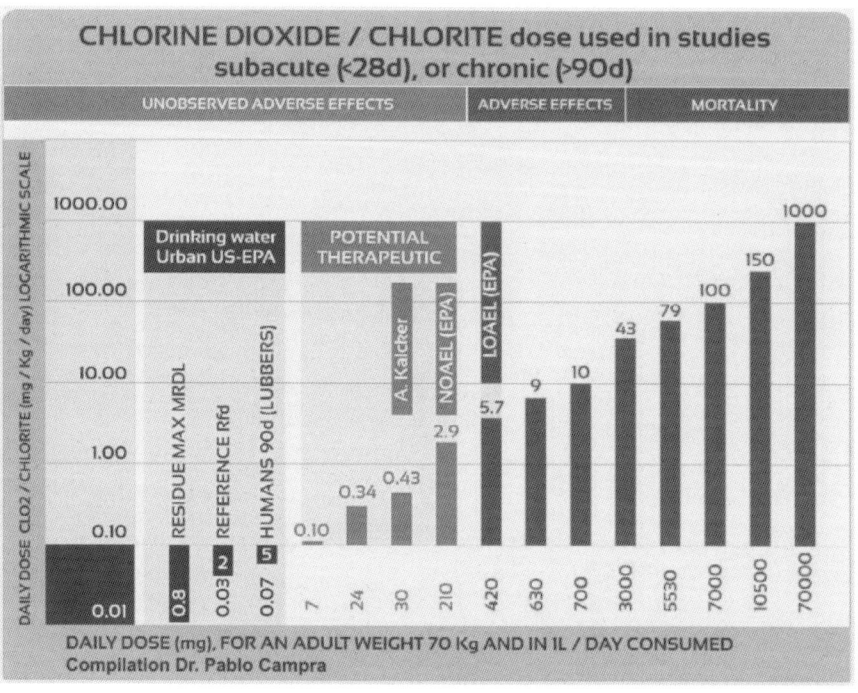

Die in Protokollen empfohlene Menge beträgt bei Erwachsenen nicht mehr als 10–20 mg pro Tag. Von einer Gefahr bei der Einnahme von Chlordioxid in diesen Mengen zu sprechen, ist völlig absurd, und nach mehr als 14 Jahren Erfahrung sind mir keine ernsthaften Probleme mit CDS bekannt. Tausende (wenn nicht sogar Millionen) von Menschen haben es eingenommen und ihre Erfahrungen, die gleichzeitig seine Wirksamkeit und seine Sicherheit bestätigen, im Internet veröffentlicht (E-Mails, soziale Netzwerke, Live-Sendungen, Webinare usw., in vielen Fällen mit Fotos und Videos).

Mediziner oder Toxikologen wissen, dass jede Substanz in extremen Mengen oder sehr starken Konzentrationen für den menschlichen Körper giftig ist (Hauptkriterium für die Toxizität einer Substanz ist die Dosis) und wenn wir die Toxizität von Chlordioxid (340 mg/kg bei einer männlichen Maus, 292 mg/kg bei Weibchen) vergleichen, ist sie fast dieselbe wie die von Koffein (367 mg/kg bei einer männlichen Maus). Das bedeutet, dass ein gesunder 70 kg schwerer Mensch 14 Tage lang etwa 23.000 mg (!) eines in Wasser gelösten Gases zu sich nehmen müsste, um krank zu werden, was absolut **unmöglich** ist.

Einer der wichtigsten Aspekte ist, dass Chlordioxid in Wasser extrem gut löslich ist, ohne chemische Bindungen einzugehen, das heißt es ist ein Gas, das sich tatsächlich vollständig in Wasser auflöst. Das liegt daran, dass seine Molekularstruktur dem Wassermolekül sehr ähnlich ist, so dass es sich aus diesem und anderen Gründen vollständig auflöst, ohne zu hydrolysieren (es stellt keine chemische Verbindung mit Wasser her).

——————————————————————— 1.2

Was ist CDS (= CDL)?

CDS/CDL ist eine 0,3 %-ige (3.000 ppm) konzentrierte wässrige Lösung von Chlordioxidgas ohne Natriumchlorit ($NaClO_2$) in Lösung und hat einen neutralen pH-Wert.

Protokoll C = Universalprotokoll

Die zu konsumierende Lösung wird zubereitet, indem 10 ml des 0,3 %igen CDS-Konzentrats (3000 ppm) in 1 Liter Wasser verdünnt werden, um eine Konzentration von 0,3 % (30 ppm) zu erhalten; damit ergibt sich eine Tagesdosis von einem Liter, der in 10 Einnahmen von 100 ml mit jeweils einer Stunde Abstand aufgeteilt wird (was 3 mg oder 3 ppm ClO2 pro Dosis entspricht), so dass insgesamt 1 Liter pro Tag mit 30 ppm eingenommen wird.

Wie wird CDS vorbereitet? Dieses Verfahren ist sehr einfach und besteht im Wesentlichen darin, dass 28 %-iges Natriumchlorit [$NaClO_2$] (nicht zu verwechseln mit Hypochlorit [$NaClO$], Chlorbleiche, die 300-mal giftiger ist!) mit 4 %-iger Salzsäure (oder, falls keine vorhanden ist, Zitronensäure) gemischt und in einen Glasbehälter gegeben wird; dieses Glas wird in ein Wasserbad in einem anderen größeren Glasgefäß mit Wasser gestellt, das 24 Stunden lang hermetisch verschlossen wird.

All dies ist auf meiner Website (www.andreaskalcker.com) in kostenlos zugänglichen Videos und noch viel ausführlicher in meinen Online-Kursen beschrieben.

Chlordioxid ist eine bekannte Substanz, da in PubMed und anderen Suchmaschinen derzeit mehr als 1326 wissenschaftliche Studien über

Chlordioxid zu finden sind, von denen sich die meisten auf die Sicherheit der Substanz konzentrieren, das heißt sie untersuchen die Toxizität bei der oralen Einnahme.

Es ist zu beobachten, dass einige Medien, insbesondere Massenmedien, vor der Gefahr von Chlordioxid warnen und zwar auf Basis einer anekdotischen, keineswegs wissenschaftlichen Aussage in einer Mitteilung der FDA (Food and Drug Administration, USA). In dieser Erklärung warnen sie vor den Gefahren der Einnahme von Chlordioxid, ohne überhaupt die Menge, Konzentration und Dauer der angeblichen Toxizität zu nennen. Die Behauptung, eine Substanz sei giftig, ohne auch nur die Menge anzugeben, ist absolut fahrlässig. Auch die Gesundheitsbehörden im Rest der Welt können und wollen sich nicht auf wissenschaftlich belegte Fälle oder Studien berufen und diese Warnung wurde in der ganzen Welt verbreitet, wo Gesundheitsbehörden diese falschen FDA-Daten kopierten und ohne jegliche wissenschaftliche Überprüfung warnen. In internen Dokumenten der FDA heißt es nämlich, dass Chlordioxid ungiftig ist, weshalb es weltweit zur Trinkwasseraufbereitung zugelassen ist.

In diesem Buch finden Sie eine Fülle von Beweisen von führenden Ärzten und Spezialisten bezüglich der Wirksamkeit von Chlordioxid in Form von CDS, welche diese falschen Behauptungen der Regulierungsbehörden entlarven, die leider unnötige Todesfälle verursachen, obwohl eine einfache und kostengünstige Problemlösung existiert.

===== 1.3

Chlordioxid als Heilmittel für COVID?

Die globalen Ereignisse in den letzten Monaten des Jahres 2019 und natürlich auch im darauffolgenden Jahr 2020 waren für die breite Mehrheit der Weltbevölkerung eine große und unangenehme Überraschung. Seitdem sind Ströme von gedruckter und elektronischer Tinte geflossen, und sie fließen weiterhin, mit einigen Informationen und vielen Fehlinformationen. Es geht jedoch darum, wirksame Lösungen auf den Tisch zu legen (nicht nur, um Infektionen zu verhindern, sondern auch, um bereits kritisch Erkrankte erfolgreich zu behandeln), und es haben sich diesbezüglich nur eine Handvoll Menschen zu Wort gemeldet.

Als alles begann, war ich gerade in der Schweiz und ich sah, dass die Leute sich auf das Problem konzentrierten – anfangs tat ich das auch. Ich erkannte, dass vieles in Bezug auf diese Krankheit nicht logisch war. Ich sah, dass für das Labor des Instituts für Virologie in Wuhan, von dem die Krankheit offenbar ausging, jahrelang Gelder für die Erforschung der „viralen Verstärkung" bereitgestellt worden waren und hörte vermeintliche „Verschwörungstheorien", von denen ich im Laufe der Monate feststellte, dass sie oft zwar nicht der Wahrheit entsprachen, aber doch tatsächlich eine solide Grundlage hatten, die bewies, dass es sich um eine „Plandemie" und nicht um eine Pandemie handelte. Kurz gesagt: Überall gab es Ungereimtheiten. Die Bevölkerung konzentrierte sich auf Nachrichten, die Angst und Schrecken verbreiteten. Die Menschen akzeptierten Aussagen von Wissenschaftlern und Regierungen, die eindeutig widersprüchliche oder falsche Beweise enthielten, was in der Bevölkerung zu Verwirrung, Unsicherheit und viel Leid führte. Ich sagte mir: „So kann es nicht weitergehen, wir müssen uns auf eine Lösung konzentrieren", und ich begann, mit den Menschen zu sprechen, damit sie sich auf die Lösung des Problems konzentrierten anstatt allein auf Panikmeldungen. Dazu wussten wir bereits aus Beobachtungen von Dutzenden von Ärzten, dass Chlordioxid bei der Vorbeugung und Heilung von COVID-19 wirksam war. Es war klar, dass Chlordioxid in irgendeiner Weise legalisiert werden musste, damit Erkrankte Hilfe bekommen könnten. Ich kannte bereits die Erklärung von Helsinki, die den Einsatz auch unautorisierter Substanzen oder Verfahren in lebensbedrohlichen Situationen befürwortet, solange keine erwiesenermaßen wirksamen Medikamente oder Verfahren existieren, aber ich hatte sie bislang nicht so genau studiert wie jetzt. Ich kannte sie von früheren humanitären Hilfseinsätzen in Afrika, aber die Anwendung dieser Erklärung war in diesem Fall völlig anders.

Am Anfang, als ich so viele Interviews gab, erhielt ich Tausende und Abertausende von E-Mails von vielen Ärzten und Therapeuten. Meine Frau leitete sie an mich weiter und nahm Kontakt auf, um ihnen die Unterstützung zu bieten, um die sie baten. Da ist zum Beispiel ein Arzt aus Ecuador, Enrique Pazos, der selbst erkrankt war, mich anrief, und ich gab ihm Anweisungen, dank derer er gerettet wurde, was er vor den Mitgliedern der Nationalversammlung seines Landes bezeugte. Danach hatten wir virtuelle Treffen mit den Senatsmitgliedern selbst, die wissen wollten, was da vor sich geht. Tatsächlich nehmen Politiker mehrerer Länder selbst präventiv CDS ein. Mir wird jetzt klar, dass die meisten Politiker nicht grundsätzlich böse Menschen sind, die mit ihrem Schweigen und ihrer Untätigkeit Menschen töten wollen, sondern dass sie wahrscheinlich von höheren Ebenen gezwungen werden, denn in Ecuador fragte ich gerade einen von ihnen in einer privaten Sitzung: „Warum können wir nichts dagegen tun?" Antwort lautete: „Washington lässt uns nicht" ... Und ich frage mich, was Ecuador damit zu tun hat und wer über Washington steht.

Im Jahr 2019 bereiste ich ganz Lateinamerika; ausgehend von Kolumbien ging es nach Ecuador und Peru, von Peru nach Bolivien, dann nach Chile und schließlich nach Argentinien und Uruguay. In Kolumbien wollten wir mit den Ärzten Dr. Andrade und Dr. Insignares eine Studie über die Wirksamkeit von CDS gegen Helicobacter Pylori (Bakterien, die Entzündungen und Geschwüre im Magen oder Dünndarm verursachen) durchführen. Einige Zeit später kam das Virus in Ecuador an. Nachdem die Ärzte der AEMEMI (ecuadorianische Vereinigung von Ärzten, die Experten für integrative Medizin sind) bei ersten Versuchen mit Chlordioxid zur Behandlung von COVID-19 erfolgreich waren, beschlossen wir, die Studie zu ändern.

Es ist wichtig, zu verstehen, dass die Bevölkerung insgesamt und besonders die Ärzte anfangs entsetzt waren, weil sie selbst erkrankten und keine Ahnung hatten, was sie bei ihren neuen Patienten, anwenden sollten oder nicht. Dr. Andrade selbst und seine Familie in Kolumbien waren zu dieser Zeit ebenfalls infiziert und haben sich dank CDS schnell vollständig erholt. Trotzdem kam es in der lokalen Presse sofort zu – immer noch anhaltenden – Verleumdungen, Dr. Andrade verlor seinen Arbeitsplatz und wurde von den lokalen Medien massiv gemobbt. Aber dank ihm und Dr. Insignares konnte die multizentrische Studie über CDS beim Menschen beginnen.

Die Forschung

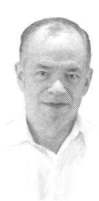

DR. EDUARDO INSIGNARES CARRIONE

(Doktor der chirurgischen Medizin und Forschungsdirektor kolumbianisch-italienischer Herkunft)

Andreas und ich lernten uns 2019 durch gemeinsame Freunde kennen – ein Paar, das in Spanien zu meiner Familie gehört: Jeanette Jaimes und Albert Ronald Morales. Jeanette ist eine Menschenrechtsaktivistin, Anwältin, Naturschützerin, Umweltschützerin, Veganerin und Spiritualistin, Ehefrau von Albert Ronald, der mit ihr diesen Aktivismus teilt und Autor vieler Bücher zum Thema Früchtetherapie ist, deren Konzept er selbst entwickelt hat.

Die Früchtetherapie wurde von ihm kreiert und befindet sich noch im Anfangsstadium der Entwicklung. Dieses Paar liegt mir nicht nur sehr am Herzen, sondern ist auch bewundernswert: Albert ist seit seiner Kindheit blind, was ihn in seinen Studien, seiner Intelligenz und seiner Kreativität nicht einschränkt, und sie sind beide sehr aktiv in allen Themen, die mit natürlichen Möglichkeiten, Diäten und integrativen Therapien zu tun haben. In diesem Bereich hat Jeanette mich mit Andreas zusammengebracht. Sie sprach in höchsten Tönen von Andreas und empfahl mir, mich mit ihm in Verbindung zu setzen, weil ihrer Meinung nach eine interessante Zusammenarbeit entstehen könnte. Er teilte mir seine private Telefonnummer mit und wies mich an, ihn anzurufen, um ihn einzuladen, mit mir zu arbeiten. Anfangs dachte ich nicht viel über die Idee einer gemeinsamen Arbeit mit Andreas nach. Tatsächlich rief ich ihn zu diesem Zeitpunkt nicht an. Ich kannte MMS aus meiner Erfahrung als ganzheitlicher Arzt und hatte es Ende der 90er Jahre und zu Beginn des neuen Jahrtausends insbesondere bei Patienten mit Autismus eingesetzt. Ich habe es mit Vorbehalt verwendet, mit dem Kriterium der vorsichtigen Beobachtung der Ergebnisse, und nicht mit der Vorstellung, es dauerhaft zu verwenden. Tatsächlich habe ich es damals kaum verwendet, weil ich keine theoretische Klarheit darüber hatte, wie diese Substanz bei Patienten mit Autismus wirken könnte. Ich habe mich mehr auf die empirischen Erfahrungen anderer gestützt als auf meine eigenen, hatte zu diesem Zeitpunkt nicht viel Vertrauen und wenig Erfahrung damit. Damals verwendete ich kein Chlordioxid (ClO_2) als in Wasser gelöstes Gas (CDS). Als die CO-VID-19-Pandemie ausbrach, begann ich, die Möglichkeit des Einsatzes von Chlordioxid zu prüfen.

Damals, im Januar/Februar 2020, erhielt ich als Italiener täglich Informationen über die Zahl der Ärzte, die in Italien jeden Tag an den Folgen dieser Pandemie starben. Die Angst, an der Krankheit zu leiden, zu sterben, mit einer unbekannten Krankheit mit so katastrophalen Folgen konfrontiert zu werden, ergriff mich. Eine Angst, die noch dadurch verstärkt wurde, dass ich Tag für Tag die Liste mit den Namen, der Position, dem Alter und den Daten aller Ärzte erhielt, die in Italien starben. Ich erinnere mich, dass ich, als ich die Liste mit den Namen der 138 in einem Monat in Italien verstorbenen Ärzte erhielt, beschloss, keine derart detaillierten Informationen mehr darüber erhalten zu wollen. Das hat mich sehr, sehr belastet.

Aus meiner Sicht muss man als Arzt wissen, wie man eine Infektionskrankheit bekämpft. Es gibt also zwei Wirkungsschwerpunkte: den des Erkrankten, der in der Fachsprache als „Wirt" bezeichnet wird und den des Virus. Entweder wird die Immunität des Erkrankten gestärkt, um sich gegen die äußere Bedrohung zu schützen, oder der Keim oder Mikroorganismus wird direkt angegriffen, oder beides.

Ich habe mich auf die Suche nach Möglichkeiten zur Kontrolle oder Heilung von COVID-19 konzentriert, welche auf den Wirt abzielen. Dabei verabreichte ich Arsenicum album C30 versuchsweise, ein homöopathisches Arzneimittel, das als „Genius epidemicus" gilt und in der Vergangenheit erfolgreich bei Virusepidemien und Pandemien eingesetzt wurde. In Indien empfahl das Gesundheitsministerium die präventive Anwendung dieser Substanz für die gesamte Bevölkerung. Arsenicum stärkt die Immunität etwas und hilft, Infektionen zu verringern. Das Ausmaß des Virus war jedoch so groß, dass wir aufgrund von zu Beginn der Pandemie in England durchgeführten Studien zu dem Schluss kommen konnten, dass Arsenicum album nicht die Lösung für COVID-19 sein kann. In Indien und England gemeinsam durchgeführte Untersuchungen ergaben, dass es eventuell zur Vorbeugung, Verringerung der Fallzahlen oder Bewältigung des ersten Krankheitsstadiums nützlich sein könnte, aber es war sicherlich nicht die Substanz, mit der wir die diese Pandemie in den Griff bekommen würden. Eine breite Anwendung schloss ich aus und prüfte sofort die Möglichkeit der intravenösen Verabreichung von Vitamin C in einer Dosis von 10 g intravenös über sechs Stunden, verabreicht in 0,9 %-iger Kochsalzlösung.

Da es sich in diesem Fall um ein Virus handelte, versuchten wir, die Immunität des Patienten durch hohe Dosen von Vitamin C zu stärken. Die Ergebnisse sind sehr gut, denn sie verringern die Morbidität und Mortalität erheblich, vor allem bei Patienten auf der Intensivstation, mit einer Verringerung der Sterblichkeit um bis zu 38 %. Es handelt sich jedoch um eine Substanz, die in der Bevölkerung nur schwer zu vermarkten ist und die nur schwer in den für die Behandlung von COVID-19 erforderlichen Megadosen zur Verfügung gestellt werden kann.

Wir haben uns dann nicht auf den Wirt, sondern auf den Mikroorganismus konzentriert. Die Frage war klar: Was wäre das wirksamste viruzide Mittel? Das beste Viruzid ist zweifelsohne Chlordioxid. Die nächste Frage, die sich stellte, war: Ist dieses Viruzid giftig oder ungiftig? Wir haben dann die Studie dem Verständnis seines virenabtötenden Mechanismus sowie der Überprüfung seiner Ungiftigkeit gewidmet.

Über die sozialen Medien erhielt ich Informationen darüber, dass mit in Wasser gelöstem Chlordioxid erstaunliche Ergebnisse erzielt wurden. Ärzte berichteten von fast wundersamen Verbesserungen bei vielen Patienten. Nachdem wir frühere Studien über seine Ungiftigkeit untersucht hatten, machten wir uns daran, es an Patienten zu testen. Bei mehr als hundert Patienten trat eine deutliche Verbesserung ein, was die therapeutische Wirkung bestätigt. Die Summe der von Hunderten von Ärzten geteilten Erfahrungen stimmt hiermit überein.

Viele Berichte stammten direkt von diesen Ärzten, was ihnen ein gewisses Maß an Glaubwürdigkeit verlieh; dies motivierte mich, die Literatur im Detail zu prüfen. Ich habe mehr als tausend wissenschaftliche Artikel durchgesehen, motiviert durch die Angst, selbst mit der Pandemie konfrontiert zu werden und an der Krankheit zu leiden; ich habe mich zunächst auf die Überprüfung der Toxizität konzentriert, was meine größte Sorge war. Ich kannte die Warnhinweise der FDA und habe ihnen vertraut. Bei der Durchsicht der Forschungsergebnisse stellte ich zu meiner Überraschung fest, dass es KEINE Beweise für die Toxizität von Chlordioxid gab, sondern nur Berichte über eine fehlende Toxizität.

Das hat mich verwirrt, sehr sogar. Ich habe großes Vertrauen in die FDA und konnte nicht verstehen, warum sie eine Chlordioxidtoxizität angibt, die nicht durch Forschung belegt ist. Nach der theoretischen Überprüfung mussten wir uns das Molekül ansehen und herausfinden, wie sein möglicher Wirkmechanismus aussieht. Ich habe mich dann auf die möglichen Wirkmechanismen konzentriert, die seine Effektivität bei COVID-19 erklären könnten. Und dort fand ich reichlich Literatur über seine viruzide Wirkung, obwohl sich die Studien eher auf seine Anwendung in Räumen sowie als Desinfektionsmittel für Gegenstände konzentrierten, und nicht auf seine

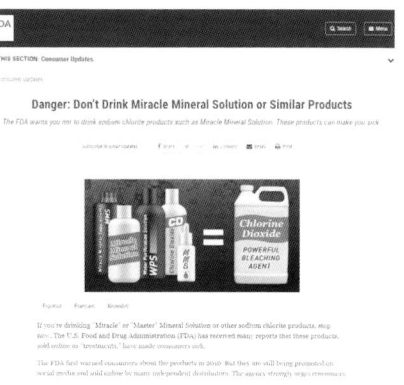

orale Aufnahme beim Menschen, wie es vorgeschlagen und verwendet wurde. Ich begann, es anzuwenden, und stellte fest, dass es offenbar für die Behandlung von COVID-19 nützlich und definitiv nicht toxisch war.

Verwundert über die Warnungen der FDA (Gesundheitswarnungen), die im Widerspruch zu den veröffentlichten wissenschaftlichen Daten stehen, und aufgewühlt aufgrund der zunehmenden Erfahrungsberichte über die Wirksamkeit des Produkts, beschloss ich, mich an Andreas Kalcker zu wenden. Ich rief ihn an und erklärte ihm mein Interesse an Chlordioxid; ich erzählte ihm, was ich darüber gelernt hatte und schlug vor, die Wirksamkeit von oralem Chlordioxid bei COVID-19 zu untersuchen.

Er bekundete sofort sein Interesse und setzte sich mit einem anderen Arzt, Dr. Yohanny Andrade, in Verbindung, der gerade auf der Suche nach einer Möglichkeit war, diese Untersuchung durchzuführen, welche ursprünglich vorgeschlagen wurde, um die Wirkung von Chlordioxid auf Helicobacter Pylori zu untersuchen. Ich nahm Kontakt zu Dr. Andrade auf und stellte fest, dass er ein außergewöhnlicher Mensch ist, ein hervorragender Arzt – sachkundig, fleißig, mutig, wahrheitsliebend und ethisch korrekt, und wir beschlossen, die Forschung gemeinsam durchzuführen. Wir kamen überein, dass ich für das methodische Design und die theoretische Unterstützung zuständig sein würde und Dr. Andrade für die operativen Aspekte. Da ich mir der Bedeutung der möglichen Auswirkungen dieser Forschung auf globaler Ebene bewusst war, beschloss ich, sie bei der Plattform clinicaltrials.gov in den USA einzureichen, um der Welt zu zeigen, dass sie durchgeführt worden war und gleichzeitig ihre Ernsthaftigkeit zu unterstreichen.

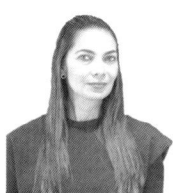

DRA. BLANCA BOLAÑO

(Doktorin der Chirurgie und Spezialistin für Phytotherapie und integrative Medizin; Kolumbien)

Ich glaube fest daran, dass das Universum einen Weg finden wird, das, was geschehen soll, auch zu verwirklichen. Das Leben bringt Menschen zusammen, die wir nie zu treffen gedenken. Ich lernte Andreas durch Dr. Eduardo Insignares kennen, der mich einlud, eine Untersuchung durchzuführen, bei der es um die Verwendung einer Substanz ging, die Andreas bereits seit 14 Jahren untersuchte und behandelte, und zwar mit einer sehr bedeutenden Anzahl von Zeugenaussagen, die heute seinen Erfolg bestätigen. Ich hatte einige Informationen über den Einsatz von MMS bei Krebspatienten, die von der Schulmedizin bereits aufgegeben worden waren und eine Verbesserung ihrer Symptome feststellen konnten, aber ich hatte keine eigenen Erfahrungen gemacht.

Damals war ich nicht allzu neugierig auf die Wirkungsweise dieser Substanz, aber später wurde ich aufmerksam auf Chlordioxid in Form von CDS. Wenn ich heute darüber nachdenke, denke ich, dass diese Paniksituation, das Wissen um eine neue, ansteckende Krankheit, die Tag für Tag das Leben vieler Menschen, darunter auch vieler Kollegen, auslöscht, mich dazu veranlasst hat, mehr über diese Substanz zu erforschen, und das Wissen um die Anzahl der von Kollegen berichteten Heilungsfälle hat mich auch dazu veranlasst, Chlordioxid eine zweite Chance zu geben und eine bessere – auch wissenschaftlich fundierte – Überprüfung vorzunehmen.

Wir haben nach allen Studien zur Toxizität und zu den Nebenwirkungen dieser Substanz und ihrer Verwendung beim Menschen gesucht. Dann beschlossen Dr. Insignares und ich gemeinsam mit Dr. Andrade, die Studie an Patienten mit COVID-19 durchzuführen. Es sei daran erinnert, dass Dr. Andrade dieses Molekül bereits bei Helicobacter-Pylori-Patienten untersucht hatte und mit Andreas im Gespräch war, als wir das erste Mal mit ihm sprachen. Als wir mit all dem begannen, beschlossen wir, die Dinge von Anfang an richtig anzugehen, indem wir eine Liste mit allem erstellten, was für eine Untersuchung erforderlich war, indem wir alle notwendigen Unterlagen mit einer beträchtlichen Anzahl von Berichten über die

Verwendung dieses Moleküls bei Tieren, bei der Behandlung von Trinkwasser, der Verwaltung von Blutbanken usw. zusammentrugen, wobei keine Toxizität des Moleküls gemeldet wurde. Wir haben sogar eine Erklärung der EPA (Environmental Protection Agency) gefunden, die ClO_2 oder Chlordioxid zum Einnehmen als ungiftige Substanz einstuft.

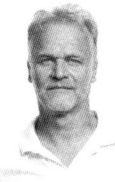

DR. h. c. ANDREAS LUDWIG KALCKER

Forscher, Biophysiker und Autor

Den ersten Kontakt mit Chlordioxid hatte ich wegen meiner rheumatoiden Arthritis und zwar durch einige Freunde, die mir von der Substanz (damals MMS) erzählten, weil sie ein Virus aus Russland hatten, von dem sie nicht wussten, wie es zu behandeln war, und es bei ihnen gut funktionierte und sie sagten: „Warum versuchst du das nicht?" Ich bestellte es über das Internet aus den USA. Ich besorgte mir die Flüssigkeiten, da ich aber immer noch skeptisch war, probierte ich sie zuerst an unserer Hündin aus. Die Hündin war sehr alt und bewegte sich kaum noch. Nach der nächtlichen Einnahme des MMS, begann sie am nächsten Tag fröhlich und energisch bellend im Garten herumzulaufen. Am darauffolgenden Tag begann ich mit der Einnahme. Damals wusste ich noch nichts über den Stoff und seine Wirkungsweise.

Nach mehreren Jahren eingehender Studien und mehreren pharmazeutischen Patenten zu diesem Thema habe ich 2016 mein zweites Buch „Gesundheit verboten – unheilbar war gestern" herausgebracht und konnte feststellen, dass es bei einer Vielzahl von Krankheiten und insbesondere bei Viruserkrankungen wie Dengue, Zika, Chikungunya und anderen Krankheiten wie COPD (Lungenerkrankung) und sogar Lungenkrebs funktioniert, so dass ich bereits ein hervorragendes Mittel zur Hand hatte, als es um das neue Coronavirus ging.

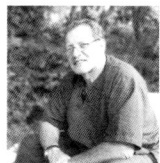

DR. YOHANNY ANDRADE

(Dr. med. und ehemaliger Leiter der Schmerz- und Palliativstation des Krankenhauses San Carlos; Kolumbien)

Ich habe Andreas im Jahr 2018 kennengelernt, als er in Bogotá eine Konferenz abhielt, und ich wollte mich persönlich bei ihm bedanken, weil ich es dank seiner Protokolle geschafft habe, meine Tochter aus einer sehr komplizierten Krankheit (Autismus) herauszuholen. Ich habe mich bei ihm bedankt und ihm gesagt, „Andreas, wenn ich dir eines Tages behilflich sein kann, wenn zum Beispiel eine Studie durchgeführt werden soll, kannst du auf mich zählen." Ich arbeitete im Krankenhaus von San Carlos, war Leiter der Schmerz- und Palliativstation und gehörte auch der Ethikkommission für Forschung an, wobei mein eigener Bioethik-Professor mich später angreifen würde. Ende 2019 reiste ich nach Malaga in Spanien und später nach Cádiz zum Schmerztraining. Zunächst schien die Verbreitung von COVID-19 sehr weit weg zu sein, da die Fälle in Katalonien gerade erst begannen und wir nicht dachten, dass sie bereits unter uns in Cádiz waren. Wir haben uns den Marsch zum Frauentag angesehen und ein paar Tage später waren wir in einer Kirche, wo zwei Frauen husteten und sich verschluckten, während sie das Halleluja sagten. Am vierten Tag kam ein Mädchen mit Veränderungen an den Augen – den Bindehäuten – und es wurde immer schlimmer. Wir verloren unseren Geruchs- und Geschmackssinn und kamen zu dem logischen Schluss, dass nicht die spanische Gastronomie ihren Geschmack verloren hatte, sondern dass wir krank waren. Glücklicherweise hatten wir die Grundsubstanzen für die Herstellung von CDS dabei. Wir drei begannen mit der Einnahme des Dioxids. Ich rief Andreas an und teilte ihm mit, dass wir uns mit dem Virus angesteckt hatten, woraufhin wir die Dosis anpassten, uns freiwillig isolierten und nach vier oder fünf Tagen dann völlig symptomfrei waren.

Wir beschlossen, früh zu fliegen und die Straße zwischen Cádiz und Madrid sah aus wie die Trostlosigkeit eines Hollywood-Zombiefilms; auch das Hotel, in dem wir übernachteten, war praktisch leer. Am nächsten Tag fuhren wir zum Flughafen und nahmen den Flug zurück nach Kolumbien. Im Flugzeug husteten viele Leute und wir nahmen unablässig CDS/CDL ein. Wir kamen mitten in der Nacht in Kolumbien an, was wie ein weiteres apokalyptisches Szenario erschien. Da ich 70 km von der Stadt entfernt wohne und die Straßen gesperrt waren, hätten wir in einem Hotel in der Nähe des Flughafens übernachten müssen, aber ich beschloss, das Risiko einzugehen und weil ich Arzt war, ließ man uns durch die Kontrollpunkte und wir konnten nach Hause fahren. Am nächsten Tag kam ein Krankenwagen mit drei Personen in einer Art Taucheranzügen zu mir nach Hause, um uns zu testen und unter strenge Quarantäne zu stellen, obwohl die Ergebnisse bereits negativ waren. Zweifellos war dies dem Chlordioxid zu verdanken.

Ich ging in das Krankenhaus und erzählte dem dortigen wissenschaftlichen Direktor von meinen Erfahrungen, woraufhin er mir empfahl, die Helicobacter-Pylori-Studie mit CDS in COVID-19 mit CDS umzuwandeln. Mit der Zustimmung des Verwaltungsrats erstellten wir das gesamte Protokoll, wobei drei Phasen zu absolvieren waren, von denen eine darin bestand, das Ergebnis bei der INVIMA (kolumbianische Zulassungsbehörde) einzureichen. Damals kannte ich Eduardo (Insignares) noch nicht und er kannte auch Andreas noch nicht persönlich, aber er nahm mit mir an der Studie teil. Drei Patienten im Krankenhaus ging es damals schlechter und sie baten uns, das CDS/CDL einzusetzen. Zu diesem Zeitpunkt beschlossen wir, kein CDS/CDL zu verwenden, sondern ein homöopathisches Medikament, was sich als erfolgreich herausstellte. Es ist jedoch anzumerken, dass die Patienten sich in der Anfangsphase befanden, mit Ausnahme einer Physiotherapeutin, die sich in Phase II befand und mich bat, sie nicht sterben zu lassen. Ich habe ihr das CDS/CDL gegeben, allerdings außerhalb des Krankenhauses und mit persönlicher Befugnis. Eduardo sprach mit einigen Journalisten, nicht ahnend, dass sie die Nachricht mit der folgenden Schlagzeile an ihre Bedürfnisse anpassten: „In einem Krankenhaus im Süden, wo die ärmere Bevölkerung lebt, forscht ein Arzt mit einer Substanz, die tödlich sein kann, an gefährdetem Personal, alten Menschen und Kindern". Der Gesundheitsminister und die INVIMA (Zulassungsbehörde) stürzten sich auf uns, sie riefen mich aus der Geschäftsleitung an und sagten mir, ich solle abdanken und dürfte nicht mehr für sie arbeiten, während sie die interne Untersuchung durchführten. Diese interne Untersuchung ergab, dass es den Patienten besser ging und dass Chlordioxid nicht an diese drei Patienten verabreicht worden war, sondern nur an eine Person außerhalb des Krankenhauses, die nicht zu der Gruppe der Patienten im Krankenhaus gehörte, und damit war das Thema „gestorben".

Wir haben dann die notwendigen Unterlagen bei INVIMA einge-
reicht und die Angelegenheit ist seit einem Jahr und drei Monaten
ohne jede Antwort liegengeblieben. Kurz darauf bat mich Andreas,
ein Video zu drehen, um es einem Freund zu schicken, der Parla-
mentsabgeordneter in Bolivien ist. Das Video kam schließlich in die
sozialen Netzwerke und führte zum zweiten Skandal. Das ging so
schnell, dass ich innerhalb einer Stunde mehr als 800 Anrufe erhielt.
Damals sah ich das als Fluch an, aber es war genau das Gegenteil,
denn von da an begannen viele Ärzte, sich an der Untersuchung und
Nachsorge zu beteiligen. Vier Tage später rief mich das Rote Kreuz
von Ecuador an und teilte mir mit, dass sie 150.000 US-Dollar für die
Forschung mit CDS erhalten hätten. Auch Dra. Patricia Callisperis
aus Bolivien rief mich an und erzählte mir, dass sie nach Beni (Ama-
zonas) gehen und ihre Leute retten wolle, weil sie sie nicht sterben
sehen wolle und deswegen bat sie mich um Hilfe, die ich natürlich
anbot, obwohl ich damals noch nicht wusste, was wir heute wissen.

Zwei Monate später rief mich das Rote Kreuz an, um mir mitzuteilen, dass sie von oben (von der Schweiz aus) gestoppt worden waren
und die Studie nicht durchführen durften, obwohl sie alles perfekt
vorbereitet hatten. Sie baten uns dennoch um Hilfe und wir halfen
ihnen mit den COVID-19-Patienten.

Kurz darauf wurde die
AEMEMI-Studie ver-
öffentlicht. Es waren
mutige Menschen, für
die ich meinen Res-
pekt und meine Be-
wunderung ausspre-
chen möchte. Dann
ereignete sich eine
tragikomische Anek-
dote: Patricia Callispe-
ris hatte etwa 10 % der
Beni-Bevölkerung ge-

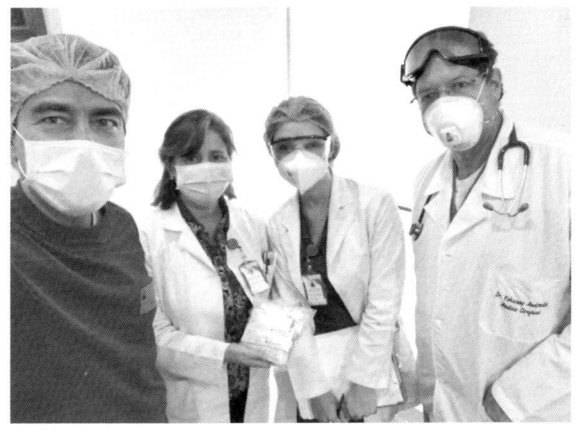

nesen lassen, doch plötzlich begannen einige Patienten zu sterben und
Patricia war sehr verzweifelt. Ich sagte ihr, dass wir untersuchen sollten, welcher Faktor den Unterschied zwischen dem vorherigen Erfolg
und dem darauffolgenden Misserfolg ausmachte und wir entdeckten
schließlich, dass in Beni, einer sehr heißen Gegend, viele Leute dachten, dass es ihnen schlechter gehen würde, wenn sie das kalte CDS/

CDL aus dem Kühlschrank verwenden würden und darum erwärmten sie es ... Offensichtlich verdampft das Chlordioxid beim Erwärmen und das, was sie einnahmen, war nichts anderes als warmes Wasser! Andere haben sich nicht einmal die Mühe gemacht, es im Kühlschrank aufzubewahren. Wir haben viel von Bolivien gelernt, denn in dieser Höhe von über 3.600 Metern über dem Meeresspiegel funktioniert das Chlordioxid nicht so gut. Man muss den Patienten einen Aderlass machen, um das Dioxid einzuführen, weil sich so weit oben viele Thromben bilden, und Bolivien war deshalb die beste Schule.

Nach einiger Zeit rief mich das Krankenhaus zurück. Sie teilten mir mit, dass sie, obwohl sie mich gebeten hatten, das Unternehmen zu verlassen, mich nun brauchten, um wieder mit ihnen zu arbeiten. Ich kann nicht mit Leuten zusammenarbeiten, die Heuchler sind, die einen nicht unterstützen und daher habe ich ihnen dann mein Kündigungsschreiben gegeben. Wir haben im Kampf gegen COVID-19 vielen hochrangigen Politikern persönlich geholfen, in der naiven Hoffnung, dass sie uns unterstützen würden, jedoch haben sie uns bislang danach immer den Rücken gekehrt. Auch Patienten, die sich nach der Impfung infiziert haben, haben wir mit Chlordioxid und hochdosiertem Vitamin C wieder in den Griff bekommen.

Die schönsten Erfahrungen entstehen trotz allem durch die geheilten Patienten, auch wenn es Zeiten gibt, in denen man müde wird und meine Frau mir gesagt hat, ich solle es langsamer angehen lassen und zur Familie zurückkehren. Andererseits ist der hippokratische Eid, zumindest für mich, heilig. Wir machen diese Arbeit nicht, um materielle Belohnungen zu kassieren und man kann keinen Schritt zurückgehen, wenn es um das Retten von Menschenleben geht. Ich bin besonders auch vielen Menschen dankbar, die keine Doktoren sind und ebenfalls Großartiges leisten und uns mit bemerkenswertem Einsatz unterstützen.

Im Süden des Landes (Cali, Kolumbien) gibt es eine Social-Media-Journalistin, die mehr als 3.000 Menschen auf der ganzen Welt mit Dioxid geholfen hat, weil sie es kostenlos verteilt, und ich bin der Arzt, der den Patienten die Anweisungen gibt. Es gibt einen Pastor in Barranquilla – ein Pastor der Kirche der Zeugen Jehovas – der etwa 900 Patienten geholfen hat, wieder gesund zu werden ... All diese Menschen und noch viele mehr stehen an vorderster Front im Kampf gegen COVID-19 und jeder von ihnen verdient große Anerkennung dafür, dass sie so viele Leben gerettet haben.

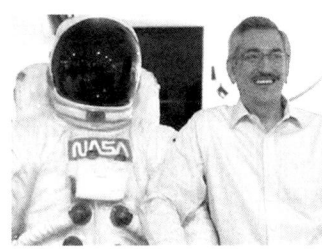

DR. ING. MARTÍN RAMÍREZ BELTRÁN

(Chemieingenieur, NASA-Astronautenkandidat für Weltraumforschung; Mexiko)

Ich hatte die Gelegenheit und das Privileg, drei Tage mit Dr. Andreas Kalcker zu verbringen, als er 2014 auf Einladung der Hochschule für Biomagnetismus in Puebla nach Mexiko kam, um Vorträge über CDS zu halten und als Redner am Internationalen Kongress für Biomagnetismus und Bioenergetik im selben Jahr teilzunehmen. Ich habe als Akademischer Leiter der Hochschule für Chemie gearbeitet.

Wir lernten von ihm, wie CDS hergestellt wird und begannen daraufhin, es zu produzieren. Nachdem ich den Unterschied zwischen CDS und MMS gesehen hatte, nahm ich es zuerst ein, und danach meine Frau und meine Familie. Als wir seine Wirkung erkannten, begannen wir, davon zu berichten.

Im Februar 2020, mit dem Ausbruch der Pandemie, wuchs das Interesse und die allgemeine Nachfrage an CDS. Zu den Personen, die uns kontaktierten, um CDS zu bekommen, gehörte auch der Arzt Oberst Pedro Chávez, mit dem wir mehrere Gespräche über die Herstellung des Produkts, die Verfahren und Methoden führten; Dr. Chávez war auch bereit, sein Wissen und seine Erfahrung in diesem Bereich zu teilen, was zu Treffen mit verschiedenen Gruppen von Personen führte, die an der Herstellung und dem Konsum von CDS interessiert waren. Einige Wochen später, im Mai, begann die Organisation COMUSAV Gestalt anzunehmen. Damals lud mich Oberst Chávez ein, als Referent an der Ausarbeitung des CDS mitzuwirken und es folgten Präsentationen vor Gruppen von Chemikern und Ärzten aus Peru, Bolivien und Ecuador auf panamerikanischer Ebene und dann auf internationaler Ebene mit weiteren Ländern. Im August lud mich Oberst Chávez förmlich ein, Mitglied von COMUSAV Mexiko zu werden.

Ich persönlich habe geforscht und gearbeitet, um das Molekül (ClO_2) besser zu verstehen und herauszufinden, wie es genau im Körper wirkt und ich habe mich aktiv bei COMUSAV engagiert, um die Verwendung des Moleküls in verschiedenen Anwendungsbereichen dann bekannt zu machen. Infolgedessen und nach mehreren Gesprächen mit Andreas haben wir begonnen, die Verarbeitungsmethoden weiterzuentwickeln und zu revolutionieren, um Chlordioxid für mehr Menschen zugänglich zu machen.

1.5

CDS, Redoxpotential und zelluläre elektrochemische Homöostase

Derzeit forsche ich an der Messung und Erklärung der Wirkungsweise von Chlordioxid im Körper. Dieses Molekül ist ein ausgezeichnetes Viruzid, Bakterizid und Fungizid und wirkt auch gegen einige Arten von Parasiten – hauptsächlich einzellige Parasiten.

Chlordioxid wirkt nicht durch Vergiftung oder Intoxikation von Krankheitserregern, sondern im Wesentlichen durch Oxidation oder das durch Redoxreaktionen gegebene Potenzial.

Redoxreaktionen denaturieren die Proteine von Mikroorganismen. Nehmen wir als Beispiel ein Virus. Chlordioxid ist ein ausgezeichnetes Oxidationsmittel und oxidiert (stiehlt oder entfernt Elektronen) von den Proteinen des Virus und denaturiert sie durch den einfachen Entzug eines Elektrons und zerlegt so das Virus. Diese Denaturierung oder Oxidation der Proteine der „Spikes", also der Proteine, die das Virus an die Zellen binden, macht sie dann für die Zellen unschädlich. Offensichtlich weiß Chlordioxid nicht, ob es sich bei dem Protein um ein „Spike", ein Membranprotein oder ein DNA-Protein handelt ... Was Chlordioxid sucht, sind Elektronen, um es zu einem Chloridion (Salz) zu reduzieren.

Um dieses Molekül zu erklären, mache ich folgende Analogie: Chlordioxid ist ein Elektronenräuber, und es zieht sich glücklich und zufrieden zurück, wenn es seine Tasche mit fünf Elektronen gefüllt hat (es verwandelt sich von ClO_2 in ein Chloridion). Es ist ein sehr reaktives Molekül und um seine endgültige Stabilität zu erreichen, die Natriumchlorid (Kochsalz) ist, muss es fünf Elektronen stehlen. Von wem wird es diese stehlen? Von dem, der dies zulässt! Natürlich von jedem, der es unter bestimmten Bedingungen zulässt. Chlordioxid reagiert mit dem Molekül, das ihm entsprechend seiner Redoxpotentialdifferenz Elektronen gibt. Warum also tut es das nicht mit der Zelle, sondern mit anderen Mikroorganismen? Es spielen mehrere Faktoren eine Rolle und die Selektivität ergibt sich in diesem Fall aus dem Potenzialunterschied. Der Unterschied der elektrischen Ladungen wird eine Kraft hervorrufen und um dies zu erklären, verwende ich die Analogie des Blitzes: Die elektrostatischen Ladungen der Wolken und die der Erde haben einen Potentialunterschied; wenn dieser Unterschied einen ausreichenden Wert erreicht, um das Dielektrikum (die Atmosphäre) zu durchbrechen, fließt der elektrische Strom, in diesem Fall die Elektronen, von einer Seite zur anderen. Der Blitz wird dort einschlagen, wo ein größerer Potentialunterschied besteht. Aus diesem Grund werden Blitzableiter hoch oben angebracht und mit dem Boden verbunden, sodass der Unterschied an diesem Punkt größer ist und den Blitz „anzieht", wodurch die Bereiche geschützt werden. Im Falle der Chlordioxidmoleküle sind sie durch den Wert ihres Redoxpotentials „aufgeladen" und werden von Orten mit einer höheren Potentialdifferenz angezogen. Krankheitserreger halten sich genau dort, in den säurehaltigen Umgebungen des Organismus, auf.

Nach den Nernst'schen Gleichungen zur Bestimmung des Redoxpotentials von Molekülen kann man feststellen, dass Chlordioxid in alkalischen Gebieten sein Redoxpotential senkt und in sauren Gebieten sein Redoxpotential erhöht.

Aus diesem Grund wirkt ClO_2 bevorzugt in diesen Bereichen. Das Redoxpotential variiert mit dem sauren pH-Wert, und da sich die Krankheitserreger in saurem Milieu befinden, entzieht ihnen das Chlordioxid seine Elektronen. Auf diese Weise ist das Molekül selektiert.

Was passiert, wenn dieses ClO_2-Molekül die Zelle angreift? Die Zelle selbst verfügt über einen Abwehrmechanismus gegen Oxidation, denn sie hat bis zu einem gewissen Grad Reparaturmechanismen. Unsere Zelle muss normalerweise mit Stoffen wie Wasserstoffperoxid, Sauerstoff und freien OH-Radikalen interagieren, die alle unter den gleichen Bedingungen ein höheres Redoxpotential als Chlordioxid haben und gegen die die Zelle dennoch geschützt ist. Dieser Regenerationsprozess, den Zellen haben, fehlt jedoch den Viren und anderen Krankheitserregern.

Sprechen wir nun über die andere Wirkung von ClO_2 auf den Organismus: die elektrochemische. Früher hatten Autobatterien kleine Stöpsel, in die regelmäßig „Flüssigkeit" eingefüllt werden musste. Manchmal sprangen Autos nicht an, weil die Batterie nicht mehr geladen war und man musste ein Elektrolyt (Wasser mit Säure) kaufen, in die Batterie einfüllen und nach dem Anschieben des Fahrzeugs sprang der Motor an; die Batterie konnte nun die Ladung halten und es gelang, die Lebensdauer der Batterie etwas auszudehnen. Das bedeutet, dass die Batterie zu diesem Zeitpunkt die richtige Elektrolytkonzentration hat, damit sie ordnungsgemäß funktioniert und damit sie in der Lage ist, die geforderte auch Leistung zu erbringen. Wenn diese Konzentration in der Batterie nicht ausreicht, sinkt das Redoxpotential und die Batterie versagt. Unsere Zellen funktionieren auf ähnliche Weise, da sie unter anderem elektrochemische Zellen sind. Was passiert, wenn ihre intra- und extrazelluläre elektrochemische Umgebung stimmt? Die Zellmembran weist eine Spannung auf, die aus dem Fluss von Ionen resultiert, welche diese Spannung aufbauen, damit die Zelle richtig funktioniert. Wir dürfen nicht vergessen, dass all dies den Gesetzen der Physik, der Chemie, des Elektromagnetismus usw. folgt. Die Mitochondrien, unsere Energiegeneratoren in der Zelle, haben die gleichen Eigenschaften und benötigen eine Spannung in ihren Membranen, um richtig zu funktionieren. Es sind die Mitochondrien in unseren Zellen, die Nährstoffe in ATP umwandeln – ATP ist der „Treibstoff" oder die Energie der Zelle. Was in den Mitochondrien geschieht, ist ein Redox- oder Elektronentransportprozess. Wenn diese Elektronentransportkette unterbrochen würde, wären wir in einer brenzligen Situation.

Was passiert, wenn Chlordioxid mit unserem Blutplasma und unserer extrazellulären Flüssigkeit in Lösung geht? Da es sich um ein Oxidationsmittel handelt, verändert es das Redoxpotenzial des inneren Milieus und wenn es in den vorgeschlagenen therapeutischen Dosen verabreicht wird, bringt es dieses auf ein angemessenes Niveau. Mit der Zelle wird also das Gleiche geschehen wie mit der Batterie alter Fahrzeuge: Sie wird einen für ihr Funktionieren günstigen elektrochemischen Fluss herstellen. Dieses Gleichgewicht, oder die elektrochemische Homöostase, wie ich es nenne, kann durch den Einsatz von Chlordioxid und anderen oxidativen Therapien erreicht werden.

Es ist ein weit verbreiteter Irrglaube, dass alle Oxidantien schädlich sind, denn die Zelle benötigt den oxidativen Prozess, um Energie umzuwandeln und zu leben.

Ähnlich wie der pH-Wert des Blutes (~7,35–7,45), der sich in einem Gleichgewichtsbereich befinden muss und für den sowohl Alkalose als auch metabolische Azidose schädlich sind, muss auch das Redoxpotential unserer inneren Umgebung in einem Bereich gehalten werden, der die Homöostase und damit die Gesundheit aufrechterhält.

Obwohl dieser Parameter des Redoxpotentials zur Messung der internen Elektrochemie nicht für klinische Zwecke verwendet wird, hilft uns Chlordioxid, die große Bedeutung dieses Parameters und seine zukünftigen Anwendungen zu erkennen.

Anhand des Redoxpotentials können wir feststellen, welchen Bereich unser Organismus benötigt, um in Homöostase (Gleichgewicht) zu funktionieren. Wenn wir von Anfang an wüssten, wie wir die Zelleffizienz durch die Förderung des elektrochemischen Gleichgewichts verbessern können, würden wir bei schweren COVID-19-Fällen große Fortschritte erzielen, wie dies bereits auch beobachtet wurde. Bei Patienten mit sehr niedriger Sauerstoffsättigung (z. B. 70) verbessern wir mit Chlordioxid sofort das elektrochemische Gleichgewicht, und die Zellen beginnen, den wenigen oder umfangreich vorhandenen Sauerstoff zu nutzen.

> **Es scheint nicht der Fall zu sein, dass Chlordioxid an sich Sauerstoff liefert. Es verbessert vielmehr das Sauerstoff-Niveau; es setzt Sauerstoff dort frei, wo er freigesetzt werden muss, usw. Auf diese Weise wird die Sauerstoffversorgung speziell bei COVID-19 verbessert.**

Allerdings muss der Sauerstoff immer noch über die Lunge zugeführt werden, da ClO_2 nicht genug liefert. Aber durch die Verbesserung der Effizienz der zellulären Elektrochemie wird der Transport von gerade so viel Sauerstoff, wie wir eben bekommen können, letztendlich der Zelle zugute kommen.

Um die Wirkung des Redoxpotentials im „menschlichen Ökosystem" zu verstehen, möchte ich es mit der Analogie der „aquatischen Ökosysteme" erklären: Schwimmbäder müssen desinfiziert werden, und ein grundlegendes Instrument zur Aufrechterhaltung der Hygiene ist ein Redoxpotential-Messgerät, das anzeigt, dass das Becken frei von Mikroorganismen ist, wenn der Wert des Redoxpotentials über 600 mV liegt. In Aquarien ist es notwendig, die Werte des Redoxpotentials zu überwachen und zu kontrollieren, welche unterschiedlich sein können und von der Art der Spezies abhängen, die Sic darin halten wollen, aber in Aquarien gibt es mehrere Faktoren zu berücksichtigen (Spezies, Nährstoffe, Abfälle ...) und Sie müssen auch den pH-Wert und andere Parameter messen. Stellen Sie sich ein Aquarium vor, in dem die Leber, das Herz und andere Organe des Menschen schwimmen; dieses elektrochemische Milieu ist dasjenige, das für jede Art von „Ökosystem" adäquate Parameter aufweisen sollte, weshalb es unerlässlich ist, über ein Messgerät zu verfügen, das in der Lage ist, das Redoxpotential von Blut- oder Plasmaproben zu messen und diese Bereiche zu bestimmen und zu überwachen.

Das Redoxpotenzial ist ein „neuer" Parameter, der genutzt werden könnte, um Gesundheit und Verhalten des Menschen zunächst auf zellulärer Ebene und dann auf Körperebene zu korrelieren. Die Anwendungen dieses Parameters eröffnen ein neues Feld der Forschung und der klinischen Anwendung.

DER BAHNBRECHENDE VERSUCH VON AEMEMI UND DIE ERFAHRUNGEN VON ECUADOR

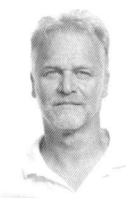 **Dr. h. c. ANDREAS LUDWIG KALCKER**

Als das Coronavirus in Ecuador ausbrach, war Guayaquil die am stärksten betroffene Stadt des Landes. In der Tat war es möglicherweise eines der schlimmsten Gebiete weltweit. Offiziellen Angaben zufolge starben dort mehr als 15.000 Menschen. Es gab kaum eine Familie, die nicht jemanden durch die Pandemie verloren hatte. Das ist eine sehr wichtige Tatsache und Dr. Roberto García von AEMEMI (Ecuadorianischer Verband medizinischer Experten für integrative Medizin), welcher zuvor an meinem Seminar in Ecuador teilgenommen hatte, rief mich an und bat mich um Hilfe und ich riet ihm, es mit Chlordioxid zu versuchen, was auch sofort funktionierte. Dr. Roberto García ist ein echter Held, denn er initiierte den Einsatz von CDS bei COVID-19-Patienten inmitten des Chaos und der Tausenden von Toten in Guayaquil, so dass wir in dieser Phase in ständigem Kontakt standen.

Die ersten Helden

Mauricio Quiñonez, der Direktor der Vereinigung AEMEMI in Ecuador, erkrankte dann schwer an COVID-19. Er war so krank, dass er als erster Mensch weltweit mit CDI (intravenöses Chlordioxid) gegen COVID behandelt wurde. Ich hatte CDI bereits 2017 für andere Anwendungen an mir selbst intravenös getestet und es auch in

meinen Kursen für Ärzte erklärt. Dr. Quiñonez war nicht nur Diabetiker, sondern hatte auch eine Sauerstoffsättigung von nur 70 %, und
zu allem Überfluss gab es keine Beatmungsgeräte, die eine Intubation
hätten ermöglichen können. Es handelte sich also um einen Fall von
potenziell sicherem Tod. Allen Widrigkeiten zum Trotz erholte sich
Dr. Mauricio Quiñonez in nur zwei Tagen intravenöser Behandlung.
Dann riefen mich die AEMEMI-Ärzte an und fragten mich, ob wir
einen Versuch in Ecuador durchführen könnten und obwohl dies in
aller Eile und in einer Notlage geschah, konnte mehr als 100 Menschen mit einer sehr hohen Erfolgsquote von etwa 97 % geholfen
werden. Diese Studie wurde zwar von einem Notar unterzeichnet,
wurde aber auf akademischer Ebene nicht anerkannt, da sie nicht zu
100 % der akademischen Methodik entsprach, die aufgrund der extremen Notsituation, in der sie sich befanden, unmöglich einzuhal-
ten gewesen wäre. Die höchste Priorität war immer, Leben zu retten.

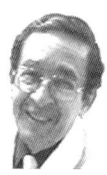

DR. MAURICIO QUIÑONEZ

(Spezialist für integrative Medizin, Ecuador)

Ich habe an der Universität von Guayaquil Medizin studiert und bin
Gründer von AEMEMI (2017). Von der Gründung bis 2019 war
ich Präsident dieser Vereinigung. Aufgrund der durch die COVID-
Pandemie in Guayaquil im März 2020 verursachte Gesundheitska-
tastrophe ließ ich als fachkundiges AEMEMI-Mitglied zum Thema
CDS Dr. Roberto García aus Cuenca nach Guayaquil kommen, um
etwas gegen das Massensterben zu unternehmen. Obgleich die Stadt
Guayaquil abgeriegelt war, gelang es ihm mithilfe seines Arztauswei-
ses, alle Kontrollen zu passieren. Später gingen wir zu Dr. Ernesto
Carrasco im Ministerium für öffentliche Gesundheit, um ihm CDS
als Behandlungsalternative anzubieten. Zu diesem Zeitpunkt war die
Situation bereits unkontrollierbar und etliche Mitarbeiter im Ge-
sundheitsbereich erkrankten oder starben ebenfalls an COVID-19.
Letzteres hat mich am meisten motiviert, denn ich schlug dem stell-
vertretenden Gesundheitsminister vor, diese Alternative beim medizinischen Fachpersonal auszuprobieren, denn wenn wir Ärzte ster-

ben, wer würde sich dann um die Menschen kümmern? Sie waren sehr skeptisch und haben uns eine Absage erteilt. Roberto und ich waren enttäuscht und beschlossen, dass wir etwas tun mussten. Uns kam der Gedanke, dass wir uns auf die Statuten von Helsinki berufen könnten, da es keine zugelassenen Behandlungen für die Verwendung von CDS bei COVID-19 gab.

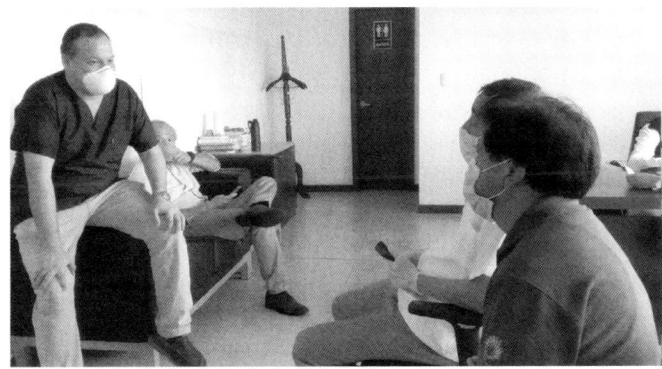

Damit und mit den Einverständniserklärungen waren wir zum Handeln gewappnet, doch viele der Kollegen in der Provinz, die vor allem außerhalb der Krankenhäuser im Gesundheitsbereit tätig waren, blieben lieber für sich, anstatt hinauszugehen und Kranke zu pflegen. Wir holten die Patienten ab, manche kamen auch zum AEMEMI-Gelände. Obwohl es leichtsinnig war, ging es uns nur darum, Leben zu retten. Damals, vom 21. bis zum 30. März, starben mehrere meiner Freunde, darunter ein junger Kollege, der mein Wissen in der Homöopathie teilte und mein Schüler war, und das bedrückte mich. Ich machte mir Sorgen um die Rettung der Welt und vergaß dabei mich selbst. Ich nahm homöopathische Mittel ein und fühlte mich gut, arbeitete und übte alle Tätigkeiten aus, aber nach dem Tod meiner Freunde, der Absage des Gesundheitsministeriums und all diesen Spannungen stieg mein Blutzucker an … Und ich wurde zum Patienten! Roberto kümmerte sich um die Logistik – er stellte sogar einen Teil seines Geldes zur Verfügung – und behandelte mich. Sie brachten mich nach Hause und meine beiden Söhne, die auch Ärzte sind, erkrankten, aber sie sind orthodox und nahmen kein Chlordioxid; und nicht einmal nachdem sie mich gerettet hatten, änderten sie ihre Meinung … Sie haben ihre eigenen Kriterien und gehen ihren eigenen Weg … Daran kann man das Paradox erkennen.

Ich hatte einen Ferritinwert von 999, meine Tests waren eine Katastrophe. Mein Kollege Roberto kam mit dem vorbereiteten CDI und sagte mir: „Du wirst sterben", und ich antwortete ihm, er solle mir nichts davon geben, doch er bestand darauf: „Du wirst der erste sein, der gerettet wird". Ich beharrte weiterhin: „Nein!", aber schlussendlich gab ich nach. 20 ml in einem Serum von nur 100 ml wurde in meine Vene eingespritzt! Es brannte in meiner Vene. Wir haben experimentiert. Sechs Stunden später konnte ich wieder atmen, doch man muss bedenken, dass mein Sauerstoffgehalt bei 75 % lag … Ich hatte meinen Geruchs- und Geschmackssinn verloren, schlief nicht, hatte keinen Appetit, ich nahm etwa 15 Kilo ab! Am 7. April wurde ich mit Chlordioxid behandelt und am 13. April war ich wieder im Einsatz. Wenn meine Kollegen zu mir sagen: „Aber das ist doch giftig!", dann antworte ich: „Hast du es genommen? Hast du es gespritzt? Dann sei still!" Hahnemann, der Begründer der Homöopathie, experimentierte mit fast hundert homöopathischen Mitteln an seinem eigenen Körper, aber wir heutigen Ärzte sind ziemlich „hörig" und nehmen das, was die Pharmaindustrie sagt, als sei es das Wort Gottes …

In der Forschung, die dann unternommen wurde, haben wir 104 Fälle analysiert, einer ist verstorben, doch die meisten der 96 oder 98 sind mit Chlordioxid komplett genesen. Ich gehöre der AEMEMI nicht mehr an, daher gab es niemanden, der uns besser über die Vorstudie, die der Verband durchgeführt hat, hätte informieren können als Roberto García.

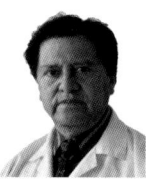

DR. ROBERTO GARCÍA

(Doktor der Integrativen Medizin Ecuador)

Im Jahr 2014 (November) habe ich das erste Seminar von Andreas Kalcker besucht. Ich kannte MMS schon vorher, aber durch Andreas habe ich CDS kennengelernt. Im Jahr 2020 wusste Mauricio bereits, dass ich mit dieser Substanz arbeitete. Wir kamen überein, in der Pandemie damit zu arbeiten und er sagte zu mir: „Roberto, mach die Vorstudie", „Komm von Cuenca (wo ich wohne) nach Guayaquil und wir sprechen mit dem Vizeminister (Dr. Ernesto Carrasco), mit dem ich befreundet bin." Wir haben mit ihm und den Epidemiologen gesprochen, aber sie haben uns nicht weitergebracht, und stand der Beschluss fest, es auf eigene Faust zu machen, so Carrasco. Ich sättigte das CDI (intravenös) auf 30 %, lud die Container mit der Flüssigkeit ins Auto und fuhr zurück nach Guayaquil. Mauricio und ich benutzten die Einwilligungserklärungen für die „Zustimmung nach Inkenntnissetzung" entsprechend der Deklaration von Helsinki, damit die ARCSA (ecuadorianische Gesundheitsbehörde) uns nicht ins Gefängnis stecken würde, und wir machten uns an die Arbeit. An diesem Tag haben wir allein gearbeitet, weil alle anderen Angst vor dem Virus hatten. Am zweiten Tag stießen einige meiner Kollegen aus der Tropenmedizin zu uns und am dritten Tag kam Dra. Carmen Sarmiento, Generalsekretärin der AEMEMI, zu uns und beurkundete die Arbeit bis zum Ende. Jetzt musste nur noch herausgefunden werden, ob der Versuch funktionieren würde oder nicht.

SYMPTOME	FRAUEN	MÄNNER	INSGESAMT
FIEBER	18	14	32
SCHÜTTELFROST	7	7	14
MUSKELSCHMERZEN	33	29	62
TROCKENER HUSTEN	42	37	79
KOPFSCHMERZEN	18	19	37
RÜCKENSCHMERZEN	37	33	70
KURZATMIGKEIT	11	17	28
ERBRECHEN	2	6	8
DURCHFALL	6	11	17
HALSSCHMERZ	20	25	45
VERLUST DES GERUCHSSINNS	35	32	67
VERLUST DES GESCHMACKSSINNS	19	20	39
APPETITLOSIGKEIT	16	14	30

SYMPTOME VIERTER TAG NACH DER BEHANDLUNG CSD

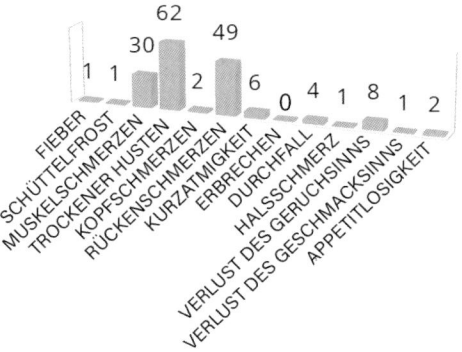

Mit Kalcker stand ich täglich in Kontakt. Nach einem Monat Arbeit waren Mauricio und ich überrascht, denn obwohl wir wussten, dass es funktionierte, war dies die erste wissenschaftliche Arbeit, die dies bewies, und angesichts der Pandemiesituation, in der wir uns befanden, war dies umso wichtiger.

Am dritten oder vierten Tag der Behandlung berichteten uns die Patienten: „Herr Doktor, ich fühle mich jetzt besser!" Der Beweis war bereits erbracht, aber nach der dritten Woche wurde Mauricio krank und konnte nicht weiter an der Studie teilnehmen. Mit mir arbeiteten Sarita Montoya, Carmen Sarmiento und Edwin A., alle von AEMEMI, sowie von außerhalb der AEMEMI: Dra. Sonia Moreira, Dolores Robles und Lucía Jara.

Diese Studie war ein Licht am Ende des Tunnels für die Welt, denn in diesen 15 Tagen verbesserten sich die Gesundheitszustände der Patienten zusehends. Die Leute kamen von überall her zu uns und ich muss sagen, dass das Geld für diese Studie aus meiner Tasche kam, da ich keinerlei finanzielle Unterstützung erhielt.

Mauricio war bereits sehr krank und ich sagte zu ihm: „Verdammt, Mauricio, du wirst sterben, lass mich dir eine Infusion geben." Da er sehr krank war, war er damit einverstanden und wir pflegten ihn vier Stunden lang. Mauricio ging es besser und als wir ihm eine weitere Dosis gaben, war die Verbesserung noch viel deutlicher.

Nach Abschluss der Studie, die ursprünglich 300 Personen umfassen sollte, konnten wir nur 104 Akten von Personen sammeln, die tagtäglich überwacht worden waren. Am ersten und zweiten Tag hatten wir Angst, aber am dritten Tag waren wir erleichtert, denn die Patienten hoben bereits den Kopf. Die Verbesserung am fünften Tag war unwiderlegbar und wir konnten begeistert miterleben, wie das Chlordioxid den Zustand der Patienten verbesserte! Das hat wiederum unsere Stimmung verbessert und die Motivation gesteigert. Anfangs gab es Leute bei AEMEMI, die sich dagegen sträubten, die Studie mit Andreas Kalcker zu teilen, aber ich sagte ihnen, dass ohne seine 14 Jahre zurückliegenden Studien unsere nicht möglich gewesen wäre.

Bei der Analyse der Studie bei mir zu Hause in Cuenca zusammen mit Lucía Jara waren wir überrascht, ClO_2-Wirkungskurven zu beobachten. Der Chemieingenieur, bei dem ich das CDS gemacht habe, sprach über Toxizität und sagte mir, dass jede chemische Substanz eine Reaktion im Körper hervorruft. Gerade heute habe ich einem mexikanischen Sprecher zugehört, der sagte, dass noch freies molekulares Chlor vorhanden ist. Ist das wirklich wahr? Ich habe es bereits in meiner Arbeit gesagt: Das müssen wir noch genauer untersuchen.

_____ 2.2

Enthält CDS molekulares Chlor und THM?

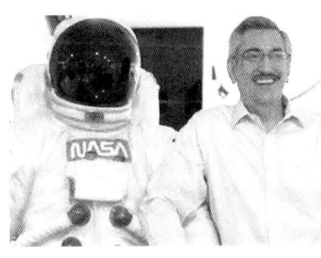

DR. ING. MARTÍN RAMÍREZ BELTRÁN

(Chemieingenieur, Mexiko; NASA-Astronautenkandidat für Weltraumforschung)

Die Möglichkeit des Vorhandenseins von molekularem Chlor in CDS, das durch die chemische Reaktion von Natriumchlorit und Salzsäure entsteht, wurde erörtert, ebenso wie die Möglichkeit, dass molekulares Chlor (Cl_2) in Gegenwart von organischem Material Trihalogenmethane (THM) bilden könnte. Das Risiko der Entstehung von molekularem Chlor wird verringert, wenn die Stöchiometrie der Reaktion beachtet wird, das heißt das Gleichgewicht der Reaktion wird durch Vermeidung von Säureüberschuss und Reaktionstemperatur gewahrt.

Das Vorhandensein von molekularem Chlor (Cl_2) lässt sich durch eine chemische Analyse nachweisen. Die Quantifizierung des molekularen Chlors in einer CDS-Lösung mit 3.000 ppm Chlordioxid (ClO_2) ist nicht so einfach wie die Entnahme einer Probe und deren direkte Messung. Die derzeitige Norm für die Quantifizierung von Cl_2 für die Trinkwasseraufbereitung ist die Quantifizierung des Restgehalts an freiem Chlor. Bei Trinkwasser für den menschlichen Gebrauch gibt es zum einen von der WHO festgelegte Normen und zum anderen die Normen der einzelnen Länder, welche auf den WHO-Normen basieren.

Hierbei ist es wesentlich, sich bewusst zu sein, dass dieser Standard für Wasser gilt und nicht für eine Lösung mit 3.000 ppm ClO_2, bei der eine Quantifizierung des freien Chlorrestes erst nach Entfernung des gesamten ClO_2 möglich ist.

Die Verfahren zur Bewertung der Qualität von Wasser für den menschlichen Gebrauch sehen unter anderem die Quantifizierung des freien Chlorrestes vor, der sich aus der Summe mehrerer reaktiver Chlorspezies zusammensetzt. Die Hauptbestandteile dieses Pakets sind hypochlorige Säure und Hypochlorit-Ionen. Molekulares Chlor hat den geringsten Anteil, denn wenn es mit Wasser in Berührung kommt, reagiert es und bildet unterchlorige Säure; es ist schwierig, es als Chlorgas aufrechtzuerhalten, auch wenn ein kleiner Teil übrigbleiben kann.

In der CDS-Lösung mit 3.000 ppm besteht ein Gleichgewicht aller reaktiven Chlorspezies, da Chlordioxid mit den Elementen reagiert, die je nach pH-Wert Elektronen abgeben. In „normalem" Wasser treten mehr Reaktionen auf als in bereits behandeltem oder deionisiertem, wie zum Beispiel tridestilliertem Wasser, das sehr rein ist und bei dem nur wenige oder gar keine Reaktionen auftreten, was bedeutet, dass auch in einem CDS, das mit hochreinem Wasser hergestellt wurde, Chlorspezies zu finden wären. Diese Verbindungen werden quantifiziert, um festzustellen, ob sie in Mengen vorkommen, die unter den Trinkwasserstandards für den menschlichen Verzehr zu therapeutischen Zwecken liegen.

Ferner ist zu beachten, dass jegliches freie Restchlor, das in einer CDS-Lösung gefunden werden kann, in der konzentrierten Substanz mit 3.000 ppm ClO_2 enthalten ist. Therapeutisch wird CDS nicht direkt verabreicht, sondern muss entsprechend dem verwendeten Protokoll verdünnt werden, sodass bei Vorhandensein von möglichem Restchlor oder molekularem Chlor die Menge aufgrund der Verdünnung noch viel geringer ausfällt. Sollte unerwünschtes freies Restchlor festgestellt werden, so läge es weit unter dem weltweiten WHO-Standard, der bei maximal 1,5 Teilen pro Million liegt. Derzeit gibt es keine Norm für die pharmazeutische oder lebensmittelrechtliche Qualität von CDS. Diejenigen Normen, in denen die Verwendung von Chlordioxid festgelegt ist, stammen hauptsächlich aus der Textil-, Papier- und Desinfektionsindustrie usw. Wenn CDS nach den empfohlenen Verfahren hergestellt wird, kann in jedem Fall gewährleistet werden, dass es weit unter der Trinkwassernorm von 1,5 Teilen pro Million liegt.

Bereits im Inneren des Organismus findet ein dynamischer Prozess statt, bei dem sich ClO_2 oder Chlorspezies nicht ansammeln; natürlich gibt es interne Reaktionen, da Chlor reaktiv ist und nach etwas „sucht", dem es Elektronen „stehlen" kann, um Chloridionen zu erreichen; an diesem Punkt wird es auf natürliche Weise vom Organismus als Salz ausgeschieden. Es wurde vermutet, dass im CDS möglicherweise Cl_2 vorhanden ist, sodass sich beim Zusammentreffen mit organischen Stoffen Trihalogenmethane (THM) bilden können. Dies geschieht zwar tatsächlich bei der Wasseraufbereitung, wenn molekulares Chlorgas (Cl_2) verwendet wird, aber THM werden **NICHT** produziert, wenn Chlordioxid (ClO_2) verwendet wird.

Trihalogenmethane sind nachweislich eine Vorstufe krebserregender Krankheiten. Aus diesem Grund haben die Aufsichtsbehörden den Höchstwert für Chlor auf 1,5 ppm festgelegt. Das Trinkwasser, das aus dem Wasserhahn kommt, muss also in diesem Zustand ankommen. In der Verordnung ist nicht von molekularem Chlor die Rede, da es zu einer Familie von chlorierten Arten gehört, die produziert werden. Bei der Trinkwasseraufbereitung, bei der Chlorgas verwendet wird, muss die Bildung von Trihalogenmethanen unbedingt vermieden werden, der Restgehalt an freiem Chlor muss überwacht und bestimmte Werte müssen eingehalten werden. Bei der Verwendung von Chlordioxid ist die Situation anders, da keine Trihalogenmethane entstehen, es wirksamer ist als Chlor selbst und weniger Desinfektionsnebenprodukte erzeugt. Chlordioxid ist daher für die Trinkwasseraufbereitung wesentlich sicherer.

Es gilt noch eine weitere Überlegung zu berücksichtigen: Wenn in einem CDS mit Chlordioxid bei 3.000 ppm ein Restchloranteil von zum Beispiel 20 ppm festgestellt würde, wäre die ClO_2-Konzentration um 150 höher als die Cl_2-Konzentration; das ClO_2 entfernt organische Stoffe aus dem Wasser und verhindert so, dass dieses Restchlor auf unerwünschte Weise mit dem Wasser reagiert, wodurch auch die mögliche Bildung von THM vermieden wird.

Anmerkung: Der Fachbereich Chemie der renommierten EMI-Universität von Bolivien hat weitere Untersuchungen zu diesem Thema durchgeführt. Obwohl die Spektroskopie bei der Prüfung auf THM (Amaranth und Chlorphenolrot unter Verwendung von Glycin) das Vorhandensein von molekularem Chlor anzeigte, war klar, dass diese Messungen aufgrund von Interferenzen bei der Messung von Chlor fehlerhaft sind, sodass es kein THM gibt. Diese Tatsache wurde hinreichend bewiesen.

Auf den Sieg des Lebens, der Wissenschaft und des Bewusstseins bis ins Unendliche!

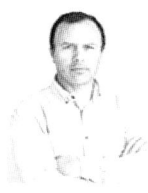

DR. CHRISTIAN ORTIZ

(Dr. med. und Neuraltherapeut; Ecuador)

Ich lernte Chlordioxid durch eine in Deutschland lebende Patientin kennen, die auf der Suche nach ärztlicher Hilfe war, und sich an mich wandte. Ich bin Neuraltherapeut, habe eine Ausbildung bei Julio César Payán in Popayán, Kolumbien und eine homöopathische Ausbildung bei UNICISTA in Buenos Aires, Argentinien, absolviert. Diese Patientin kam zu mir auf Empfehlung einer Freundin und sie sagte, dass ich diese Substanz unbedingt kennenlernen müsse, weil sie mir sehr helfen würde. Vor Jahren erzählte mir ein Kollege auf einem Kongress, dass er diese Lösung erfolgreich bei Krebspatienten eingesetzt hatte.

Als ich den Namen MMS hörte, fragte ich nach der Bedeutung, und die Antwort „Miracle Mineral Solution" ließ mich das dann zunächst nicht ernst nehmen. Doch vier Jahre später, als diese Dame aus Deutschland auftauchte (das war vor sechs Jahren), bat ich sie um Informationen. Sie kam mit einem gewaltigen Bündel wissenschaftlicher Artikel und äußerst interessanter Details an – alles ausgedruckt – und ich begann, mich mit dem Thema zu beschäftigen. Da ich schon immer mit Sauerstoff, der Überdruckkammer und auch mit Ozon behandelte, beschloss ich, MMS im Rahmen meiner Therapien einzusetzen, und fing damit an. Doch Probleme mit meinen Patienten – viele von ihnen klagten über Magenbeschwerden – führten dazu, dass ich es dann doch nicht mehr verwendete.

In der Zwischenzeit verfolgte ich Andreas Kalckers Videos, Artikel und Interviews, sah, wie er Chlordioxid in Form von CDS herstellte, und begann, das Gleiche für meine Patienten zu tun. Natürlich habe ich es nicht so oft benutzt wie jetzt, aber ich hatte es immer als strategische Behandlungsreserve parat. Wenn etwas nicht funktionierte, habe ich am Ende immer Chlordioxid verabreicht, und bei den Patienten zeigten sich deutliche Verbesserungen.

Andreas Kalcker kam im November 2019 zu uns. So bot sich die Gelegenheit, ihn kennenzulernen und an seinem Seminar hier in Quito teilzunehmen. Ich empfand viel Empathie für alles, was er uns erklärte, für seine Art zu denken und zu sein. So begann ich bereits in den Monaten bevor dem Pandemiebeginn im März verstärkt Chlordioxid einzusetzen. Wie es der Zufall so will, arbeitete meine Tochter Sabrina um diese Zeit (Dezember bis Januar) an einen Film-Trailer. Dabei drehten wir eine Szene, in der es um den Erfinder eines universellen Heilmittels ging, was ich jetzt als Déjà-vu sehe. Der Titel lautete: **„Die Heilung"**.

Die ersten sechs Wochen ab März waren wir eingesperrt. Kurz davor war eine COVID-19-infizierte Patientin in meiner Sprechstunde gewesen, ich hatte mich offensichtlich auch angesteckt, und brachte sie nach Hause. Bei ihr konnten wir sehen, dass das Chlordioxid perfekt funktioniert. Einige Tage später, während ich mich erholte, postete einer meiner Bekannten in Social-Media-Kanälen, dass es für ihn zum ersten Mal in seinem Leben sehr mühsam gewesen sei, einen Gipfel zu erklimmen. Dies war ein Spitzensportler namens Bolívar Cajamarca, der alle Berge Ecuadors bestiegen hat, und er meinte den ersten Stock seines Hauses, um ins Bett zu kommen. Meine Frau Isabella erzählte mir davon und wir dachten, er sei sicher infiziert. Noch am selben Tag besuchte ich ihn – er war der erste ernsthaft erkrankte Patient, den ich nach meiner eigenen Familie mit Chlordioxid behandelte. Bolívar war sehr krank und schon am zweiten Tag, an dem ich ihn sah, suchten mich Ärzte des Gesundheitsministeriums bei ihm auf. Sie waren überrascht, mich ohne Maske zu sehen, fragten nach meinen Daten – Wohn- und Arbeitsadresse. Am nächsten Tag warteten sie vor meiner Haustür auf mich, doch ich fuhr mit dem Motorrad auf dem Bürgersteig vorbei, sodass sie mich nicht erkennen konnten, und so kam ich doch in meinem Büro an. Die Polizei stand vor der Tür, also rief ich meine rechte Hand Manuel Guacho und sagte: „Manuelito, öffne das Garagentor und sobald du reingekommen bist, schließe es sofort". Ich gelangte problemlos ins Haus, einige Sekunden später klingelte es an der Tür, und ich sah auf dem Bildschirm, dass es ein junger Arzt war. Ich ließ ihn herein und er sagte: „Doktor Ortíz, ich habe den Auftrag, Sie zu bitten, mich zum SARS-CoV-2-PCR-Test zu begleiten, weil Sie gestern mit einem schwerkranken Patienten in Otavalo gesehen wurden und der Leiter des Gesundheitsministeriums darum gebeten hat. Minuten später erhielt ich einen Anruf vom Leiter des Ministeriums mit derselben Bitte. Ich sagte, dass ich nicht gehen werde, weil ich nicht eingesperrt werden möchte – ich hatte bereits viele kranke Menschen behandelt. Am Telefon erklärte ich, was ich tue und ersuchte ihn, zusammenzuarbeiten, um Leben zu retten, schickte alle Informationen, aber bis heute habe ich keine Antwort erhalten ...

Bolívar Cajamarcas Zustand war sehr kritisch. Am nächsten Tag kam ein Krankenwagen des Gesundheitsministeriums, aber noch auf dem Weg unterschrieb Bolívar ein Dokument, in dem er erklärte, dass er nicht ins Krankenhaus wolle, sich stattdessen lieber von seinem befreundeten Arzt behandeln ließe, und stieg aus.

Es waren acht sehr harte Tage, an denen auf beiden Seiten Verzweiflung zu spüren war. Ich hatte festes Vertrauen, dass es funktioniert; ich musste den Sauerstoff mitnehmen, besuchte ihn jeden Tag und langsam waren Veränderungen bemerkbar. Nach acht Tagen konnte Bolívar auf seiner Terrasse spazieren gehen und nach 15 Tagen saß er bereits auf seinem Fahrrad.

Bolívar war die erste Person, die in der Provinz Imbabura geheilt wurde, und er verkündete öffentlich, dass ich ihn gerettet hatte, und was wir gemeinsam durchlebt hatten. Von da an begann ich, für die Wochenenden Ärztebrigaden zu organisieren, wobei ein anderer Arzt namens Ernesto auftauchte – Leiter der Intensivstation eines Großkrankenhauses in Quito, das sie COVID-19-Krankenhaus nannten. Auch er wurde infiziert, aber wie das Leben so spielt, passierte das genau an den Tagen, an denen wir uns austauschten. Also schickte ich ihm ein paar Flaschen über einen anderen Freund namens Mario, dem ich beigebracht hatte, wie das CDS funktioniert und der ebenfalls vielen Menschen das Leben gerettet hat.

Obgleich kein Arzt, verstand er die Situation sofort, und entschloss sich, mitzuhelfen. Mario war einer meiner Mitarbeiter in Quito; er konnte viele Menschen retten, und so kam es, dass er zu Ernesto – einem Intensivmediziner – ging und ihm einige Flaschen des selbst hergestellten Chlordioxids gab. Drei Tage später hatte sich Ernesto bereits erholt, rief mich an und bat mich, 500 Einheiten für das Krankenhaus zu spenden. Ich sagte, das sei kein Problem und daraufhin lud er mich zu sich nach Hause zum Mittagessen ein, da er sehr dankbar für seine Genesung war. Ich bat ihn, die Wirkung bei seinen Patienten zu beobachten und am Nachmittag traf eine Gruppe von zehn Patienten ein, bei denen er die Wirksamkeit von CDS hatte feststellen können. Eine 78 Jahre alte Dame hatte die niedrigste Sauerstoffsättigung. Während ich erklärte, was Chlordioxid ist, gaben wir allen zu trinken und maßen ihre Sättigung. Ernesto sagte mir, dass es erstaunlich sei, welche Veränderungen in so kurzer Zeit möglich seien und ich antwortete ihm, dass genau das der Sinn dieses Wunders sei. Ernesto fragte mich, ob ich am folgenden Montag im Krankenhaus einen Vortrag über Chlordioxid halten könnte, weil die Menschen dort verzweifelt seien und natürlich eine Alternative wie diese bräuchten. Dahinter steckte die Idee, die Menschen und Angestellten des Krankenhauses und ihre Familien zu retten. Wir dürfen nicht vergessen, dass es sich um ein Großkrankenhaus mit 1.500 Angestellten handelt. Ich stimmte zu und spendete auch eine Menge Natriumchlorit für die Herstellung von CDS. Meinem guten Freund Guillermo, der ein Importgeschäft betreibt, sagte ich, wir sollten eine halbe Tonne Natriumchlorit mitbringen und damit arbeiten. Er kümmerte sich darum, und so begannen wir, es den Menschen, die mithalfen, zu geben. Im Krankenhaus richteten sie mit Hilfe des eigenen Klinik-Biochemikers ein kleines Labor ein, was anfänglich sehr schön war, aber leider kam die ARCSA (ecuadorianische Arzneimittelbehörde) und stellte die Herstellung einfach grundlos ein.

Von Anfang an arbeitete ich mit der Einverständniserklärung. In der Tat habe ich den Bogen mit dem ehemaligen Vizeminister für Gesundheit, Javier Solorzano, erstellt, mit dem ich eng befreundet bin und doch löste dieses Dokument Probleme aus. So begann ich, (gemäß dem Weltärztebund und dem Internationalen Gerichtshof für Menschenrechte) Andreas Kalckers Bogen – mit seiner Erlaubnis – einzusetzen; er gibt das Abkommen von Helsinki genau an, und das ist es, was ich die ganze Zeit verwendet habe; jeder, der in meine Praxis kommt, erhält und unterschreibt diese Informationen.

Nach der Erfahrung im Krankenhaus setzte ich meine Mission fort, indem ich CDS für Bedürftige spendete und ihnen beibrachte, wie man es herstellt. Später wurde ich in die Provinz Manabí eingeladen. Eine Vereinigung von Arbeitern, die wir mit telefonischen Anweisungen gerettet hatten, bat mich, einen Vortrag an der Universität in Portoviejo zu halten. Als ich ankam, um den Vortrag zu halten, schloss die Universität selbst die Tür vor mir zu … Ich habe immer noch das Schreiben des Universitätsdirektors, in dem er mich einlädt, an der Vorlesung teilzunehmen. Dann bin ich mit den Leuten von der Vereinigung in einen städtischen Slum gegangen – wir haben dort den Vortrag gehalten und ich habe sie in der Herstellung von CDS angeleitet; sie haben ihrerseits auch viele Menschen in Manabí geheilt. Ich wollte so viele Menschen wie möglich mit diesem Wissen erreichen. Von Montag bis Freitag arbeiteten wir viel und an den Samstagen reisten wir an verschiedene Orte, um die Informationen weiterzugeben und das Chlorit zu spenden, oder es in Form von MMS, aber mit Salzsäure, zu verabreichen, was besser ist. Wir haben auch Brigaden gebildet, um den einheimischen Shuar im Oriente (Dschungel) zu helfen, wo es heißer ist und das Dioxid leider etwas instabil ist, und so haben wir ihnen für jede Familie auch die Säure und das Chlorit getrennt gegeben. Die Eingeborenen wussten sehr genau, wie man es nimmt und taten es ohne Vorurteile. An anderen Orten ist das Gegenteil der Fall; es gibt immer Streit und die Dinge müssen mehrmals erklärt werden; zum Beispiel, wenn es beim Schlucken kratzt ... Sie würden lieber sterben, als beim Trinken irgendwelche Unannehmlichkeiten zu verspüren! Es ist schrecklich! Sie lassen einen die Geduld verlieren, und dann sage ich ihnen: „Wenn du nicht trinken willst, dann geh ins Krankenhaus und lass dich intubieren", und das war's. Es ist furchtbar, aber es kam vor und die Leute verstehen das Ausmaß und die Folgen nicht, wenn man nicht mit Chlordioxid dagegen vorgeht. Wir wurden auch in das Büro des Bürgermeisters in Santo Domingo eingeladen, um die Situation zu erklären, und er war sehr offen. Dort war außerdem Bischof Beltrán, der in einem Brief an den Gesundheitsminister dessen Entlassung forderte, weil dieser seiner Verpflichtung, Leben zu retten, nicht nachkomme. Beltrán sagte: „Christian, wenn du Unterstützung willst, gebe ich dir 60.000 Dollar, um zu forschen." Damals setzte ich mich mit dem Nationalen Leiter des Roten Kreuzes in Verbindung, der ebenfalls eine Untersuchung durchführen lassen wollte, und wir entwickelten ein wirklich interessantes Programm und eine Datenbank. Auch die Bürgermeisterin von Quito sicherte uns ihre Unterstützung zu, doch kurz darauf erhielt sie Drohungen und verlor deshalb fast ihren Posten. Sie musste Anwälte engagieren und alles in Bewegung setzen, um sich zu verteidigen.

Und das Gleiche ist mir passiert; sie haben von all den Patienten erfahren, die in den Social-Media-Kanälen geschrieben hatten, dass wir sie mit Chlordioxid erfolgreich behandelt haben und sie sind zu meinem Büro gekommen und haben mich wie einen Kriminellen behandelt. Es war nicht die Polizei, sondern das Büro des Bürgermeisters, das Gesundheitsministerium, ARCSA und eine andere Organisation namens ACESS, die dem Gesundheitsministerium untersteht und dafür zuständig ist, die Arbeit der Praxen zu überprüfen. Sie öffneten all meine Schubladen. Natürlich stellten wir Chlordioxid in einem großen alten Haus mit viel Platz her und wir machten alles dort; wir stellten CDS her, um es zu spenden, sowie für bedürftige Klinikpatienten. Wir haben auch eine Menge ernsthaft erkrankter Patienten direkt im Haus behandelt. Es waren sehr anstrengende Tage. Als meine Praxis geschlossen wurde, entschied ich, keine Patienten mehr aufzunehmen. Wir haben ein paar Bekannte hinzugezogen, wie den Anwalt, der uns bei dieser Gelegenheit schaden wollte. Eigentlich war er mein Strafverteidiger, doch war er deren Komplize, denn ich musste ihn sogar bestechen, um die Wiedereröffnung meiner Arztpraxis zu bewirken – eine sehr unschöne Sache. Sobald sie das Geld in Händen hielten, war die Praxis in weniger als 24 Stunden wieder geöffnet. Vier Monate vergingen, und ich sagte zu dieser offensichtlich korrupten Person: „Sie haben mir versprochen, mir bei allem zu helfen und ich muss meine Betriebsgenehmigung bekommen und schaffe es nicht." Er antwortete: „Wissen Sie was, das werden wir gleich sehen, aber wir werden das an die Staatsanwaltschaft weiterleiten", woraufhin ich erwiderte: „Sehen Sie, meine Herren, Sie haben Ihr Wort nicht gehalten und ich habe Aufzeichnungen und Schriftstücke zum Thema Bestechung, also gehen Sie bitte zur Staatsanwaltschaft und tun Sie, was Sie wollen, aber jetzt werde ich mich verteidigen." Schlussendlich wurde mir eine Geldstrafe von umgerechnet 2.000 US-Dollar auferlegt, aber nach nunmehr als sechs Monaten hat sich nichts bewegt. Ich habe immer noch keine Betriebserlaubnis, ich arbeite immer noch so, aber in diesem Zeitraum haben wir mehrere Menschen vom Gesundheitsministerium gerettet und so haben sie endlich aufgehört, mich zu belästigen. Es ist mühsam; es war eine sehr schwierige Zeit und zudem war die Arbeitsbelastung immens.

Nicht einmal der befreundete Vizeminister für Gesundheit konnte mich unterstützen. Ihn hatte ich um Hilfe bei der Durchführung einer Untersuchung gebeten, und keine Universität konnte uns helfen. Zu diesem Zeitpunkt zeigte sich Oberst Tamayo hilfsbereit und reichte eine Klage gegen den Staat ein, an der ich und auch Ernesto beteiligt waren. Nach der Schließung meiner Praxis hatte Andreas Kalcker mich mit Oberst Tamayo in Kontakt gebracht. Trotz seines guten Willens ging Tamayo mit dieser Klage gegen den Staat wahrscheinlich nicht richtig vor, denn ich habe ihm gesagt, dass wir zunächst an die Universitäten gehen sollten, ihnen das Forschungsprojekt übergeben und bei deren Ablehnung schließlich die Klage gegen den

Staat einreichen müssen. Ernesto und ich haben die Anwälte bezahlt. Es lief nicht gut – am Prozesstag konnte er nicht anwesend sein, weil ihm der Rauswurf aus dem Krankenhaus drohte, und er leitet die Intensivstation … Ernesto sagte mir: „Noch mehr Menschen werden sterben, wenn ich nicht auf der Intensivstation bin." Ich zeigte etwa 900 Unterschriften von genesenen Patienten vor, welche telefonisch betreut worden waren, sowie die mit Andreas Kalcker erzielten Forschungsergebnisse, und etwa 150 eidesstattliche Erklärungen von geheilten Patienten, aber es war aussichtslos …

Nichtsdestotrotz gibt es sehr schöne Entwicklungen: In Otavalo beispielsweise wird in einem Zentrum mit Chlordioxid behandelt. Dort konnten schon viele Leben gerettet werden. Das Zentrum ist als traditionelle indigene Medizin eingestuft und wird daher in Ruhe gelassen.

(Anmerkung: Bevor diese Ausgabe des Buches in den Druck ging, erzählte Christian, dass sie das Leben der an COVID-19 erkrankten Schwiegermutter eines Kollegen gerettet haben, dessen Praxis auch geschlossen wurde. Das war der Wendepunkt, der alle Probleme löste; er bekam keine Geldstrafe und kurz darauf auch seine Betriebserlaubnis zurück. Christian fügte hinzu: „Man rettet das Leben derer, die einen regieren und an diesem Punkt kommen die menschlichen Werte zum Tragen. Aber solange die Dinge nicht kontrolliert werden, bringt das leider nichts.")

2.4

Behandlung von Patienten mit Komplikationen

Mit der Impfung ist das Problem hier in Ecuador nicht zurückgegangen, sondern hat sich sogar drastisch verschärft. Ich beobachtete, dass viele Menschen, die bereits von COVID-19 genesen sind, nicht einmal danach gefragt und trotzdem geimpft werden, so dass sie erneut COVID-19-Symptome zeigen. In der Tat sind diese Fälle viel aggressiver. Früher habe ich maximal 30 ml verordnet und die Symptome klangen ohne Probleme ab – jetzt gebe ich jedem Patienten täglich bis zu 50 ml und mehr. Darüber hinaus haben wir mit der rektalen Verabreichung von Chlordioxid, die weniger invasiv ist, als die intravenöse, gute Fortschritte gemacht. Wenn CDI (intravenös) nicht in Frage kommt, verwenden wir einen rektalen Tropf. Zunächst wird ein Einlauf gemacht, sodann der Patient an einen Dauertropf angeschlossen. Früher habe ich 20 oder 30 ml verabreicht, jetzt gebe ich 50-ml-Dosen, je nach Fall alle 12 oder 24 Stunden; bei Patienten, die sich in einem kritischen Zustand befinden und denen es schwerfällt, zu trinken, weil dies zu Atembeschwerden führen kann, geben wir einen langsamen Dauertropf; einen Tropfen alle zwei oder drei Sekunden, wir erhöhen lediglich die Konzentration. Bei allen Patienten, die bereits eine pulmonale Komplikation entwickelt haben, geben wir drei Tage hintereinander einen Einlauf, und die Besserung tritt eindeutig viel rascher ein. Bei Patienten mit pulmonaler Komplikation muss ich zwangsläufig Kortikosteroide verabreichen – eine Situation, die früher nicht auftrat. Ein weiteres Problem sind Antikoagulantien. Auch ich selbst musste Antikoagulantien einnehmen. Ich frage alle Patienten, ob sie geimpft sind oder nicht, und frage sogar nach der Impfstoff-Marke. Bei Geimpften treten zweifelsohne weitaus mehr Komplikationen auf. Ich behandle nicht nur mit Chlordioxid, sondern auch mittels Neuraltherapie, und verwende Ivermectin, das bei pulmonalen Komplikationen oder anderen Problemen sehr gut wirkt. Wir können davon ausgehen, dass frühzeitige Behandlung und Prävention die meisten Patienten retten. Bei weiter fortgeschrittenen Krankheitsverläufen sind jedoch andere Interventionen indiziert – das ist leider so. Im vergangenen Jahr (2020) kamen alle Patienten allein mit Chlordioxid durch. Lediglich diejenigen im Stadium 3 oder 4 erhielten Antikoagulanzien und Kortikosteroide, nicht aber die anderen.

Außerdem verwende ich jetzt ein Antirheumatikum: Colchicin. Es ist etwa genauso wirksam wie Dioxid zur Senkung von Ferritin und in Kombination funktionieren die beiden sehr gut.

Offen gesagt verlief die gleichzeitige Einnahme von Antikoagulantien und CDS bei mir problemlos, obgleich dies eventuell kontraindiziert wäre. Mit solchen Fragen beschäftigen wir Ärzte uns und es gibt noch viel zu erforschen. Wir sehen auch neue Behandlungsmöglichkeiten für neue Beschwerden. Es gibt Videos von Menschen, bei denen Tumore resorbiert werden, doch bei anderen wirkt es nicht und sie sprechen selbst mit hohen Dosen nicht darauf an. All das hängt natürlich auch vom Ausmaß der Läsion ab ...

Ich gehöre allen COMUSAV-Organisationen an; es gibt COMU-
SAV AMERICA, COMUSAV ECUADOR ... Wenn man Leben rettet, sollte man sich nicht um Unsinn kümmern müssen. Wir ringen
nicht nur mit einer Pandemie, sondern auch mit einem System, und
beides sind schwere Kämpfe. Ich bin dem Leben sehr dankbar, denn
nicht jeder bekommt so etwas Wunderbares wie Chlordioxid und
wenn einem ein solches Geschenk zuteil wird, dann muss man es teilen. Man kann nicht schweigen; man muss andere Menschen dabei
unterstützen, dieses Geschenk zu verbreiten; deshalb leite ich jeden,
der von mir lernen möchte, an, um seinerseits Leben zu retten. Dies
ist ein Grundsatz der Menschlichkeit.

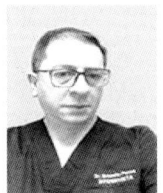

DR. ERNESTO PAZOS

*(Intensivmediziner, Direktor der Intensivstation in Quito,
Ecuador)*

Obwohl die Pandemie erst später ausgerufen wurde, hatten wir in
Ecuador schon im November 2019 den Ausbruch der Epidemie vor
Augen und verfolgten die Krankheit bereits aufmerksam. Ich bin ein
sehr orthodoxer Arzt, der hier und in Mexiko ausgebildet wurde,
und wir haben die Epidemie in den asiatischen Ländern mit regem
Interesse verfolgt. Wir wussten bereits, dass die Sache in ein Stadium übergehen würde, in dem uns die Kontrolle über die Situation
entgleiten würde. Auf Ebene der Regierungspolitik wurden einige
Strategien skizziert. Der Regierung und den Gesundheitsministern
wurde daraufhin geraten, sich auf eine sowohl in gesundheitlicher
als auch in wirtschaftlicher Hinsicht katastrophale Situation einzu-
stellen. Etliche unserer Empfehlungen wurden von der Hand gewie-
sen, was dazu führte, dass die Situation noch schlimmer wurde als
erwartet.

Im Februar hatten wir in Ecuador bereits die ersten Patienten. Ich erinnere mich, dass wir uns mit den wissenschaftlichen Organisationen
und sogar mit den ecuadorianischen Gesellschaften für Mikrobiolo-
gie und Virologie beraten haben und sie sagten uns: „Keine Sorge, es
wird Ecuador nicht erreichen, es ist bei den weltweiten Kontrollen

auf den internationalen Flughäfen quasi unmöglich, es wird sich nicht bis hierher ausbreiten." Wir waren eher der Meinung, das Virus würde kommen und zwar bald, aber sie haben auch nicht auf uns gehört. Tatsächlich hatten wir bereits im Februar Patienten, die ohne jegliche Flughafenkontrollen ins Land gekommen waren. Wir haben versucht, den ersten Patienten im Februar zu isolieren, aber er war auf einer Party mit vielen Menschen in Kontakt gekommen, hat viele Menschen angesteckt, wodurch es aufgrund mangelnder Kontrollen zu einer Ausbreitung kam.

Im selben Monat wurde die erste Patientin zu uns eingeliefert, die an Ateminsuffizienz sowie Abtreibungskomplikationen litt und septisch war; die Abtreibung war heimlich erfolgt, wodurch sich eine Gebärmutterinfektion ausgebreitet hatte, und zu septischem Schock mit Multiorganversagen führte. Ich nahm diese Patientin auf und intubierte sie, ohne zu wissen, dass ich bereits in Kontakt mit diesen ersten COVID-19-Patienten gewesen war, folglich selbst infiziert war, und später Atemnot und Fieber bekam; so war auch ich einer der ersten COVID-19-Patienten, und da wir nur die Informationen aus den Social-Media-Kanälen hatten, dachte ich, bei der niedrigen Sauerstoffsättigung, die ich aufwies, sei dies bereits ein Todesurteil. Bereits ein paar Jahre vor der Pandemie wusste ich von Chlordioxid. Einige Freunde in den USA luden mich jedes Mal zu den Vorträgen von Andreas Kalcker ein.

Ich habe ihnen gesagt, dass ich ein sehr wissenschaftsorientierter Arzt bin, dass ich nicht daran glaube und dass es nicht möglich ist, dass Dioxid mich und alles heilen wird, weil ich mit den Informationen so umgegangen bin, wie die Gegner dieser Substanz damit umgehen; ihre Sichtweise kann ich verstehen, weil ich damals genauso gedacht habe.

Blickt man jedoch dem Tod ins Auge, so versucht man mit allen Mitteln, sein Leben zu retten. Mit absolut allen. Damals hatte ich meinen ersten Kontakt mit Andreas Kalcker. Ich rief ihn an, er setzte sich mit Diego Ortiz de Ibarra in Verbindung, und die tauschten sich darüber aus, dass es einem Arzt sehr schlecht gehe und dass es sich wohl um einen Intensiv-Arzt handelte.

Daraufhin schenkten mir Andreas und Christian sehr viel Aufmerksamkeit. Sie haben mich angeleitet und mich in den ersten Stunden mit Dioxid im Auge behalten – Mario, ein wunderbarer Maschinenbauingenieur mit großem Herzen, verabreichte es mir. In den ersten

Momenten bedauerte ich die Einnahme, aber ich sah, dass die Sättigung jedes Mal, wenn ich CDS nahm, besser wurde, denn ich erreichte einen Wert von 78; wir begannen, die Sättigung zu erhöhen, nach vier Stunden hatte ich 80, nach weiteren vier Stunden 85 und in der Nacht fühlte sich meine Brust völlig klar an und ich konnte gut atmen.

Am nächsten Tag ging es mir besser, ich konnte leichter aufstehen, und so ging es an diesem Wochenende weiter, bis ich mich am Sonntag absolut gut fühlte. So konnte ich innerhalb von drei Tagen wieder in meinem Krankenhaus arbeiten. Vorher und nachher machte ich PCR-Tests; der erste war positiv, aber der letzte war schon negativ, und dann war auch ich überzeugt, dass das wirklich funktioniert.

Ich fing an, in den medizinischen Dokumenten der Weltbibliotheken nach einer wissenschaftlichen Erklärung zu suchen: Pubmed, Medconsul usw., aber ich konnte nichts finden und begann deshalb, bereits vergessene Unterlagen zu durchforsten. Eine Bibliographie aus dem Jahr 1954, die auf den Zweiten Weltkrieg zurückblickte, verwies auf die Verwendung von Chlordioxid durch Zahnärzte. Nun suchte ich eifrigst nach weiteren geheimen Informationen; wir fingen an, die Seite www.saludprohibida.com zu lesen und ich suchte nach mehr und mehr Anhaltspunkten, um sicher zu sein, dass wenn dieses Mittel für mich funktionierte, es auch für alle anderen Menschen funktionieren musste. Dabei wurde mir klar, dass ich damit viele Menschenleben retten könnte. Der Patientenzustrom in meiner Praxis war immens; ich konnte eine Gruppe von 50 Patienten aufnehmen, denn ich habe eine sehr erfolgreiche Privatpraxis mit zahlreichen Patienten mit verschiedenen Pathologien. Die häufigsten sind Atemwegs-, Autoimmun- und Stoffwechselkrankheiten.

So nahm ich eine Gruppe von Patienten, bei denen bereits eine Atemwegsinsuffizienz bestand und welche möglicherweise mit dem Virus infiziert waren, und wir beschlossen herauszufinden, wie das Dioxid bei ihnen wirkt. Zu meiner Überraschung **wurden alle 50 geheilt und das Einzige, was wir ihnen gaben, war CDS** und ein Entzündungshemmer, denn bis dahin war es uns nicht genehmigt, solchen Patienten nicht-steroidale Entzündungshemmer zu verabreichen, aber ich gab sie aufgrund des hohen Fiebers (40–41 Grad), der Myalgien, Arthralgien, und Prodromalsymptome – außergewöhnlich starke Beschwerden – und nach maximal vier Tagen waren sie wieder gesund; viele bereits nach 48 Stunden, andere nach vier Tagen, doch alle haben sich vollkommen erholt.

Ethische Überlegungen zu Doppelblindstudien

Ich habe mich dann gefragt, wie ich eine vergleichende Studie durchführen kann. Es wäre jedoch unethisch, eine Doppelblindstudie durchzuführen, in der eine Bevölkerungsgruppe, die Dioxid erhält, mit einer Bevölkerungsgruppe verglichen wird, die kein Dioxid erhält …

Das wäre nicht vertretbar, da die Bevölkerungsgruppe, der das Mittel verabreicht wird, höchstwahrscheinlich zu 100 % überlebt!

Bei diesem Studiendesign müsste ich auf halbem Wege abbrechen, weil alles funktioniert. Es ist dasselbe wie aufgeben, wenn nichts funktioniert. Man darf den Patienten nicht sterben lassen … Ein Studiendesign als Doppelblindstudie ist also nicht denkbar, denn es handelt sich um eine Substanz, die zu fast 100 % wirkt.

Als Dr. Christian und ich uns trafen, erzählte er mir, dass er seit mehreren Jahren mit dieser Substanz arbeitet, dass er Andreas kennt und er sagte mir, dass „es unglaublich ist, dass eine Person mit dem akademischen Hintergrund, den ich habe, wirklich glaubt, dass dies funktioniert". Als ich dies erkannte, musste ich den Entschluss fassen, sehr mutig zu sein, mich gegen alle medizinischen Fachverbände, die Gesundheitsbehörden, den Minister und die Kontrollorgane zu stellen und unerschrocken zu sagen: „Ich habe es genommen und es wirkt". Dann begann ich, Radiointerviews zu geben und über andere Medien zu informieren, bis eines Tages das Interesse der Nationalversammlung geweckt wurde, man mich zu einem Online-Meeting einlud, ohne mich darauf hinzuweisen, dass die Presse und andere Medien anwesend sein würden. So landete ein Teil meiner Erklärung, in der ich mich für ernsthafte und uneingeschränkte Forschung ausspreche, in den sozialen Medien und sorgte für Furore.

Die Wirkung dieses Videos war so gewaltig, dass es in nur 48 Stunden zweieinhalb Millionen Mal aufgerufen wurde. Niemand, der einen Social-Media-Kanal betreibt, erreicht diese Zahlen einfach so von einem Tag auf den anderen. Dies hatte negative Auswirkungen und führte dazu, dass ich verfolgt wurde. Der Staat begann, mich zu beobachten, obwohl ich Leiter einer Intensivstation eines Großkrankenhauses mit 1.500 Mitarbeitern war, und öffentlich erklärt hatte, dass wir etwas gegen die Pandemie tun und ein Beispiel geben könnten, indem wir den Krankenhausmitarbeitern diese Substanz zur Verfügung stellen, um eine Ansteckung zu verhindern – aber sie gingen gegen mich vor.

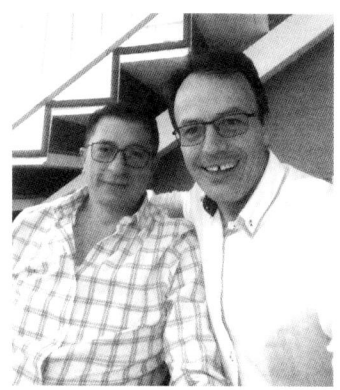

Ich erhielt viele Anrufe; einige waren dafür, andere dagegen, die Ärztezunft beschimpfte und verspottete mich, weil sie sagten: „Wie können Sie ein Wunderwasser einnehmen ... ", und obwohl die Ärzte mich verunglimpften und versuchten, mich kollektiv lächerlich zu machen, hatte es für den Rest der Bevölkerung einen großartigen Effekt. Ich wurde aus der ganzen Welt angerufen, und ich weiß nicht, wie dieses Video so viele Schlagzeilen machen konnte. So beschlossen wir, die Behandlungskapazitäten auf diese Menschen auszuweiten und heute (Juni 2021) habe ich bereits mehr als **23.000 Patienten** erfolgreich behandelt.

Die Menschen sind mehr und mehr von der Wirksamkeit dieser Substanz überzeugt und diese Entwicklung kann nicht mehr gestoppt werden. Ich bekam Besuch von mehreren hochrangigen Kirchenvertretern und Armeegenerälen sowie von Abgeordneten. Am Tag, nachdem ich vor der Nationalversammlung gesprochen hatte, besuchten mich 47 Abgeordnete. **Sie haben alle meine Vorschläge abgelehnt, aber sie wollten alle gerettet werden!**

Das ist der Zwiespalt: Ich ermächtige sie nicht, aber ich rette mich selbst ... Das ging sogar so weit, dass der Gesundheitsminister selbst Chlordioxid zu sich nahm. Darüber hinaus nehmen viele Personen, die in Ecuador und anderen Ländern in kommunalen wie auch nationalen Regierungen tätig sind, CDS ein und trauen sich nicht zuzugeben, dass sie CDS nehmen. Ich habe mich geweigert, mich impfen zu lassen, bin nicht geimpft worden, obwohl mein Krankenhaus die Impfung verlangt hat. Im Moment würde ich eher gefeuert als geimpft werden. Ich habe ihnen gesagt: „Ihr könnt mich einfach feuern, ich brauche diesen Job nicht ... Was ich hier mache, ist zum Wohle der Menschen." Aber da sie mich brauchen, feuern sie mich nicht.

Ich lasse mich also nach wie vor nicht impfen und nehme stattdessen weiterhin fast täglich Chlordioxid – eine etwas höhere Dosis – ein;

ich nehme es seit nunmehr 18 Monaten, weil ich einen sehr hohen Zustrom von Patienten habe. Zeitweise sehe ich 100 bis 200 Patienten pro Tag; ein Großteil der Bevölkerung hat kein Geld, sie sind wirklich arm, aber Leute, die Geld haben, subventionieren die Armen; so können Grundsubstanzen, Reagenzien und Flaschen gekauft werden. Wir haben CDS an sehr weit entfernte Bevölkerungsgruppen des Landes geschickt, beispielsweise indigene Bevölkerungsgruppen. Wir haben mit Christian und Mario Sozialarbeit geleistet und sind mit vielen Geschäftsleuten zusammengekommen, um diese Zusammenarbeit anzubieten. Alles, was an Geld aus dem Chlordioxid eingenommen werden kann, geht an diese armen Menschen und der Erlös aus meiner Praxistätigkeit geht an mich. Wir sind nie darauf aus, daraus Profit zu schlagen; unser Ziel ist, zu helfen.

Ich wohne am Stadtrand einer kleinen Stadt mit etwa 380.000 Einwohnern und etwa 100.000 dieser Menschen nehmen Chlordioxid ein. Ich erkläre ihnen, dass Chlordioxid keine Barriere ist; es verhindert lediglich, dass eine mögliche Infektion ernsthaft wird und dass sie nicht auf die Intensivstation müssen. Wir haben Patienten mit einer Sättigung von 58 % gesehen, denen wir sowohl Dioxid als auch Sauerstoff verabreicht haben, und zweifellos stellt die konventionelle Medizin eine sehr deutliche Unterstützung dar; wir geben ihnen auch Antikoagulanzien, weil sie stark erhöhte Dimere aufweisen, vor allem, wenn sie bereits andernorts mit Antibiotika behandelt wurden; viele kommen mit einer bakteriellen Superinfektion und wir geben ihnen weiterhin Antibiotika. Bei anderen Patienten kombinieren wir steroidale Entzündungshemmer und Analgetika, also Chlordioxid mit der Schulmedizin – mit beeindruckendem Erfolg.

Diese ganze Pandemie hat in Wirklichkeit einen wirtschaftlichen Hintergrund. Betrachten wir den Zeitraum von einem Stichtag im Januar 2020 bis zum Januar 2021, so sind in diesem Jahr mehr als 14 Millionen Menschen gestorben, die auch an Diabetes litten; doch wie viele wurden weltweit mit COVID-19 als alleiniger Todesursache registriert? Dreieinhalb Millionen Menschen im selben Zeitraum. Wenn wir dies berücksichtigen, und auch die Tatsache, dass diese Krankheit, wenn sie rechtzeitig behandelt wird, heilbar ist, und wir wissen, dass das, was die Massenmedien uns erzählen, überspitzt und übertrieben ist, würde die Anwendung von Chlordioxid als Basisbehandlung viele oder alle Todesfälle durch COVID-19 verhindern. Dies ist der Eckpfeiler für die Gesundheitspolitik und für die Politiker. Denn ... es deutet alles darauf hin, dass die Wirtschaft das entscheidende Element bei dieser Pandemie ist. Alles steht im Zeichen der Ausgaben (und der Verschuldung?) durch Krankenhäuser, medizinische und Gesundheitszentren, Ausrüstung, Technologie, denn es werden Beatmungsgeräte, Medikamente, etc. gekauft, von denen viele unnötig sind.

2.6

Überlegungen zu Arzneimitteln und der Verwendung von CDS

Früher haben mich Pharmavertreter aufgesucht, um mir Reisen in die Welt anzubieten und mich zu erpressen. Kurz gesagt, heute besucht mich niemand mehr. Das liegt daran, dass ich einen Teufelskreis durchbreche, in dem wir schon immer gekreuzigt worden sind. Dies ist bei Diabetikern sehr deutlich. Ich betreue 1.580 Diabetiker, von denen die meisten insulinabhängig sind. Der Patient, der am wenigsten Insulin benötigt, nimmt 30 Einheiten pro Tag; der Patient mit der höchsten Dosis liegt bei 170 Einheiten pro Tag; aber diejenigen mit den niedrigsten Dosen steigern sich im Laufe der Zeit von 30 auf 40, 45, 55, 70 und so weiter, bis sie regelmäßig hohe Dosen brauchen. Aber die Hersteller sagen uns nicht, dass es gerade das verwendete Insulin ist, das die Resistenz verursacht und noch abhängiger davon macht. Und mit jedem Tag, der vergeht, geben wir mehr und mehr aus, denn in einem Zeitraum von 10 Jahren steigen sie von 10 Einheiten auf 170 Einheiten, was für ein Pharmaunternehmen ein Wunder ist, denn sie verbrauchen immer mehr.

Ich habe diesen Patienten Chlordioxid verabreicht und sie sind von den 170 Einheiten, die ich verwendet habe, auf 17 Einheiten zurückgegangen! CDS hat ihre Rezeptoren für die Insulinresistenz freigesetzt, was beeindruckend ist. Ich biete einem Diabetiker keine Heilung an – CDS kann seine Bauchspeicheldrüse nicht dazu bringen, Insulin zu produzieren, gebe ihm jedoch die Möglichkeit zurück, dass dieses Medikament für ihn wirklich wirksam ist. Vermutlich sind Medikamente so konzipiert, dass sie Menschen mit Bluthochdruck, Herz- oder Arterienerkrankungen abhängig machen, denn viele Patienten sind von einer Vielzahl von Medikamenten abhängig.

Einem Patienten mit koronarer Ischämie geht es mit Chlordioxid wesentlich besser und ich bin jeden Tag aufs Neue erstaunt über den gesundheitlichen Nutzen dieses Mittels. Dank Andreas wurden über tausend autistische Kinder geheilt. Ich habe sieben Menschen mit Multiplem Myelom, 35 mit systemischem Lupus Erythematodes, viele Menschen mit Autoimmunkrankheiten wie Sklerodermie, Sjögren und Autoimmunhepatitis, die alle mit Chlordioxid behandelt werden; darüber hinaus konnte ich beobachten, dass ClO_2 bei vielen Problemen nach der Intensivpflege, wie Lungenfibrose als Komplikation nach Einsatz des Beatmungsgeräts sehr geholfen hat; genauso bei Polyneuropathien kritisch kranker Patienten. Die umfassenden Vorteile dieser Substanz aufzulisten würde den Rahmen sprengen.

Heute bin ich dabei, meinen ersten Patienten mit A.L.S. zu behandeln, der bereits alle konventionellen Behandlungen ausgeschöpft hat, fast gelähmt ist und nicht schlucken kann.

Meine Erfahrung war faszinierend, aber ich weiß nicht, was mit mir geschehen wird, denn ich fühle mich sehr bedroht. Ich freue mich, dass ich dazu beitragen konnte, so viele Menschen vor dem Leiden und Sterben zu bewahren und das ist für mich als Fachmann und als Mensch sehr erfüllend. Andreas Kalcker bin ich sehr dankbar für seinen Beitrag für die Menschheit; ich weiß, dass er mein Video überallhin mitnimmt und ich weiß auch, dass er uns persönlich treffen möchte, was uns sehr ehrt. Wir werden unermüdlich weiterarbeiten, denn es gibt so viel zu erreichen, so viel zu helfen.

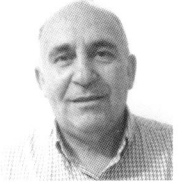

DR. PABLO CARVAJAL

(Urologe und Chirurg, Ecuador)

Im Februar/März 2020 wandte Oberst Guillermo Tamayo sich an mich. Ich kenne ihn, weil ich vor etwa 20 Jahren aus den Vereinigten Staaten nach Ecuador zurückkehrte und seine Tochter damals ein urologisches Problem hatte. Da ich dort studiert hatte, genoss ich ein gewisses Ansehen, doch jetzt, wo ich Chlordioxid verwendete, wollten meine Kollegen nichts mehr mit mir zu tun haben! Der Oberst sagte: „Doktor, sie schicken mich zum Ground Zero und sie haben mir gesagt, dass diese Substanz mir helfen wird." Ich entgegnete: „Was ist das?" Und er antwortete: „Chlordioxid". Das wusste ich nicht und ich hatte auch noch nie etwas von diesem Stoff gehört. Also sagte ich ihm, dass ich es recherchieren müsse. Als Arzt muss ich, bevor ich eine Empfehlung ausspreche, sicher sein, dass sie richtig ist. Ich blieb sehr skeptisch.

Durch meine Nachforschungen lernte ich die Arbeit von AEMEMI kennen, kontaktierte sie und sie sagten: „Das ist das Einzige, was wir haben; ich glaube nicht, dass die Stiefel, der Helm, die Waffe oder irgendetwas anderes hier funktionieren wird. Das ist das Einzige, was funktioniert." Von da an habe ich mich mit der Substanz befasst, begann, sie zu studieren, zu erforschen und zu nutzen. Heute, ein Jahr später, ist Chlordioxid meine erste Wahl bei der Behandlung zahlreicher Krankheiten.

Ich habe rund **1.200 Menschen** mit COVID-19 behandelt, darunter nur zwei COVID-19-Todesfälle. Bei einer dieser Verstorbenen wurde ich gerufen, als sie schon 22 Tage auf der Intensivstation lag, und bereits drei Herzstillstände erlitten hatte. In der Bioethik hat dies einen Namen und wird als therapeutische Einkerkerung bezeichnet: Da keine Hoffnung mehr besteht, behält man den Patienten so lange auf der Intensivstation, bis ein Bioethikkomitee vor Ort beschließt, die Maschine abzuschalten ... Aber Ethikkomitees funktionieren vielerorts nicht. Bei der zweiten Patientin gab es einen Familienstreit. Sie war Diabetikerin, ihre Töchter verabreichten ihr Chlordioxid und ihr Gesundheitszustand verbesserte sich allmählich. Doch ihr Ehemann glaubte seinem medizinisch geschulten Verwandten, Chlordioxid sei Gift, beschloss also, es abzusetzen, und die Patientin starb. Dies führte leider zu erneuten Konflikten zwischen den Töchtern und dem Ehemann der Patientin ...

Chlordioxid hat sich bei mir hervorragend bewährt. Als urologischer Chirurg behandle ich viele Patienten in ihren 50er, 60er und 70ern mit Prostataproblemen, viele von ihnen mit Bluthochdruck, Diabetes und rheumatoider Arthritis. In diesen Fällen biete ich ihnen Chlordioxid an, sie unterschreiben eine Einverständniserklärung und ich verabreiche das CDS. Sie alle erholen sich von ihren Beschwerden, in jeweils unterschiedlichem Grad.

Oberst Tamayo nahm mich einmal mit zum Nationalkongress. Dort habe ich dem Gesundheitsminister gesagt: „Wenn Sie nicht an diese Substanz glauben, dann lassen Sie mich in ein Krankenhaus mit den schlimmsten Fällen gehen; die Patienten sind ohne Hoffnung, und Menschen werden mit Protokollen, die nicht wirken, getötet." Damals dachte man, das Coronavirus sei ein Lungenproblem – heute wissen wir aufgrund von Autopsien, dass es sich um ein Entzündungsproblem im Gefäßsystem handelt. Das Coronavirus selbst tötet nicht den Menschen, sondern schädigt sein Immunsystem, welches als Reaktion dann den Menschen tötet.

Eine Person mit einem Entzündungsproblem an ein Beatmungsgerät anzuschließen ist quasi so, als würde man versuchen, vier weitere Personen in ein Taxi zu setzen, in dem bereits vier Personen sitzen. Es ist nicht genug Platz und man muss jemanden herausnehmen, was im übertragenen Sinn Chlordioxid tut, indem es die Entzündung senkt. Chlordioxid verbessert die Atmung auf zellulärer Ebene und das ist es, was letztendlich benötigt wird. Oberst Tamayo und ich gingen bis zum Nationalkongress, um die Mitglieder hiervon in Kenntnis zu setzen, und sie haben alles abgelehnt, weil sie wirklich nicht wissen, was sie da tun. Sie haben eine Desinformationskampagne durchgeführt, in der sie sagten, es handele sich um Chlorbleiche; es ist immens schwierig, ihnen den Unterschied verständlich zu machen, und wenn ich an einer Konferenz teilnehme, sage ich: „Meine Herren, es gibt drei Dinge, die geöffnet werden müssen, um zu funktionieren: Fallschirme – weil man sich sonst umbringt, Bücher – weil sie Wissen enthalten – und drittens der Verstand – weil wir manchmal einen eingeengten Blickwinkel haben, was ein massives Problem darstellt."

So entdeckte ich Chlordioxid und lernte Andreas Kalcker kennen; im Mai 2020 hatten wir ein Kolloquium und entwickelten unser Wissen weiter. Ich durfte viele Fortschritte beobachten, zum Beispiel bei intratumoraler Anwendung bei Brustkrebspatientinnen, wodurch sowohl Tumore als auch Metastasen verschwanden. Oder auch bei der abschließenden Spülung von Hohlräumen bei Operationen, was wunderbar funktioniert; Wunden schließen sich besser und schneller, und ich habe es auf vielfältigste Weise mit außerordentlichem Erfolg eingesetzt. Am besten und verträglichsten sind die orale Einnahme, der Einlauf und die Mischung mit Aloe Vera auf der Haut. Ich habe es auch erfolgreich als Augentropfen zur Behandlung von

Bindehautentzündungen verwendet, oder auch bei Frauen, die Tampons einweichen, um Blasenentzündungen oder Vaginitis zu heilen.

Da es sich um eine so harmlose Substanz mit einem so hohen Nutzen handelt, kann man eine Menge Risiken eingehen. In der Medizin gilt ein Medikament als gut, wenn es leicht verfügbar ist, einen herausragenden Nutzen bietet und zu keinen Nebenwirkungen führt – deshalb verwende ich CDS so häufig.

Oberst Tamayo war ein Freund und schlug mir vor, der COMUSAV beizutreten. Wir haben einige Ärztebrigaden in Esmeraldas und Machala organisiert, um Chlordioxid bekannt zu machen – dort verschenkten wir es. Wir haben auch viele andere Dinge getan, er hat mich einem Posten zugewiesen und mich dann wieder von diesem Posten entfernt; kurz gesagt: egal, das ist zweitrangig. Das Wichtigste ist, dass ich Oberst Tamayo dafür danken muss, dass er mich in dieses Thema eingeführt hat; dass ich sehen durfte, was Dr. Quiñones in Guayaquil gemacht hat und dass ich das Privileg hatte, mit Andreas Kalcker zusammenzusitzen und zu sprechen.

Ich denke, man kann eine Menge tun. In Zukunft würde ich gerne mit Querschnittsgelähmten, Tetraplegikern oder anderen physisch Traumatisierten arbeiten und ClO_2 direkt in die Wirbelsäule injizieren, um zu sehen, ob es eine Art Regeneration oder ähnliches geben kann. Wenn man diese Substanz durch die besonders geschützte Blut-Hirn-Schranke ins Gehirn bringt, sind ähnliche Wirkungen wie in anderen Körperteilen möglich. Bei Patienten mit grauem Star könnte man täglich Tropfen geben und beobachten, was passiert. Ich habe viele Ideen, die ich gerne umsetzen würde, und sehe hier unermessliches Potenzial.

DIE ERSTEN SCHRITTE VON COMUSAV UND DIE MEXIKANISCHE ERFAHRUNG

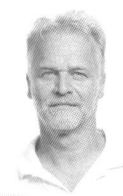 **Dr. h. c. ANDREAS LUDWIG KALCKER**

Die Erfahrung in Mexiko war eine der besten, die ich je in meinem Leben gemacht habe. Zu Beginn herrschte große Ungewissheit über das Virus und darüber, wie man es behandeln und mit ihm umgehen sollte. Dank Dr. Pedro Chávez – einem ehemaligen Oberst – hatten wir eine sehr gute Beziehung zum mexikanischen Militär; dort konnten wir die ersten Probleme im Zusammenhang mit der Pandemie sehen, denn der Ehemann einer Frau aus dem Militär, die für COVID-19 in diesem Gebiet zuständig war, lag schwer erkrankt in der Klinik und erholte sich dank Chlordioxid. Auch ihr half Chlordioxid, nachdem sie infiziert worden war. Interessanterweise arbeiteten beide im Bereich der Pharmakovigilanz, und ihnen und anderen ist es zu verdanken, dass diese Substanz ihren Weg in die Militärkrankenhäuser fand. In diesen Krankenhäusern waren mehrere Generäle, die mich anschließend um ein Interview baten. Ich erinnere mich, dass ich per Skype interviewt wurde und es war ziemlich beeindruckend, all die Militärärzte mit ihren Masken im hochmodernen Besprechungsraum sitzen zu sehen und mich zu fragen, wie es möglich sei, dass diese Substanz wirken könne und wie sie funktioniere. Dr. Chávez war ebenfalls anwesend, einige Ärzte stellten mir ausgezeichnete Fragen, andere erhoben Einwände.

Das war der Anfang von allem und einer der tapferen Generäle begann, Chlordioxid für Intubierte zu verwenden. Es ist bekannt, dass intubierte Patienten eine sehr schlechte Prognose haben, da praktisch neun von zehn sterben; dies hat sich dank der Einführung von CDI oder intravenösem Chlordioxid geändert. Ich möchte vor allem auch Rodrigo Lobo Morales danken, dessen Großzügigkeit sowie die Tatsache, dass er über einen Elektrolytgenerator verfügte und uns die

Basissubstanz mit pharmazeutischer Reinheit zur Verfügung stellte, die Durchführung des CDI ermöglichte, was viele Leben gerettet hat.

Zunächst wurde ClO_2 in schweren Fällen über eine nasogastrale Sonde verabreicht und als das Vertrauen wuchs, wurde es intravenös verabreicht und man begann, sich zu trauen, die Dosen zu erhöhen, weil man erkannte, dass es a) funktioniert und b) keinen Schaden anrichtet. Das ist das Entscheidende, denn es ist logisch, dass ein Arzt diese Zurückhaltung gegenüber einer Substanz hat, mit der er oder sie nicht vertraut ist. Ärzte sind auch daran gewöhnt, dass viele Medikamente – praktisch alle Medikamente – mehr oder weniger starke Nebenwirkungen haben, insbesondere hepatische, und waren daher verständlicherweise vorsichtig. Als die Zahl der intubierten Patienten, die sich erholten, allmählich zunahm, wurde ClO_2 wegen der damit verbundenen rechtlichen Probleme weiterhin verdeckt eingesetzt, aber das Militär hat in dieser Hinsicht einen größeren Handlungsspielraum, da es nicht denselben Vorschriften unterliegt wie Zivilisten, daher begann es, militärischen Patienten konsequenter ClO_2 zu geben. Ich erinnere mich genau daran, dass eine Oberschwester im Militärkrankenhaus, die sehr, sehr schwer erkrankt war und von der niemand glaubte, dass sie überleben würde, allen Widrigkeiten zum Trotz durchkam und später schickten sie mir das Video, auf dem zu sehen war, wie sie entlassen wurde, und das Krankenhaus in den Armen all ihrer Kollegen verließ, denn sie ist in ihrem Beruf eine sehr beliebte Person. Es war ein sehr emotionaler Moment, in dem die reale Möglichkeit, Leben zu retten – das eigentliche Ziel unserer Bemühungen deutlich wurde: gemeinsam Leben zu retten. Seit diesem Schlüsselmoment wurden in Mexiko viele Anstrengungen unternommen und ich möchte Dr. Pedro Chávez und seinem gesamten Team, Dr. Manuel Aparicio, Dr. Sandro Moncada und absolut allen anderen für ihre beispielhafte Effizienz danken und dafür, dass sie all dies in beeindruckender Weise vorangetrieben haben.

Auch auf rechtlicher Ebene ist der Arbeit von Dr. Robertson zu den Menschenrechten zu danken, die auf meiner Website (www.andreaskalcker.com) ausführlich dargestellt ist und in der erläutert wird, was getan werden kann und was nicht, und in der bestätigt wird, dass Ärzte gemäß Absatz 37 der Erklärung von Helsinki Chlordioxid verwenden können, sofern ihre Patienten über die Behandlung informiert wurden und daraufhin eine Einwilligungserklärung unterzeichnet haben. Die meisten Ärzte sind sich dessen nicht bewusst und wissen auch nicht, dass die WMA (World Medical Association) sich an diesen Grundsätzen orientiert.

Überraschung, Überraschung ...

Eine der größten Überraschungen meines Lebens war die Verleihung des Titels „Doktor honoris causa" durch die Executive State University des Bundesstaates Mexiko und gleichzeitig auch die „Hahnemann-Reckeweg"- Anerkennung der Hochschule für Homöopathie und Homotoxikologie für meine Arbeit mit Chlordioxid, die Fortschritte bei oxidativen Therapien und der elektro-molekularen Medizin. Es war wirklich ein außergewöhnliches und sehr bewegendes Ereignis, an das ich mich sehr gerne erinnere, denn eine solche Auszeichnung erhält man nur, wenn man außergewöhnliche Arbeit geleistet hat, und ich möchte allen Beteiligten dafür danken, dass sie mir diese außergewöhnliche Ehre zuteil werden ließen.

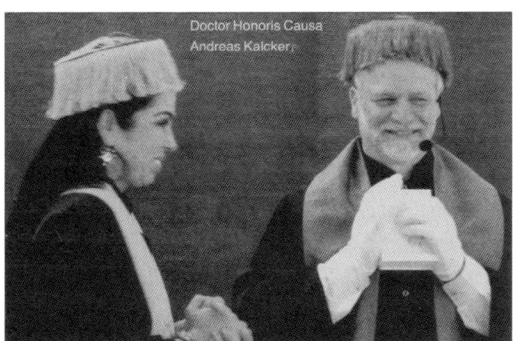

Aber die Überraschung war noch nicht zu Ende: Ich wurde in die Stadt Torreon gebracht, wo der wohlhabende Geschäftsmann Pedro Luis Martín Bringas ein Gebäude für die Stiftung gespendet hat, in dem vielleicht eines Tages ein Sanatorium für Menschen mit geringem Einkommen gebaut werden kann, in dem sie legal mit CDS behandelt werden können. Auch in der Stadt Guadalajara gab es einen Geschäftsmann, Ing. Moises, der beschloss, etwas Gutes für die Gemeinschaft zu tun und ein Gebäude spendete, das für den Hauptsitz von COMUSAV und zukünftige Forschungen geeignet war. Wir sind sehr dankbar für diese Zeugnisse menschlicher Solidarität.

Danke auch an Dr. Pedro Chávez, der es geschafft hat, mich bis zum letzten Moment im Ungewissen zu lassen; er ist ein wahrer Freund und ein ganz besonderer Künstler und Komponist mit einem großen

Herzen und einer absoluten Hingabe an die Sache. Wenn ich ihm beim Gitarrenspiel zuhöre, erinnere ich mich an einige fantastische Konzerte in der Vergangenheit mit herausragenden Musikern und Menschen, die sich dafür einsetzen, die Welt zu verbessern.

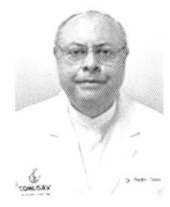

DR. PEDRO CHÁVEZ

(Militärchirurg, schied 2005 mit dem Rang eines Obersts aus der Armee aus; Mexiko)

Ich habe meinen Lehrer (Andreas) vor etwa sechs Jahren durch die Videos kennengelernt, die er zu verschiedenen Themen veröffentlicht hat; nicht nur zu Chlordioxid, sondern auch Vorlesungen über Autismus und Biophysik, immer über das Internet. Im April 2020 veröffentlichte Andreas dann auf seiner Website einen Artikel über das Gegenmittel gegen COVID-19. Ich kontaktierte ihn deswegen per E-Mail und er antwortete sofort, woraufhin ich ihn am nächsten Tag den Behörden des Militärkrankenhauses vorstellte. Als die Pandemie ausbrach, begann ich, enger mit den Behörden des Zentralen Militärkrankenhauses zusammenzuarbeiten. Andreas schickte mir später den Telefonkontakt von Oberst Guillermo Tamayo von der ecuadorianischen Armee. Er und ich setzten uns in Verbindung und er informierte mich über die Geschehnisse in Guayaquil, über all die Todesfälle und wie er dank des Chlordioxids in der Lage war, Militärärzte und -soldaten, die bei ihm waren, zu schützen. Er war sehr überrascht von der Wirkung des CDS, nachdem er gesehen hatte, wie gut es bei der Verhinderung einer Ansteckung am Ground Zero (Guayaquil) in Ecuador funktioniert hatte.

Im April 2020 teilte mir Oberst Guillermo Tamayo mit, dass eine globale Koalition für Gesundheit und Leben (COMUSAV) gebildet wird. Damals waren es vier Länder, wenn ich mich richtig erinnere – Bolivien, Ecuador, Kolumbien, Peru – und Mexiko kam hinzu. Da kamen wir auf die Idee, die COMUSAV-Videokonferenz erstmals online abzuhalten. Andreas Kalcker, Tannia Bayas und Gonzalo Arcos säten die Saat, motiviert durch den Tod von Tannias Großmutter in Guayaquil; später kam Oberst Guillermo Tamayo dazu und alle zusammen gründeten COMUSAV im Mai 2020 – denn von einem einzelnen Gründer kann man nicht sprechen. Am 16. Mai 2021 wurde der erste Jahrestag von COMUSAV gefeiert.

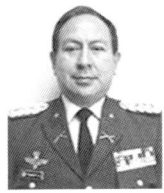

GUILLERMO TAMAYO

(Oberst im aktiven Dienst der ecuadorianischen Armee)

Im Januar 2020, als die ersten COVID-Fälle auftraten, wurden die ecuadorianischen Streitkräfte mit der Bevölkerungskontrolle beauftragt. Als Oberst im aktiven Dienst hatte ich eine Sicherheitsfunktion für Biosicherheitsmaßnahmen der ecuadorianischen Armee inne. Ich war mit MMS vertraut, das mir ein befreundeter Arzt empfohlen hatte, um eine Ansteckung zu vermeiden. So begann ich mit der Einnahme von MMS, mit einer Menge Misstrauen und Bedenken. Nach einigen Recherchen erfuhr ich von CDS und einem deutschen Wissenschaftler namens Andreas Kalcker. Mitte Januar gelang es mir, ihn ausfindig zu machen und mit ihm zu sprechen. Er erzählte, dass er sich seit 14 Jahren für CDS einsetzte. Ich fragte ihn, ob dieses Virus natürlich sei und er sagte mir, dass dies nicht der Fall sei und dass in Wirklichkeit finstere Leute und finstere Motive dahinter steckten. Ich sagte zu ihm: „Professor, da ich bei den Streitkräften ausgebildet wurde, kenne ich all diejenigen, die in vielen Ländern die politische und strategische Leitung innehaben." Andreas entgegnete, dass die meisten Regierungen leider korrupt sind, und ich sagte ihm, dass die Regierungen die Streitkräfte nicht täuschen können, weil die Streitkräfte unpolitisch sind, und dass wir daher diese Botschaft an alle Streitkräfte weitergeben müssen. Er fand, dass dies eine gute Idee sei, an die er nicht gedacht habe, woraufhin ich ihm erwiderte, dass, sobald die Streitkräfte der Länder regelmäßig Chlordioxid einnehmen, weil sie wissen, dass es ein Gegenmittel für COVID-19 ist, die Regierungen es nicht mehr so leicht haben werden, Länder zu manipulieren und Impfungen zu erzwingen.

Im Februar ging ich nach Guayaquil, weil die Pandemie ihren Höhepunkt erreichte. Ich habe Andreas gesagt, dass ich sehen möchte, wie das Chlordioxid funktioniert.

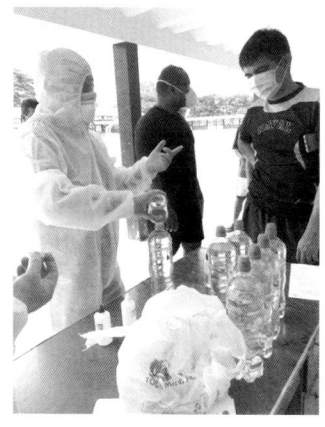

Wir betraten Area Zero und waren beim Militärteam, das die Leichen einsammelte und keiner von uns infizierte sich. Ich teilte dies Andreas mit und er gab mir den Kontakt zu Dr. Mauricio Quiñones. Die Ärzte der AEMEMI brachten mir bei, was CDS ist, und ich begann, es mit ebenso guten Ergebnissen einzunehmen. Im März sah ich ein Interview mit ihm aus Spanien und ich fragte ihn, wer seine Interviewpartnerin war. Er erzählte mir, dass es sich um Tannia Bayas handelte, eine Ecuadorianerin, die in Spanien lebte und dass er mich mit ihr in Kontakt bringen würde. Ich schlug „die globale Koalition" als Namen für die Vereinigung vor und sie war es, die „Gesundheit und Leben" vorschlug.

_____ 3.2

Überlegungen zu COMUSAV

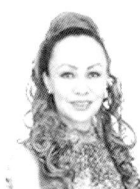

TANNIA BAYAS

(Generalsekretärin von COMUSAV Mundial; Spanien/ Ecuador)

Im April 2020 hatten sich elf meiner Verwandten in Ecuador (ich lebe in Spanien) mit COVID-19 infiziert und ich suchte aus der Ferne verzweifelt nach einer alternativen Lösung. In Guayaquil waren Ärzte und Krankenhäuser völlig überlastet. Durch César Valdivia, der aus Mexiko stammt und meiner Familie sehr nahe steht, erfuhren wir, dass in Mexiko Menschen mit CDS geheilt werden. Damals wusste ich noch nicht, was Chlordioxid oder CDS ist. Ich habe mich sofort mit Leuten in Ecuador in Verbindung gesetzt, um herauszufinden, ob CDS dort erhältlich ist, und ich fand einen Mann in Quito, der die Reagenzien verkaufte und mir die Telefonnummer von Andreas Kalcker gab, so dass ich ihn direkt nach den Protokollen für COVID-19 fragen konnte. Ich rief Andreas sofort an und er antwortete sehr freundlich. Zu dieser Zeit führte ich für einen Social-Media-Kanal Interviews mit im Ausland lebenden Ecuadorianern (Red Global Ecuador), um herauszufinden, wie die Situation in Ecuador ist, und so führte ich ein erstes Interview mit Andreas, um ihn zu fragen, was CDS ist, wie es funktioniert und wie wirksam es bei der Behandlung des neuen Virus ist. Andreas erzählte mir, dass sie das Protokoll C verwenden, um Menschen in mehreren Ländern zu helfen. Ich glaubte damals nichts davon und sagte Andreas, dass ich alles tun würde, um diese Substanz in der Welt bekannt zu machen, wenn meine Familie geheilt würde. Andreas erklärte mir, dass ich zu diesem Zeitpunkt zwei Möglichkeiten hatte: Entweder ich schenkte CDS mein Vertrauen, oder ich konnte auf den Impfstoff hoffen, der sich noch in der Entwicklung befand, und abwarten, während es meinen Angehörigen in der Zwischenzeit schlechter gehen würde. Am schlimmsten dran war damals meine Großmutter Bertha, die zu Hause Sauerstoff bekam. Gerade als es mir gelang, die Reagenzien von Quito nach Guayaquil zu bringen, wurde meine Großmutter ins Krankenhaus eingeliefert, wo sie sie innerhalb von vier Stunden sterben ließen, weil sie 86 Jahre alt war und sie den verfügbaren Sauerstoff für jüngere Menschen einsetzen wollten.

Sofort bat ich meine anderen Familienmitglieder, die ebenfalls erkrankt waren, CDS eine Chance zu geben. Am schlechtesten ging es meinem Onkel Hernan, der Sauerstoff bekam und eine Sättigung von 89 hatte. Zum Glück hörte er auf mich, begann mit dem Protokoll und erholte sich schnell, in weniger als fünf Tagen. Danach halfen meine Verwandten weiterhin anderen Freunden und Verwandten aus ganz Guayaquil.

Nach der Genesung meines Onkels fragte ich Andreas, wie wir CDS noch mehr bekannt machen könnten. Andreas bat mich dann, 100 Ärzte in Guayaquil zu versammeln, um ihnen zu erklären, was CDS ist, wie es funktioniert und wie man es herstellt. Über den Therapeuten Gonzalo Arcos habe ich dann einen Aufruf an alle Ärzte in Ecuador gerichtet und von einem Tag auf den anderen stellte ich fest, dass ich 980 Personen hatte, die an der Videokonferenz teilnehmen wollten. Das Überraschendste daran ist, dass sich 80 Ärzte aus Ecuador angemeldet haben und der Rest aus Lateinamerika und Spanien stammt. Am Samstag haben wir die virtuelle Konferenz eröffnet und dank meines großartigen Freundes Gonzalo haben wir es geschafft, sie durchzuführen. Gonzalo war eng befreundet mit dem damaligen Präsidenten von AEMEMI, Dr. Mauricio Quiñones, und in derselben Woche, in der meine Großmutter starb, begannen sie die klinische Studie mit ihren 104 Patienten, um die Wirksamkeit von CDS bei COVID-19 zu ermitteln. Das war eine Woche, in der die Sterne zweifellos so standen, dass all diese Dinge geschehen konnten. Gonzalo war es, der die Idee hatte, auch die AEMEMI-Ärzte einzuladen und er half mir auch, die Plattform für diese Konferenz zu erweitern. An der fast zweistündigen Konferenz nahmen Ärzte und Therapeuten aus Peru, Kolumbien, Spanien, Ecuador, Bolivien und Mexiko teil und natürlich Andreas aus der Schweiz.

Die AEMEMI-Ärzte nutzten die Gelegenheit, um ihre Kollegen über die hervorragenden Ergebnisse zu informieren, die sie erzielten. Am nächsten Tag teilte Andreas mir mit, dass noch mehr Leute nach einer zweiten Konferenz fragten und dass er einen Anruf von einem Oberst in Ecuador erhalten hatte, der mit mir über die Einrichtung einer Plattform zur Rettung von Menschenleben dort sprechen wollte. Nach ein paar Tagen stellte er mich Oberst Tamayo vor und in einem Gespräch mit mir und Gonzalo vereinbarten wir, die Ausbildungskonferenz zu wiederholen, diesmal mit den Ärzten, die er in Quito kannte. Tamayo erzählte mir von der Möglichkeit, eine humanitäre Hilfsorganisation für Ecuador zu gründen.

Ich sagte ihm, dass ich eine Datenbank mit fast 900 Personen aus der ganzen Welt habe, die an dieser zweiten Konferenz interessiert seien. Der Oberst zog daraufhin die Möglichkeit in Betracht, die Organisation über die Grenzen Ecuadors hinaus auszuweiten. Wir kamen dann alle überein, eine Vereinigung zu gründen, die Tamayo „Global Coalition of the CDS" nennen wollte. Da CDS vielerorts abgelehnt wurde und ich in Spanien seit etwa sieben Jahren Veranstaltungen zu Gesundheit, Schönheit und Wellness durchführe, bat ich den Oberst, dass die Weltkoalition sich für „Gesundheit und Leben" einsetzen sollte. Wir waren uns alle einig und so wurde COMUSAV geboren.

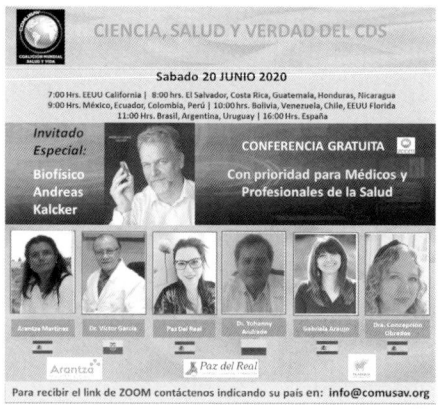

Ich möchte nicht, dass es anderen so ergeht wie mir: einen geliebten Menschen zu verlieren, weil ich ein Mittel nicht kannte, welches das Leben meiner Großmutter hätte retten können.

Die Hölle von Guayaquil, Ecuador

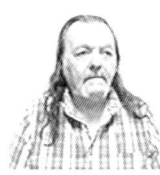

GONZALO ARCOS

(Therapeut; Ecuador)

Als die Pandemie begann, waren mein Partner und ich bereits mit MMS vertraut und hatten es schon früher eingesetzt, aber erst nach COVID-19 begannen wir mit der Organisation Ollantay, die wir hier haben, CDS einzusetzen. Angesichts der Schwere der Pandemie wurde es notwendig, dass die Ärzte auch CDS kennenlernen, um mit der Situation umgehen zu können. Guayaquil war anfangs die am stärksten betroffene Stadt. Alle hatten Angst: das Militär, die Polizei, die Ärzte ... Wenn jemand zu Hause starb, gingen sie nicht einmal hin, um die Leichen abzuholen. Die Leute wickelten sie in Laken oder Plastik ein und stellten sie auf die Straße, damit sie abgeholt wurden. In den Krankenhäusern mieteten sie Kühlcontainer, die sie draußen abstellten und in die sie die Leichen legten.

Wenn man eine Kühlvorrichtung hat, muss man Zwischenräume lassen, damit die Luft zirkulieren kann, aber sie haben sie nicht einmal richtig angeordnet und die Leichen einfach übereinander gestapelt, die oberen waren gefroren und die unteren verwest. Die Situation war sehr schwierig. Nach und nach wurden die Leichen abtransportiert, aber es gab Familien, die die falsche Leiche oder gar keine Leiche erhielten; und es gab sogar Familien, die dachten, sie hätten einen toten Verwandten, obwohl die Leiche in Wirklichkeit die eines Fremden war ... Die Situation war mehr als erbärmlich. Tannia schickte mir dann ein Interview, das sie mit Andreas für in Spanien lebende Ecuadorianer gemacht hatte. Ich rief sie an und schlug ihr vor, ein weiteres Interview mit Andreas zu machen, für die Ärzte in Ecuador, einschließlich denen der AEMEMI-Vereinigung.

Zunächst hatte Tannia eine Plattform für eine Gruppe von maximal 100 Personen, aber ich sagte ihr, dass dies nicht ausreichen würde, da wir mindestens 500 Personen hatten und ich mich nach einer noch größeren Plattform umsehen musste. Das Limit von 500 war zu klein und viele registrierte Personen blieben außen vor.

Im April legten wir die Plattform für 1.000 Personen an. An dieser neuen Konferenz wurden Tannia und ich bereits von Oberst Guillermo Tamayo kontaktiert, der von Andreas vermittelt worden war, nachdem er ihn zum ersten Mal gesprochen hatte. Zunächst wollte Guillermo eine Vereinigung nur für Ecuador, aber angesichts der vielen Menschen aus anderen Ländern, die sich ebenfalls für CDS interessierten, bestanden wir auf einer internationalen Vereinigung. So wurde COMUSAV geboren. Auch die Plattform von 1.000 Personen wurde zu klein und andere Länder wie Mexiko, Peru, u. a. traten bei.

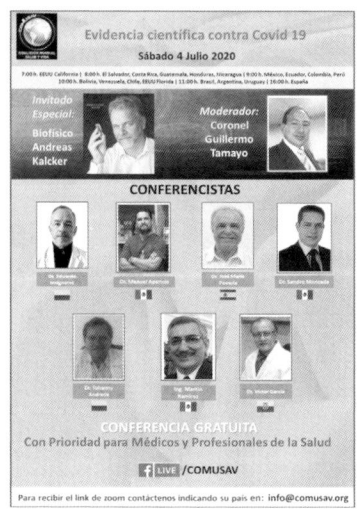

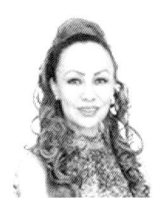

TANNIA BAYAS

(Generalsekretärin von COMUSAV Mundial; Spanien/ Ecuador)

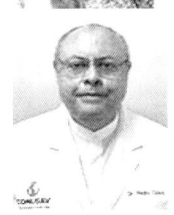

DR. PEDRO CHÁVEZ

(Militärchirurg) schied 2005 mit dem Rang eines Obersts aus der Armee aus; Mexiko)

Unser Treffpunkt war Andreas. Als Erstes stellte er uns Dr. Pedro Chávez vor.

Die Videokonferenzen werden nun jeden Samstag abgehalten. Ich hatte dann das Glück, Manuel Aparicio Alonso, den derzeitigen weltweiten medizinischen Direktor von COMUSAV, telefonisch zu treffen. Ich lud ihn zur zweiten Videokonferenz ein, ebenso wie einen anderen Arzt namens Sandro Moncada, der Vizepräsident von COMUSAV in Mexiko ist: ein Intensiv-Internist, der aufgrund seiner Fälle, die spontan, live und direkt im Auditorium vorgetragen werden, sehr viel Aufsehen erregt. Dies veranlasste immer mehr Länder, sich anzuschließen. Zu diesem Zeitpunkt wurde Bolivien involviert und alle Umstände, die zur Legalisierung der Substanz CDS in diesem Land geführt haben, wurden ausgelöst.

Unerreichte Effizienz

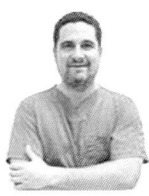

DR. MANUEL APARICIO

(Facharzt für Wirbelsäulenchirurgie und Orthopädie; Querétaro, Mexiko)

Wir waren im März und Anfang April letzten Jahres (2020) von der Pandemie betroffen und ich habe versucht, eine Lösung zu finden. Es kamen Patienten in die Klinik, wir haben sie verlegt und Tage später erfuhren wir, dass sie gestorben waren. Und ich sagte mir: Das kann nicht sein, das kann doch nicht wahr sein! Während ich nach Antworten suchte schickte mir meine Mutter ein Video von Andreas. Ich schrieb ihm eine E-Mail, die er nicht beantwortete (später fand ich heraus, wie überlastet er ist), und so ließ ich es auf sich beruhen; ich sagte mir: „Er wird schon antworten."

Ein paar Tage später erzählte mir ein Freund – mein Kumpel –, dass es hier in Mexiko einen Militärarzt namens Pedro Chávez gab, der seinem Onkel eine Substanz verschrieb und ihm sagte, er solle die Dosis dieser Substanz erhöhen, um COVID-19 zu verhindern. Ich fragte ihn nach dem Namen dieser Substanz und er antwortete: „Chlordioxid". Dann fragte ich ihn, ob er die Telefonnummer dieses Arztes hätte und rief ihn an. Ich fragte ihn zunächst, ob es sich bei dieser Substanz um dieselbe handele, die von Andreas Kalcker beworben wird und er bestätigte mir, dass es genau dieselbe sei und dass er sie seit zehn Jahren für seine Patienten, für Diabetes und Bluthochdruck, verwende und dass sie sie jetzt auch für COVID-19 einsetzen würden. Ich antwortete ihm, das sei erstaunlich und dass ich es ausprobieren wolle und dass er mir Angaben zur Substanz, zu seinem Lieferanten usw. schicken solle. Daraufhin begann ich, es selbst einzunehmen. Dann nahm es meine Familie, und dann schlug ich es den Mitarbeitern in der Klinik vor und sagte ihnen, dass es ihnen helfen könnte, COVID-19 zu verhindern. Viele von ihnen stimmten der Teilnahme zu, einige auch nicht.

Also begann ich, Patienten damit zu behandeln und ihnen zu erklären, dass es schlimmstenfalls nicht funktionieren würde und dass ich ihnen diese Behandlungsoption nur dann geben könnte, wenn sie ihre Zustimmung geben würden. Ich begann mit der Behandlung von Patienten Mitte Mai, etwa am 14. oder 15. des Monats. Die ersten Patienten hatten keine sehr starken Symptome und wurden alle geheilt. Daher dachte ich erst, es könnte ein Zufall sein, jedoch als ich den ersten ernsthaft kranken Patienten mit schwerer Lungenentzündung behandelte – nur mit Chlordioxid – und er vollständig geheilt war, war ich überzeugt, dass es kein Zufall mehr sein konnte. Dann begann ich, die Fälle zu registrieren, die hereinkamen – drei oder vier – gefolgt von einigen Lungenentzündungen, und nach zwei Wochen konnte ich dokumentieren, dass sich die CT-Scans bereits gebessert hatten; ich schickte sie an Dr. Pedro Chávez und er bat um Erlaubnis, sie an Andreas zu schicken; ich gab ihm die Erlaubnis und kurze Zeit später rief Andreas mich an und sagte: „Niemand auf der Welt hat das, was du hast." Danach fragte er mich, ob ich die Ergebnisse bei den samstäglichen Konferenzen präsentieren würde, und ich sagte: „Natürlich!"

An diesem Tag stellte ich meine ersten 20 Patienten vor. Darunter waren auch die vier, die ich mit der Tomographie erfasst hatte und da sie sich alle perfekt erholt hatten, begann ich mit der Erfassung von Patienten. Ich war zu diesem Vortrag am Samstag eingeladen, obwohl ich nicht einmal Teil von COMUSAV, sondern nur Konferenzteilnehmer war. Dann begannen viele Ärzte, mich nach den Fällen zu fragen und mich zu bitten, meine Erkenntnisse zu teilen. So hat alles angefangen. Seitdem habe ich an mehr als 25 COMUSAV-Samstagskonferenzen teilgenommen, weltweit bereits mehr als 150 Vorträge gehalten und meine Fälle vorgestellt. Wir stehen nun kurz davor, die Informationen eines ganzen Jahres zusammenzustellen und sie anschließend zu veröffentlichen.

Dr. Pedro Chávez bat mich daraufhin, ihm bei der Gründung von COMUSAV Mexiko zu helfen, um mit dieser Arbeit anzufangen. Dann begannen wir beide mit Hilfe von Sandro Moncada, einem

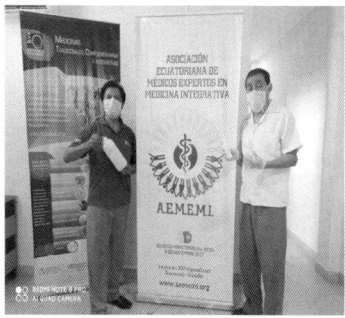

Intensivmediziner, Ärzte einzuladen, sich zu beteiligen. Danach wurde Pedro Chávez als medizinischer Leiter der Ausbildung in COMUSAV weltweit eingeladen und ich als medizinischer Leiter, und wir begannen, uns intensiver an COMUSAV international zu beteiligen, um die Botschaft zu verbreiten.

Was ich an der Studie sehr interessant fand, war die Tatsache, dass sich die Sättigung bei ausnahmslos **allen** Patienten verbessert hat, die Probleme mit der Sättigung haben. Manche kommen leider zu spät und sterben aus anderen Gründen; nicht, weil COVID-19 nicht bekämpft werden kann, sondern weil ihr Organismus bereits stark geschädigt ist und es nicht möglich ist, die bereits eingetretenen Schäden rückgängig zu machen. Dennoch verbessern sie alle ihre Sättigung. In der Studie, die wir vorstellen werden, zeigen wir all dies anhand von Kurven auf und Sie können sehen, wie sich Sättigung und andere Laborparameter verbessern.

Die Schlussfolgerung ist, dass Chlordioxid sowohl präventiv als auch bei der Behandlung von akutem COVID-19 und seinen Folgeerscheinungen voll wirksam ist. Uns liegt das Ergebnis einer sechsmonatigen detaillierten Analyse vor, wonach CDS eine präventive Wirksamkeit von 92 % hat und wir sprechen von Personen, die in direktem Kontakt mit COVID-19-Patienten stehen, sodass die allgemeine Bevölkerung bei über 99 % liegen müsste. Es geht also um Menschen, die mit den COVID-19-Patienten unter einem Dach leben und engen Kontakt hatten und wenn sie mich auf die Behandlung ihres kranken Verwandten ansprechen, sage ich ihnen: „Wir werden Ihren kranken Verwandten behandeln, aber zuerst müssen wir sicherstellen, dass Sie als Angehöriger der kranken Person bei guter Gesundheit sind, um sich um diese kranke Person kümmern zu können."

Es gibt Familien, die mich bereits in einem sehr fortgeschrittenen Stadium ansprechen, wie zum Beispiel eine Familie mit 18 Personen, die im selben Haus wohnten und von denen 13 bereits infiziert waren, als sie sich an mich wandten. Die übrigen fünf wurden nach Verabreichung des Dioxids nicht mehr infiziert, und es gibt viele Beispiele wie dieses: die präventive Wirksamkeit liegt bei 92 %, obwohl viele Familienmitglieder bereits mit COVID-19-Patienten in Kontakt waren.

Die Behandlung zu Beginn der Krankheit ist äußerst wichtig; unabhängig davon, in welchem Stadium Patienten sich an uns wenden, selbst wenn sie im Sterben liegen, haben wir mehr als 300 Menschen mit mittelschwerem oder schwerem Atemversagen mit Dioxid behandelt und die Wirksamkeit lag bei über 98 %. In jedem Fall verbesserten absolut alle Patienten ihre Sättigung; die Gesamtwirksamkeit von ClO_2 liegt unabhängig vom COVID-19-Stadium, in dem sie die

Behandlung beginnen, bei über 99 %; die durchschnittliche Gesamt-
erfolgsquote beträgt 99,2 %. Dies spiegelt sich in unserer Studie mit
über sechs Monate fortdauernder kontinuierlicher Analyse wider
und wir sprechen hier von vielen Tausenden von Patienten.

In dieser neuen Studie, an der wir bereits arbeiten, haben wir äußerst
signifikante Daten: Bei Patienten mit Ateminsuffizienz, die mit ClO_2
behandelt werden, erreichen 98,9 % in einem Zeitraum von 15 Tagen
eine Sättigung von über 90 %. Die statistischen Daten sind absolut
schlüssig und haben auch Relevanz für die Zeit nach der Genesung.
Die Behandlung mit CDS hinterlässt viermal weniger Folgeschäden
als die herkömmliche Behandlung. Es sei darauf hingewiesen, dass
Patienten, die fast ausschließlich mit ClO_2 und weniger konventionellen Medikamenten behandelt wurden, noch weniger fortdauernde
Komplikationen zeigen. Bei Patienten, die vor der ClO_2-Behandlung
fast zwei Wochen lang 10, 12 oder 15 verschiedene Medikamente
eingenommen hatten, traten die meisten Folgeschäden auf. Diejenigen, die von Anfang an mit ClO_2 behandelt wurden, hatten praktisch
keine Folgeerscheinungen. Es geht also nicht nur darum, COVID zu
überleben, sondern auch darum, keine Folgeerkrankungen zu haben!

Dies ist zweifellos die Behandlung mit der höchsten nachgewiese-
nen präventiven Wirksamkeit, denn Ivermectin zeigte bei Personen,
die in direktem Kontakt mit COVID-19-Patienten standen, eine
präventive Wirksamkeit von 88 % im Vergleich zu 92 % bei ClO_2.
Bei direktem Kontakt sinkt die Wirksamkeit von Ivermectin jedoch
auf 77 %. Wir sprechen also von einer um 15 % höheren präventiven Wirksamkeit von Chlordioxid, dem einzigen Stoff, für den eine
echte Prophylaxe nachgewiesen wurde.

Bisher habe ich bereits 29 geimpfte Patienten, einige davon mit anderen Erkrankungen, die nicht COVID-19 zuzuordnen sind, zum
Beispiel Blutgerinnsel, verschiedene Hautläsionen und andere allgemeine Pathologien. Etwa die Hälfte dieser Patienten hat sich jedoch
mit COVID-19 angesteckt. Wenn sie von Anfang an das Chlordioxid
eingenommen hätten, gäbe es keine großen Auswirkungen auf ihre
Gesundheit oder Folgeerscheinungen, obwohl wir immer noch von
einer sehr kleinen Zahl von Fällen sprechen, da in Mexiko zu diesem Zeitpunkt nur 15 % der Bevölkerung geimpft wurden und die
Mehrheit nur die erste Dosis erhalten hat. Am meisten Pech hatten
diejenigen, die vor der Impfung nichts über Chlordioxid wussten, die
dann auch nach der Impfung an COVID-19 erkrankten und sich dann

sehr spät an uns wandten. Das sind auch die Patienten, die gestorben sind; bei ihnen hatte sich die Situation durch Chlordioxid nicht gebessert. Die Schädigung durch den Impfstoff und COVID-19 war so aggressiv, dass es keine Möglichkeit gab, sie rückgängig zu machen; ein Patient starb nach 48 Stunden, ein anderer nach 96 Stunden ...

Von den 304 Patienten, die mit Atemnot zu uns kamen, wären 95 % in jedem anderen Krankenhaus intubiert worden. Ich habe telefonisch oder sogar als Redner auf Veranstaltungen mit anderen fachkundigen und landesweit anerkannten Ärzten für Intensivpflege, Intensivmedizin und mit Infektiologen diskutiert, die die Verabreichung von ClO_2 selbst bei sterbenden Patienten nicht zulassen; äußerst skeptische Ärzte, die ich frage: „Ich weiß, dass Sie im ganzen Land anerkannte und hoch angesehene Ärzte sind und ich möchte Sie fragen, wie hoch die Sterblichkeitsrate bei Patienten ist, die Sie wegen COVID-19 mit Atemversagen und einer Sättigung unter 90 % aufgenommen haben." Ein berühmter Leiter der Intensivstation antwortete mir stolz: „Sehen Sie, Herr Doktor, wir haben die besten Zahlen im Land." Ich entgegnete: „Herzlichen Glückwunsch, Herr Kollege, ich werde Ihnen die Ergebnisse mitteilen, die ich habe, und denken Sie daran, dass ich Orthopädischer Chirurg bin und Patienten meist zu Hause behandle, wo die Krankenschwester in den meisten Fällen die Frau des Patienten ist, die noch nie in ihrem Leben eine Spritze gesehen hat, die noch nie ein Medikament verabreicht hat. Die Sterblichkeitsrate bei der Behandlung von COVID-19 mit Chlordioxid liegt bei weniger als 1 % und ich wiederhole: Ich bin Orthopäde und behandle Patienten zu Hause. Der einzige Unterschied zwischen dem, was ich tue, und dem, was Sie tun, ist, dass ich ihnen Chlordioxid gebe." Dies sollte sie vielleicht zum Nachdenken bringen, dass sie möglicherweise etwas doch nicht richtig machen.

Schwierigkeiten auf der Intensivstation

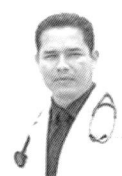 **DR. SANDRO MONCADA**

(Internist; Ensenada, Mexiko)

In den ersten Monaten der Pandemie in Mexiko infizierte ich mich bei den ersten Patienten, die in Ensenada, wo ich arbeite, ankamen und meine Frau war überrascht, in welch kurzer Zeit das Virus von Asien nach Mexiko gelangt war. Was das Chlordioxid betrifft, so wurde ich kurz vor meiner Infektion mit dieser Substanz bekannt gemacht und wir waren bereits darauf vorbereitet, sie einzusetzen, als die ersten Patienten in den Krankenhäusern eintrafen.

Ich gehöre anderen Gruppen an, die sich mit dem Thema Krebs befassen und in den sozialen Medien wurde veröffentlicht, dass jemand in Mittelamerika Patienten erfolgreich mit einer natürlichen Substanz behandelt hat. Die Gruppe fragte, worum es sich handele und die betreffende Ärztin erwiderte, sie sei nicht befugt, sich dazu zu äußern. Auf Drängen mehrerer Mitglieder erklärte die Ärztin schließlich, dass es sich um Chlordioxid handelte. Ich selbst hatte schon einmal von diesem Stoff gehört, mich aber nie näher dafür interessiert, weil ich ihn nie benötigt hatte. Obwohl ich Arzt für Innere Medizin bin, beschäftige ich mich mit vielen alternativen Therapien, wie zum Beispiel der Ozontherapie und über Social Media bin ich im Kontakt mit einer alten Freundin und Kollegin von der Universität – ebenfalls Ärztin –, die Chlordioxid verwendet. Ich schickte ihr eine Nachricht, auf die sie schnell antwortete und mir mitteilte, dass sie mir problemlos Chlordioxid zur Verfügung stellen könne und dass sie ihrerseits bei Andreas Kalcker gelernt habe, es anzuwenden.

Das war das erste Mal, dass ich seinen Namen hörte und ich fing an, mich mit all dem zu beschäftigen, und interessierte mich zunehmend dafür. Sie zeigte mir ein Foto, das sie etwa fünf Jahre zuvor mit Andreas aufgenommen hatte. In der Zwischenzeit setzte ich meine Nachforschungen fort, bis ich auf den Namen Jim Humble stieß. Mein Freund erklärte sich bereit, mir das Dioxid zu schicken, damit ich für den Fall, dass ich es brauche, vorbereitet bin und es präventiv einsetzen kann. Am Ende bat ich ihn um noch mehr, weil ich vorhatte, auch privat Patienten zu behandeln und es ihnen anbieten wollte. Nachdem ich das CDS selbst eingenommen und gesehen hatte, wie sich der Gesundheitszustand meiner Patienten innerhalb von vier Tagen besserte, war ich sehr motiviert, mit dieser Substanz fortzufahren und ich brachte sie auch in das allgemeine Krankenhaus, in dem ich arbeite. Dort begannen jedoch die Probleme mit meinen eigenen Kollegen, die üblicherweise jede inoffizielle Alternative infrage stellen.

Daraufhin schlug ich ein Forschungsprotokoll vor, an dem wir alle teilnehmen konnten, da ich die Wirksamkeit dieser Substanz bereits beobachtet hatte, und auf diese Weise konnte jeder mitmachen und sie ausprobieren. Einer der Internisten sagte, er habe einen Bruder, der am CICESE in Ensenada forsche, einem lokalen Forschungszentrum mit weltweitem Ansehen. Wir luden ihn ein, und das erste, was er uns zuschickte, war die Empfehlung der amerikanischen Gesundheitsbehörde FDA, die vor der Verwendung dieser Substanz warnt, so dass er sich weigerte, an dieser Forschung teilzunehmen; zusammen mit anderen Hindernissen, die sie uns in den Weg legten, verhinderte dies schließlich die Durchführung der Forschung. Da einige Patienten dem Tod bereits nah waren, beschloss ich, mit Einwilligungserklärungen zu arbeiten, um etwas dagegen tun zu können. Bei Patienten, die bereits sehr krank waren, genügte das oral eingenommene CDS nicht mehr, und ein Freund schlug vor, es intravenös zu verabreichen. Also begannen wir damit und ich sah, dass einige Patienten darauf ansprachen und andere nicht. So begann ich zu untersuchen, indem ich Dosen und Konzentrationen erhöhte, und die Häufigkeit steigerte, und konnte bei den ambulanten Patienten zunehmend Erfolge feststellen.

Im Krankenhaus ergaben sich Probleme mit dem Chefarzt der Inneren Medizin, der sich ausdrücklich gegen CDS aussprach. Er ging sogar so weit, dass er jegliche gelbe Lösung (CDS) aus seinem Blickfeld oder von seinen Patienten entfernte. Außerdem benachrichtigte er COFEPRIS, die mexikanische Aufsichtsbehörde, aufgrund eines Videos von mir, in dem ich über die Wirksamkeit von Chlordioxid gegen COVID-19 spreche, was sie dazu veranlasste, meine Klinik zu schließen, und ich suchte nach einer Möglichkeit, sie wieder zu öffnen. Obwohl ich viele Freunde in wichtigen Positionen im Gesundheitswesen habe, konnte ich niemanden dazu bewegen, mir zu helfen. Ich musste schließlich zu korrupten Mitteln greifen, um die Klinik wieder zu eröffnen und als

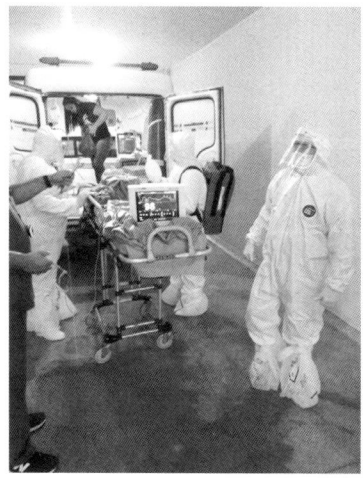

ich ihnen das Geld gab, stellte ich die Bedingung, dass sie mich mit dem Chlordioxid arbeiten lassen und mich nicht mehr belästigen würden. Sie bestätigten mir, dass dies kein Problem sei und das gab mir viel Freiheit, es anzuwenden, es zu erklären, im Radio darüber zu sprechen, usw.

Ich hatte jedoch das Glück, auch schwer kranke Ärzte zu behandeln, die alle offiziellen Behandlungsmethoden erfolglos ausprobiert hatten und kurz vor der Intubation standen, die aber mir und meinem Ansehen als Internist vertrauten. Einige der geheilten Ärzte begannen auch, bei ihren Patienten dafür zu werben, wodurch eine Art Dominoeffekt entstand, bei dem wir alle voneinander profitierten und uns gegenseitig unterstützten, indem wir von Patient zu Patient gingen und manchmal bei ihnen CDI (Intravenöses CDS in Kochsalzlösung) anwandten; damit reagierten wir auf die wachsende Nachfrage, da die anderen von der WHO eingesetzten Behandlungen einfach NICHT wirksam waren.

Am Anfang gab es viele Todesfälle durch Chloroquin, weil es beträchtliche Bradykardien verursacht. All dies führte offensichtlich dazu, dass die Menschen Krankenhäusern zu misstrauen begannen. Dennoch waren die Krankenhäuser etwa viermal so voll wie sonst, mit Personal, das zwar sehr engagiert war, aber eindeutig nicht ausreichte, und wusste, dass ein intubierter Patient ein Patient war, der mit hoher Wahrscheinlichkeit sterben würde. Wir sprechen von einem Verhältnis von 1 zu 10. Neun Patienten sterben und einer überlebt. Wir waren an einem Punkt angelangt, an dem das halbe Krankenhaus intubiert war und verzweifelte Menschen nach Alternativen anderer Art suchten.

Wir haben über 5.000 Patienten außerhalb des Krankenhauses erfolgreich behandelt, wobei etwa 250 Patienten mit CDI intravenös behandelt wurden. Manchmal hatten sie keine zugänglichen Venen, so mussten wir zentrale Katheter (subclavia) legen – ein invasiveres Verfahren, das die Lunge gefährden kann, aber dennoch selbst unter den prekärsten Umständen durchgeführt werden musste, wobei die Familienmitglieder selbst als Krankenschwestern eingesetzt wurden, und zwar mit großem Erfolg. So haben wir auch begonnen, höhere Dosen ohne Probleme zu verabreichen. Wir fanden auch heraus, dass die Kombination von einigen allopathischen Therapien mit Chlordioxid perfekt funktionierte und auch keine Komplikationen verursachte, was den Erfolg noch steigerte, da wir das Beste aus jedem Bereich nutzten.

_____ 3.6

Kombination von CDS und allopathischer Medizin

Am Anfang gab es gewisse Vorsichtsmaßnahmen in Bezug auf die Verwendung von Antikoagulantien, Vitaminen usw., aber als Internist habe ich einen breiteren Horizont als viele Allgemeinmediziner oder viele Ärzte, die noch nie schwer kranke Patienten behandelt haben, wie beispielsweise ein Traumatologe, der noch nie Patienten auf der Intensivstation behandelt hat. Denn selbst wenn man Facharzt oder Allgemeinmediziner ist, hat man noch nie einen kritischen Patienten unter seiner Obhut gehabt, weil man nur in der Praxis arbeitet. Deshalb sind die Vorsichtsmaßnahmen gegen andere Arzneimittel eher eine Frage des Wagemuts und des Temperaments eines jeden Menschen, der sich etwas anderes zutraut; so sehr, dass ich die von Andreas empfohlenen therapeutischen Dosen von Anfang an geändert habe. Ich habe nicht 10 oder 15 ml genommen, sondern bis zu 50 ml, und anstatt sie in sechs oder acht Stunden zu nehmen, habe ich sie in Notfällen in 30 Minuten genommen.

All diese Erkenntnisse sind auf die Tatsache zurückzuführen, dass ich sehr ernst erkrankte Patienten behandle, die nichts mit dem Standardpatienten zu tun haben. Zum Beispiel Patienten mit Thromben in den Beinen, die sich aufgrund der schlechten Durchblutung trotz Chlordioxid schwarz färbten. Das hat mich motiviert, Antikoagulanzien zu verwenden. Ich sagte: „Okay, wir sollten nicht die instabileren Antikoagulanzien wie Warfarin verwenden, sondern die stabileren wie Apixaban und Riveroxaban." Wir begannen auch, Enoxaparin in Antikoagulationsdosen plus Chlordioxid zu verwenden und **wir hatten zu keiner Zeit Blutungsprobleme**.

Diese Erfahrungen häuften sich Tag für Tag, da wir eine große Anzahl von Patienten unter praktisch kriegsähnlichen Bedingungen sahen und ich die verschiedenen klinischen Fälle in den COMUSAV-Vorträgen präsentierte. In einigen Fällen muss ClO_2 aus einem dielektrischen Präparat, in sterilen Ampullen usw. verwendet werden. ClO_2 ist in jedem Fall von Natur aus steril, so wie Alkohol es auch sein kann und das macht die Sache sehr viel einfacher. Wir begannen auch, andere, kompliziertere Medikamente zu verwenden, um die Entzündungsreaktion zu modifizieren, Interleukin-Blocker (Inhibitoren), Antibiotika jeglicher Art, natürlich in Abhängigkeit von den Umständen des jeweiligen Patienten. Medikamente, die sich bereits als nützlich erwiesen haben, wie zum Beispiel Ivermectin, wurden ebenfalls eingesetzt, so dass eine „integrale Medizin" entstand und passend dazu heißt meine Klinik Centro Biocel („Biozell-Zentrum"). Mit kombinierten Therapien lassen sich bessere Ergebnisse erzielen.

In jedem Fall sind alle Begleiterkrankungen relevant, um zu einer besseren Prognose zu gelangen. Einige Patienten kommen zwar nicht ohne Folgeschäden davon, aber sie überleben dank des aggressiven Einsatzes von allopathischen Behandlungen und Chlordioxid. Wir haben auch begonnen, die Chelatbildung als notwendige Therapie mit DMSO zusätzlich zu ClO_2 zu integrieren, um das Eisen zu chelatieren, das in der Lunge verbleibt und eine chemische Pneumonitis als Folge der Zerstörung von Hämoglobin durch COVID-19 hervorruft, die die Beta-Fraktion des Hämoglobins betrifft. Je höher die Ferritinwerte sind, desto größer ist die Wahrscheinlichkeit, dass freies Eisen in die Lunge gelangt und diese chemische Lungenentzündung verursacht, die sich von einer viralen Lungenentzündung unterscheidet.

Es gibt auch die Verwendung von Steroiden, die von der WHO mit sechs Milligramm Dexamethason pro Tag empfohlen werden, zu denen ich sagen muss, dass ich bis zu fünfmal mehr als die empfohlene Dosis verwendet habe. Ich war immer auf der Suche nach einem Weg, um es für den Patienten besser zu machen, weil ich denke, dass wir nicht so voreingenommen mit den Dingen sein sollten, die uns gesagt werden, denn die Empfehlungen werden von Menschen gemacht, die manchmal weniger Erfahrung haben, als man selbst hat. Andreas gibt die Empfehlungen natürlich auf die gleiche Art und Weise. Er hat nicht die klinische Erfahrung, aber trotzdem bleibt er offen, weil er immer empfiehlt, die Erfahrung an die erste Stelle zu setzen. Das ist natürlich sehr naheliegend, denn über ClO$_2$ ist noch nicht viel geschrieben worden.

Wir haben eine Menge Wissen zusammengetragen, aber es gibt noch viel zu tun. Ich habe zum Beispiel bei sterbenden Patienten Chlordioxidlösungen, die in acht Stunden verabreicht werden sollten, in nur einer halben Stunde verabreicht, um sozusagen eine Bombe platzen zu lassen und zu versuchen, den Patienten übermäßig mit Sauerstoff zu versorgen, den pH-Wert zu verändern und Viren abzutöten. Ich habe NIEMALS Komplikationen aufgrund von Nieren- oder Leberinsuffizienz oder Koagulopathie gesehen; ich hatte einige Patienten mit Zahnfleischbluten, die keine Antikoagulanzien einnahmen. Die einzige Gewissheit ist, dass jeder Patient anders ist und die Behandlung individuell angepasst werden muss, da es hier keine Rezepte gibt. Man muss die Dinge flexibler gestalten und sie den eigenen medizinischen Kriterien unterwerfen, die sich aus den persönlichen Erfahrungen ergeben.

Wir sind sogar so weit gegangen, Stammzellen bei COVID-19-Patienten zur Regeneration und Immunregulation mit regulatorischen T-Lymphozyten mit vordifferenzierten Lungenstammzellen einzusetzen. Fazit: Wir sollten also nicht so konventionell sein mit unseren Behandlungen.

Ich habe auch schon Lungenentzündungen bei Patienten kurz nach der Impfung gesehen, die eher eine immunologische Reaktion als eine Virusinfektion waren, und ich habe sogar schon einige Patienten sterben sehen. Diese gesunden Patienten werden geimpft, bekommen drei Tage später Symptome und sterben eine Woche später an einer „Lungenentzündung". Ich habe den Begriff „Lungenentzündung" in Anführungszeichen gesetzt, weil es sich letztendlich um eine immunologische Reaktion auf die Wirkung des Impfstoffs handelt.

Eine Krankenschwester von Meridian, die in Mexiko-Stadt lebt, hat mich aufgrund der Videos, die ich aufgenommen habe, kontaktiert. Sie erzählte mir, dass sie eine Gruppe bildeten, um den Leuten beizubringen, wie man mit CDS umgeht, und plötzlich begannen Schulungsgespräche, in denen jeder seine Meinung kundtat und mir wurde klar, dass ich mehr Erfahrung hatte, die ich an andere weitergeben konnte, und sei es nur, weil ich ständig in den Schützengräben arbeitete. Wir trafen uns also, Dr. Pedro Chávez und Mariana waren da, und kurz nachdem ich meine Infektion überwunden hatte, kam mein Schwiegervater aus dem Bundesstaat Sonora, sehr krank, in sehr schlechter Gesundheit, und ich begann, ihm intravenös Chlordioxid zu verabreichen. Während wir noch immer im Gespräch vertieft waren und ich an der Reihe war zu sprechen, sahen sie, wie ich die Lösung anmischte, denn zu diesem Zeitpunkt arbeitete ich noch mit meinem Schwiegervater an der Anwendung des CDI. Das Thema intravenöses Chlordioxid war recht neu, obwohl wir uns bereits seit sechs Monaten in der Pandemie befanden und deshalb baten mich viele der im Gespräch anwesenden Kollegen, ihnen zu erklären, wie ich es machte.

Nach dem Gespräch teilte mir Mariana mit, dass sie mit Pedro Chávez sprechen wolle und obwohl COMUSAV als solches zu diesem Zeitpunkt noch nicht gegründet war, lud sie mich ein, an einem Webinar mit Andreas Kalcker teilzunehmen, um drei klinische Fälle im Zusammenhang mit CDI vorzustellen. So haben Andreas und ich uns kennengelernt. Kurz darauf wurde COMUSAV vor einem Notar in Mexiko formell gegründet und Dr. Pedro Chávez lud mich ein, daran teilzunehmen. Damals übertrug er mir die Verantwortung für die nördlichen Regionen, Dr. Aparicio die Verantwortung für die südlichen Regionen, ihm wurde Zentralmexiko überlassen, und so legten wir das Fundament. Dann änderten sich die Dinge aufgrund des Bedarfs, jetzt ist Manuel für die ganze Welt und Pedro für Mexiko zuständig und ich bin hier im Norden geblieben.

Glücklicherweise verstanden wir uns ausgezeichnet und das erste Mal, dass wir uns persönlich trafen, war in Tijuana, wo ich mich mit Andreas fotografieren lassen konnte. Damit schloss sich der Kreis, den meine Freundin begonnen hatte, als sie mir ihr Foto zu Beginn zeigte. All diese Erfahrungen haben uns als Menschen gestärkt und wir haben es Andreas zu verdanken, dass wir diese Substanz mit all ihren Möglichkeiten in die Welt gebracht haben, da diese Entdeckung sogar die des Penicillins übertrifft, aufgrund ihres breiten Anwendungsspektrums und all dessen, was noch erforscht werden kann und muss.

Konfrontiert mit den Beweisen ...

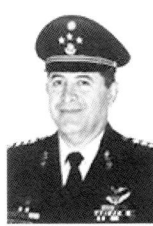

DR. VICTOR MANUEL RICO

(Drei-Sterne-General, Chirurg der mexikanischen Armee und Spezialist für Luft- und Raumfahrtmedizin)

Der erste Fall in Mexiko ereignete sich im März letzten Jahres (2020) und es war klar, dass die ergriffenen Maßnahmen nicht die richtigen waren, da eine massive Ansteckung im ganzen Land stattfand, wie die Statistiken zeigten.

Was meine Ausbildung anbelangt, so trat ich als Fallschirmjäger-Infanterieoffizier in die militärische Sanitätsschule ein, wo ich Arzt wurde und wo man uns allopathische Medizin und keine anderen therapeutischen Alternativen lehrte. Ich war 48 Jahre lang ununterbrochen im medizinischen Bereich tätig. Durch einen anderen Militärarzt bekam ich die Telefonnummer von Pedro Chávez, wir kamen ins Gespräch, er lud mich freundlicherweise in sein Büro ein, erzählte mir von COMUSAV weltweit, und ich wurde Mitglied. Durch ihn hatte ich auch die große Ehre, den Biophysiker Andreas Ludwig Kalcker kennenzulernen. Pedro brachte mir alternative Therapien bei, darunter auch Chlordioxid, eine Substanz, von der ich zum ersten Mal gehört hatte. Zuerst war ich total skeptisch und hielt es für einen Scherz, aber Pedro Chávez selbst sagte zu mir: „Ich verstehe, dass du es nicht kennst, aber was ich nicht akzeptiere, ist, dass du es nicht studierst. Triff die Entscheidung auf der Grundlage der wissenschaftlichen Literatur." Später stellte er mir Informationen zur Verfügung, woraufhin ich begann, an meinen früheren Überzeugungen zu zweifeln, und schließlich war ich überzeugt. Mit Pedro habe ich angefangen, Fälle zu sehen, bei denen COVID-19 mit Chlordioxid geheilt wurde. Angesichts der Beweise konnte ich keinen wissenschaftlichen Widerstand mehr leisten – im Gegenteil: ich begann, es auch bei einigen Patienten erfolgreich anzuwenden.

Obwohl es von den Gesundheitsbehörden nicht zugelassen ist, heilt Chlordioxid und sollte als Medikament im Sinne der allopathischen Medizin selbst betrachtet werden. Ich habe Dutzende von Patienten mit COVID-19 behandelt und es ist sehr wichtig, sich daran zu erinnern, dass ClO_2 vorbeugend wirkt. Es schützt vor Infektionen und zwar nicht nur vor COVID-19, sondern auch vor anderen Viren, Bakterien, Pilzen, einigen Parasiten usw. Bis heute benutze ich es selbst, meine ganze Familie und meine Freunde nehmen es auch und sie respektieren meine Kriterien als Arzt, denn ich habe den höchsten Rang in der mexikanischen Armee als Brigadegeneral, Chirurg, Generaldirektor für Militärgesundheit und Krankenhausdirektor erreicht.

Die Erfahrungen, die ich mit dieser Substanz gemacht habe, zeigen mir, dass all dies tatsächlich Realität ist und dass wir weitermachen werden, denn Chlordioxid ist mein Impfstoff und der Impfstoff meiner Familie. Die mexikanischen Gesundheitsbehörden haben festgelegt, dass alle Menschen geimpft werden müssen und ein landesweites Impfprogramm eingeführt, das mit der Gruppe der älteren Erwachsenen ab 80 Jahren beginnt, dann mit den 50- bis 79-Jährigen, dann mit den Lehrern und Ärzten; eine Ausnahme bilden all diejenigen, die in privaten Einrichtungen arbeiten, was sehr merkwürdig ist, da sowohl öffentliche als auch private Ärzte mit kranken Menschen in Kontakt kommen. Statistiken zufolge will die Mehrheit der Menschen geimpft werden, aber es gibt auch diejenigen, die das nicht wollen, weil sie nicht damit einverstanden sind und davon ausgehen, dass es sich um eine experimentelle Gentherapie handelt, die von anderen Elementen begleitet wird, die toxisch sind und deren langfristige Folgen wir nicht kennen.

Viele Menschen in Mexiko kennen Chlordioxid und wissen, dass es sehr wirksam gegen COVID-19 ist, aber sie sind sich nicht bewusst, dass Chlordioxid den Impfstoff überflüssig macht und gegen alle Varianten wirkt, so dass hier eine Diskrepanz besteht und die Menschen im Allgemeinen nicht die Schlussfolgerung sehen, dass CDS vor dem Virus schützt und auch heilt.

Ich bin stolz darauf und es ist mir eine Ehre, seit April 2020 Mitglied von COMUSAV zu sein, denn COMUSAV hat sich der Rettung von

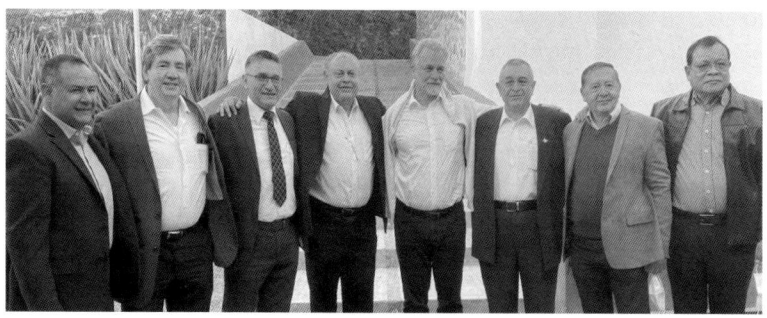

Leben verschrieben. So erfuhr ich, wie alles in Guayaquil in Ecuador begann und wie es zu all den Todesfällen dort kam. Wie Oberst Tamayo, der leider nicht mehr dabei ist, die Initiative ergriff und wie die örtlichen Ärzte mit beachtlichem Erfolg Chlordioxid einsetzten.

Als Andreas Kalcker hier her kam (Februar 2021), organisierten die Ärzte ein Essen für ihn. Bei der Veranstaltung dachte ich, dass Andreas Kalcker symbolisch unser Oberbefehlshaber hier in Mexiko sein könnte und deshalb überreichte ich ihm meine Anstecknadel mit dem Adler und den drei Sternen – das sind die Abzeichen, die wir mexikanischen Generäle tragen. Es war ein sehr symbolischer und herzlicher Akt, doch ich hätte nicht gedacht, dass der Akt so emotional sein würde, wie er es dann war.

Allmählich wird dieses Wissen angenommen, denn solche Dinge lassen sich nicht ewig verbergen. CDS ist eine außergewöhnliche Erfindung zum Wohle der Menschheit.

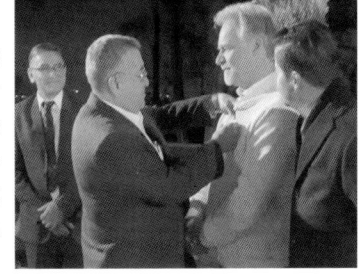

Hier in Mexiko wurde durch Pedros Vermittlung ein umfangreiches Dossier an die Behörden übergeben, damit sie die Wirksamkeit von Chlordioxid kennenlernen, es damit endlich legalisiert wird und sich die Wahrheit durchsetzen kann.

_____ 3.8

„Ein asymptomatischer Mensch ist einfach ein gesunder Mensch."

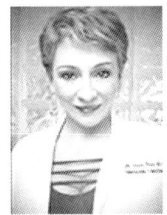

VIVIANE BRUNET

(Hebamme und Chirurgin, Fachärztin für Gynäkologie und Geburtshilfe; Monterrey, Mexiko)

Mein Interesse an der Pandemie begann im Dezember 2019, als ich sah, dass in Wuhan, China, in sieben Tagen ein Krankenhaus gebaut wurde. Von da an begann ich zu recherchieren, denn das war nicht normal. Ich stellte fest, dass es sich um den Ausbruch eines neuen Virus handelte, der viele Menschen tötete und irgendwann wurde die Stadt Wuhan eingekreist und die Einwohner durften nicht mehr weg, was mir ebenfalls sehr ungewöhnlich erschien. In Wuhan wurden einige Mexikaner festgenommen und ich habe sie ausfindig gemacht, um herauszufinden, wie sie das Land über die mexikanische Botschaft verlassen konnten. Sechs Wochen später gelang es ihnen, auch die Tiere zu befreien und nach Mexiko zu bringen, wo sie sich nach der Quarantäne als gesund erwiesen. Ich verfolgte weiterhin die Nachrichten, und die erste Person, die mit COVID-19 in Monterrey ankam, und zwar im März 2020, war ein Autounternehmer aus New York. Er wurde hier in das Krankenhaus von San José eingeliefert; er überlebte, weil er nicht intubiert werden musste, aber das Virus verbreitete sich. Da ich an Institutionen wie die WHO glaubte, befolgte ich alle Anweisungen, die sie uns gaben, nämlich Abstand zu halten, zu Hause zu bleiben, Masken und Gel zu benutzen usw.

Ich beschäftigte mich mit der Behandlung von Patienten, um meiner Gemeinde zu helfen und nach vielen Recherchen hörte ich zum ersten Mal in meinem Leben von Chlordioxid. Denn obwohl ich vierzig Jahre Erfahrung als Gynäkologin habe, waren mir sowohl diese Substanz als auch ihre Funktionsweise unbekannt.

Die Zelle ist von einer extrazellulären Flüssigkeit umgeben, die sie, wenn sie nicht alkalisch ist, zu unregelmäßigem Verhalten veranlasst. Statt dem Krebszyklus zur Produktion von ATP, der Energie, die unseren Körper antreibt, zu folgen, muss sie sich darauf beschränken, den Ender-Meyerhof-Weg zu nutzen. Der Krebs-Zyklus liefert 36 Moleküle ATP, während der Ender-Meyerhof-Weg 2 Moleküle liefert, wobei die gleiche Menge an Glukose verwendet wird, aber ohne Sauerstoff. An diesem Punkt begann ich zu verstehen, wie Chlordioxid funktioniert und ich begann, mir die Videos von Andreas Kalcker anzusehen und versuchte, die Kollegen in meiner Stadt davon zu überzeugen, bei der Verbreitung dieses Wissens zu helfen.

Zunächst versuchte er, mit meinem Gesundheitsminister Dr. Manuel de la O Cavazos zu sprechen, der mein Freund ist – oder war – und ich sagte ihm: „Manuel, fühle dich geehrt, denn du hast ein Forschungsteam hinter dir, das Chlordioxid untersucht", worauf er erwiderte: „Du machst es von deinem Standpunkt aus, von meinem kann ich es nicht tun." Daraufhin wurde mir klar, dass er bereits davon wusste, obwohl es für mich ein Novum war.

COMUSAV gab es noch nicht und ich begann, Videos zu drehen, um sie in soziale Netzwerke hochzuladen. Ich erlebte, wie ich zensiert wurde, obwohl ich einfach die harmlose Absicht hatte, Menschen zu helfen. Allmählich wird mir klar, dass der RT-PCR-Test ursächlich ist für die falsche Bezeichnung des „asymptomatischen Patienten“ – ein Konzept, das es bisher nicht gab, denn ein Patient ist ein kranker Mensch und ein kranker Mensch hat Symptome.

– **„Ein asymptomatischer Mensch ist einfach ein gesunder Mensch.“** –

Mit all dem Stress, den sie der gesamten Bevölkerung aufbürden, und den Desinformationen der Medien, die, wie ich heute weiß, der Elite gehorchen, die sich im Bilderberg-Club trifft und alles plant, was die Nationen in der Folge tun werden, erhöhen sie die Zahl der Fälle, während sie diejenigen einschüchtern, die sich auflehnen, wie der Präsident von Belarus, der einen Anschlag erleidet, während er bei seinen Kindern ist. Alles deutet darauf hin, dass es sich um eine so genannte „Plandemie“ handelt, eine sorgfältig geplante und geprobte Pandemie, bei der das Ereignis 201 im Oktober 2019 stattfindet und einen Monat später das eigentliche Ereignis in Wuhan eintritt. Firmen werden geschlossen, Unternehmen gehen in Konkurs und die Arbeitslosigkeit steigt überall auf der Welt, um die neue Weltordnung durchzusetzen, in der alle sehr „glücklich“ sein werden, aber nichts besitzen werden, weder die eigenen Gedanken noch Gefühle.

Im März, als ich CDS bereits nutzte, erfuhr ich von der Existenz der COMUSAV, schrieb sie an, um aufgenommen zu werden, aber sie antworteten mir damals nicht. Eines Tages gab ich ein Interview, in dem ich über diese Dinge sprach (mit Ausnahme der Impfstoffe, die noch nicht auf dem Markt waren), und dieses Interview erreichte Dr. Pedro Chávez, den Präsidenten von COMUSAV Mexiko, der sich mit mir in Verbindung setzte und mir anbot, Unterdelegierte im Bundesstaat Nuevo León zu werden, was ich sofort annahm. Der bisherige Delegierte sagte mir, dass er viel Arbeit und keine Zeit habe und das Amt an mich weitergeben wolle und so wurde ich die Delegierte für den Staat Nuevo León. Im Jahr 2020 legte COMUSAV einen umfangreichen wissenschaftlichen Bericht mit zahlreichen Studien – 216 Seiten – vor, in der die Ungiftigkeit von Chlordioxid bescheinigt wurde, um eine Genehmigung für die Durchführung klinischer Versuche zu beantragen. Ich habe sie allen Regierungsstellen meines Bundesstaates übergeben, genau wie alle anderen Delegierten in ganz Mexiko; sie wurde dem Präsidenten der Republik übergeben, dem Senat, den Menschenrechtsgremien ... Bis heute haben wir keine Antwort erhalten und wir haben alle diese dicken Stapel von Unterlagen ausgedruckt bei uns. Die einzige Antwort, die wir erhielten, kam von der Menschenrechtsorganisation, die uns mitteilte, dass dies nicht in ihren Zuständigkeitsbereich falle.

Einer der großen Impfstoffhersteller hat auf seiner eigenen Website veröffentlicht, dass die Geimpften die Ungeimpften durch das Protein S (Spike) kontaminieren, das durch Schweiß, Speichel, Nähe, Küssen usw. abgesondert wird. In der Gynäkologie verursacht das S Protein bei 50 % der Frauen im fortpflanzungsfähigen Alter verstärkte Blutungen, Krämpfe, Blutgerinnsel, unregelmäßige oder verlängerte Menstruation, die nicht aufhört ... Seit Beginn der Impfung schwangerer Frauen ist die Zahl der Fehl- und Totgeburten bei geimpften Patienten um 6.000 % gestiegen. Das Spike Protein S verbindet sich mit den Eierstöcken und führt zu einer chronischen Anovulation, die zu Sterilität führt, denn ohne Eizelle gibt es keine Schwangerschaft. Bei Männern ist die Affinität zum Hoden sogar noch größer: im Eierstock liegt sie bei 50 %, im Hoden jedoch bei 85 %, und wir sehen bereits Patienten mit Azoospermie – keine Spermien im Samen – bzw. Spermien, welche nicht in der Lage sind, eine Schwangerschaft zu erzeugen.

Seit Januar letzten Jahres empfange ich keine Patienten mehr in meiner Praxis, um zu versuchen, meine Patienten nicht zu kontaminieren – zu infizieren –, weil ich nur COVID-19-Patienten betreue und niemanden gefährden möchte, obwohl ich mich auch nicht gefährdet fühle, weil ich jeden Tag mein CDS nach Protokoll C einnehme. Ich bin eine einfache Stadtgynäkologin, die ihre Tätigkeit in der Geburtshilfe beendet hat; ich möchte nicht mehr länger Geburten und Kaiserschnitten beiwohnen und in den frühen Morgenstunden in Bereitschaft sein. Ich ziehe mich in Würde aus der Gynäkologie und Geburtshilfe zurück, nachdem ich in 40 Jahren öffentlicher und privater Tätigkeit keinen einzigen Todesfall zu beklagen hatte und daher glücklich bin, und das ist nichts anderes als die Verpflichtung eines Arztes gegenüber seinen Patienten.

Verwendung von Chlordioxid und allopathischen Arzneimitteln

So entdeckte ich im März (2020) das Chlordioxid und begann, es bei meinen Patienten anzuwenden, indem ich vor Ort COVID-19-Patienten behandelte, wofür ich von Kollegen, Pneumologen und Intensivmedizinern heftig kritisiert wurde. Sie warfen mir vor, dass ich Gynäkologin sei und sagten mir, das sei nicht mein Ding. Also habe ich den Kontakt zu diesen Leuten abgebrochen und mich auf mein eigenes Urteilsvermögen verlassen, sowie auf die Erfahrung von Andreas Kalcker, die Hunderttausenden von Menschen das Leben gerettet hat. Ich allein habe bereits mehr als **2.000 Patienten** mit CDS behandelt und als allopathischer Arzt verzichte ich auch nicht auf Medikamente und gebe beide Behandlungen gleichzeitig.

Zwei Punkte müssen berücksichtigt werden: Dank der italienischen Pathologen, die die ersten – von der WHO verbotenen – Autopsien durchführten, wissen wir, dass COVID-19 Entzündungen und Thrombosen (disseminierte intravasale Gerinnung) verursacht. In Anbetracht dessen sind zunächst nicht-steroidale Entzündungshemmer erforderlich; kommt der Patient umgehend in Behandlung, verabreiche ich Naproxen und Ibuprofen. Bei Frauen, die sich schneller erholen, genügt eine Dosis von 400 mg alle acht Stunden sieben Tage lang, bei Männern verabreiche ich sie bis zu zehn Tagen. Ich gebe alle acht Stunden 500 mg Aspirin hinzu, um zu versuchen, das Zusammenkleben der Blutplättchen zu verhindern, da Aspirin fiebersenkend und schmerzlindernd wirkt und das Zusammenkleben der Blutplättchen und damit die Thrombenbildung verhindert.

Ich mache das drei oder vier Tage lang mit paralleler Chlordioxidbehandlung, setze das Aspirin ab und fahre mit Chlordioxid allein fort. Wenn der Patient schwer erkrankt ist und die Sättigung unter 80, 70 oder darunter liegt, verwende ich steroidale Entzündungshemmer wie Dexamethason in 8-mg-Ampullen, von denen ich alle 24 Stunden oder bei Bedarf auch öfter eine verabreiche und gebe gleichzeitig Chlordioxid intravenös oder intramuskulär. Innerhalb von sieben Minuten kann man beim Patienten eine sofortige Verbesserung in Form eines raschen Anstiegs der Sauerstoffsättigung feststellen.

Wenn keine Krankenschwester da ist und es sich um einen schwer-kranken Patienten handelt, wende ich das Einlaufprotokoll an, das ich als lebensrettend ansehe. Einige männliche Patienten haben sich bei mir beschwert, aber ich musste ihnen antworten: „Seien Sie still, ich rette Ihr Leben", was ich auch tat. Ich verwende auch Ivermec-tin in Form von 6-mg-Tabletten, die alle 12 Stunden über drei Tage verabreicht werden, für Patienten mit eindeutigen Symptomen und auch für alle erwachsenen Familienmitglieder (40 kg oder mehr). Für die Kinder infizierter Familien wird CDS durch Tropfen berechnet; ihnen gebe ich Protokoll C und innerhalb von 24 Stunden sind alle Probleme bei den Kindern behoben.

Ich habe Babys im Alter von zwei Monaten, vier Monaten, zwei Jah-ren und älter behandelt. Sehr wichtig ist – und das sage ich all meinen Patienten –, dass sie nach Überwindung der Krankheit mindestens 21 Tage lang mit dem Protokoll C weitermachen sollen. Danach wird eine Blutprobe entnommen und auf IgG- und IgM-Antikörper untersucht, um zu zeigen, dass sie COVID-19 überwunden haben, was ihnen eine PERMANENTE und VOLLSTÄNDIGE Immunität verleiht.

(HINWEIS: Vor Redaktionsschluss infizierte sich Viviane mit CO-VID-19, als sie einen schwerkranken Patienten in ihrem eigenen Haus pflegte und es gelang ihr, ihn durchzubringen. Nach Protokoll F und der Einnahme einiger allopathischer Medikamente war sie in nur 36 Stunden auf dem Weg der Besserung.)

CDS UND COMUSAV AUF DER GANZEN WELT

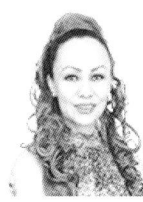

TANNIA BAYAS

(Generalsekretärin von COMUSAV Ecuador/Spanien)

Das ist die Aufgabe von COMUSAV:

LEBEN RETTEN auf Grundlage des Bewusstseins, der Entscheidungsfreiheit und des Respekts vor dem Individuum durch ein Netzwerk von Fachleuten und Menschen, die sich für den Schutz des Lebens, der Gesundheit, der Freiheit und der Werte des Menschen einsetzen.

Die Vision von COMUSAV:

Das Bewusstsein der Menschen für ein integratives Gesundheitskonzept zu wecken, das die Entscheidungsfreiheit respektiert und die physische und moralische Integrität des Menschen nicht verletzt.

Effektive Bereitstellung von Mechanismen, Methoden und Techniken zur Erreichung von körperlichem, geistigem, emotionalem und spirituellem Wohlbefinden, wobei die Bedürfnisse des Menschen ganzheitlich berücksichtigt werden.

Und dies ist ihr übergeordnetes Ziel:

Information der Bevölkerung über die Vorteile der Verwendung der Chlordioxid-Masterformel durch medizinisches Fachpersonal als alternative Behandlung zur Wiederherstellung der Gesundheit von COVID-19 betroffener Menschen, und damit zur Verringerung der Zahl der Todesfälle durch diese Pandemie.

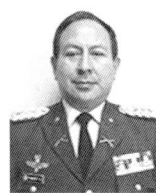

CNL. GUILLERMO TAMAYO

(Oberst der ecuadorianischen Armee)

Im März waren wir bereits dabei, den Verband und die Personen, die ihm beitreten würden, einzurichten. Aus meiner Sicht sollte COMUSAV strategisch-militärisch strukturiert sein, eine weltweite Organisation, die den humanitären Gedanken verbreitet. In Ecuador wurde COMUSAV ins Leben gerufen, in Spanien wurde sie juristisch gegründet, dann auch in Mexiko und in Argentinien, wo wir sie nicht strukturieren konnten, weil die argentinischen Kollegen ein wenig problematisch sind. Meine strategische Ausrichtung wurde bis Juli beibehalten, aber als wir bereits 20 Länder hatten, äußerten sich einige Ärzte dazu, dass sie keine militärische Hierarchie für CO-MUSAV wollten und eine horizontale Struktur wünschten und sie stimmten gegen mich mit der Unterstützung von Tannia Bayas als Generalsekretärin. Und so habe ich mich im September 2020 von COMUSAV getrennt, obwohl ich COMUSAV Ecuador beibehalten habe, als Gründungsmitglied dieser Vereinigung. Kurze Zeit später gründete ich CONUVIVE, um die Ziele und Pläne zu verwirklichen, die ich für COMUSAV initiiert hatte. Die Bestrebungen von Andreas Kalcker sind wissenschaftlich und meine sind ganzheitlich, sie sind juristisch, sie sind politisch ... All diese Organisationen befinden sich in derselben Auseinandersetzung und der Kampf geht weiter ...

COMUSAV ist derzeit in mehr als 20 Ländern vertreten und zählt über 4.000 Ärzte, die sich aus erster Hand von der Wirksamkeit von Chlordioxid bei der Behandlung und Vorbeugung von COVID-19 und vielen anderen Krankheiten überzeugen konnten. Der Verband hat etwa 80.500 Mitglieder, darunter nicht nur Angehörige der Gesundheitsberufe, sondern auch Fachleute aus anderen Bereichen wie Journalisten, Militärs und Rechtsanwälte. In den sozialen Medien hat er derzeit rund 177.000 Anhänger. Zahlen sind immer kalt und unpersönlich, daher ist es ratsam, sie beiseite zu lassen und sich auf die Aussagen dieser Menschen zu konzentrieren, die, auch wenn sie räumlich weit voneinander entfernt sind, weitreichende menschliche Gemeinsamkeiten haben.

Die Rettung von Leben kann nicht illegal sein

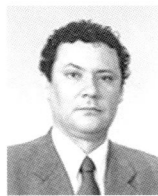

PROF. DR. ANTONIO AÑÍ

(Jurist und Professor für internationales Recht an der Universität Tokio, Japan; peruanischer Herkunft)

Letztes Jahr haben wir aufgrund unserer Nähe zu China – Japans Nachbarland – gleich in den ersten Januartagen 2020 erfahren, was passiert ist. Wir hörten, dass Wuhan – eine uns trotz ihrer Einwohnerzahl von 40 Millionen relativ unbekannte Industriestadt – abgeriegelt wurde. Was uns überraschte war der logistische Aufwand für die Schließung einer Stadt dieser Größe. Aufgrund meiner Besorgnis setzte ich mich mit einer peruanischen Medienanstalt in Verbindung, damit diese Vorsichtsmaßnahmen ergreifen konnte. Für Mitte Februar hatte ich eine Geschäftsreise nach Vietnam mit meiner Familie geplant (als internationaler Anwalt bin ich viel unterwegs). Inzwischen wurden in Japan bereits Schutzvorkehrungen erlassen, die jedoch noch sehr vage waren, und es war nicht die Rede davon, die Grenzen zu schließen. Ich kehrte also an einem Freitag mit meiner Familie nach Tokio zurück und am nächsten Tag waren die Grenzen in Vietnam, das nördlich der Hauptstadt Hanoi an China grenzt, dicht. Zwei Tage später schloss auch Japan seine Grenzen. Darauf folgten Terror und Lieferengpässe, welche später auch in anderen Ländern zu beobachten waren. In Japan ist das Tragen von Masken schon lange üblich. Sie werden verwendet, um die Grippeübertragung zu verhindern. Obwohl Untersuchungen gezeigt haben, dass sie sich dafür nicht eignen – aber es ist hier seit vielen Jahren Tradition. Masken und lebensnotwendige Güter wurden knapp, die Einwohner kauften auf Vorrat ein und füllten ihre Einkaufswagen. Ich habe dies in sozialen Netzwerken in Peru und in meinem Freundeskreis hier in Japan gepostet. Ich habe sogar Briefe an die peruanische Präsidentschaft geschrieben und sie gebeten, etwas zu unternehmen, aber niemand hörte auf mich. Von meiner Schwester, die in Spanien lebte (leider ist sie vor Kurzem verstorben), habe ich erfahren, dass sie sich mit MMS geschützt und später mit CDS begonnen hat, was ihr geholfen hat, ihr Krebsleiden zu bekämpfen. Wegen der Pandemie konnte sie die Behandlung nicht fortsetzen und sie ruht nun in Frieden. Sie war es, die mich mit CDS bekannt gemacht hat. Dank ihr und ihrem Mann war ich bereits Anfang März ein „Experte" für Chlordioxid. Ich begann zu recherchieren und gründete meine eigene Chlordioxid-Gruppe, ohne zu wissen, dass es bereits andere Chlordioxid-Gruppen in Peru gab und ich erreichte damit 400 Personen. Dann versuchte ich, mit Andreas Kalcker Kontakt aufzunehmen, was mit viel Ausdauer schließlich gelang. So konnte ich ihm erklären, wie ich mit meinen Gruppen in Peru arbeitete. Wir hielten eine Konferenz mit ihnen ab, daraufhin eine mit den peruanischen Medien, und trafen uns danach regelmäßig. Zu dieser Zeit nahm ich auf Andreas' Bitte hin Kontakt zu Oberst Tamayo auf und wir begannen, der neu gegründeten COMUSAV zu folgen. Der starke Geist dieser Vereinigung – das Ziel, Leben zu retten – hat mich zutiefst berührt, ebenso wie ihre ehrenamtliche Arbeit, die hier in Japan gang und gäbe ist. Obwohl ich wegen meinen Verpflichtungen und wegen der Grenzschließung nach wie vor in Japan bin, habe ich mit aufrichtiger Begeisterung begonnen, bei COMUSAV in Peru mitzuarbeiten. Kurz darauf kam ich mit Dr. Damián Pelizzari und Dra. Fabiana Gustavino aus Argentinien in Kontakt. Wir sprachen auf einer Konferenz über internationale Rechtsfragen in Übereinstimmung mit lateinamerikanischen Rahmenbedingungen, speziell dem costaricanischen Abkommen und Menschenrechten in Zeiten von Pandemien. An dieser virtuellen Konferenz nahmen etliche Ärzte teil und kurz danach fanden weitere statt, zunächst in Mexiko, darauf in Peru und dann die Weltkonferenz in englischer Sprache. Die Teamarbeit wurde gestärkt, was mich mit Genugtuung erfüllte, denn meine Großeltern pflegten zu sagen: „Wenn du etwas nicht weißt, lerne es, und wenn du etwas weißt, was andere nicht wissen, lehre es", und nichts tue ich lieber als zusammenzuarbeiten und gleichzeitig zu lernen.

Japan ist das einzige Land, das die Behandlung mit Chlordioxid auf allen Ebenen erlaubt. Es gibt kein Gesetz, das dies explizit erlaubt, aber es gibt auch keines, das es verbietet. Wir Juristen sagen, dass das, was das Gesetz nicht verbietet, erlaubt ist, und hier findet man CDS in Form von Schutzkärtchen, Lufterfrischern (Geräte, die es produzieren) und sogar Maschinen, die es mit Gerüchen für öffentliche Toiletten, für Pflanzen sowie zum Waschen von Obst erzeugen, so dass die Welt des Chlordioxids in Japan eine ganz alltägliche Sache ist. Nur als Flüssigkeit zum Einnehmen ist CDS ein Novum. Und obwohl Japan ein sehr verschlossenes Land ist, versuchen wir, die

Menschen zu erreichen, indem wir sie heilen. In Japan sind vor allem Obdachlose und ältere Menschen von COVID-19 betroffen.

Ich arbeite für eine NRO (Nichtregierungsorganisation) und eines Tages, als wir gerade drei Patienten behandelten, hörten wir Geräusche, die zunächst wie Krankenwagensirenen erschienen. Mir fiel jedoch auf, dass es keine Krankenwagen, sondern Polizeiautos waren. Ich schaute aus dem Fenster, da standen sechs Polizeiautos und ich fragte mich, was sie wohl vorhatten. Gegen sieben Uhr abends klopften sie an die Tür und hierzulande gehen ältere Menschen sehr früh schlafen; so bat die Person an der Tür zuerst um Erlaubnis, einzutreten und sagte, die Gouverneurin wolle mit dem Verantwortlichen sprechen, und ich fragte: „Die Gouverneurin – warum? Was ist passiert?" Die Person erzählte mir, dass sie einige Inspektionen bei den NRO durchführe, die sich um ältere Menschen kümmern und ich schlussfolgerte, dass sie sich um Menschen mit COVID-19 kümmere. Sie fragte mich dann, ob wir ein Sicherheitsprotokoll und einen sicheren Ort zum Reden hätten, und ich bejahte beide Fragen. In einem kurzen Gespräch von weniger als einer Viertelstunde erzählte ich der Gouverneurin, dass wir COVID-19-Patienten mit Chlordioxid geheilt haben. Zu diesem Zeitpunkt hatten wir etwa 18 Patienten geheilt, und einmal pro Woche kamen Ärzte zu uns und versuchten, uns von der Verwendung von Chlordioxid abzubringen. Wenn es schon nicht einfach ist, einen westlichen Mediziner von den Vorteilen von Chlordioxid zu überzeugen, so ist es aus kulturellen Gründen fast unmöglich, einen japanischen Arzt mit Informationen zur Wirksamkeit und Sicherheit von Chlordioxid umzustimmen. Nachdem wir erklärt hatten, dass es sich um dieselbe Substanz handelte, die sie bereits zur Desinfektion ihrer Praxen verwendeten, wurden den Ärzten allmählich die Augen geöffnet. Das Meeting mit dem Gouverneur von Tokio wurde publik und Fotos davon ebneten uns auch den Weg zu Treffen mit anderen politischen Gruppen.

Ich vertrete eine Gruppe von Ausländern, die der regierenden politischen Partei in meiner Gemeinde Higashikurume angehören, einer Gemeinde im Großraum Tokio. Sie haben mir viele Türen zu Kontakten vor Ort geöffnet. So konnte ich etwa direkt mit dem Bürgermeister sprechen und ihm erklären, was Chlordioxid ist; Arbeitsgruppen wurden gebildet, um die Substanz zu analysieren. Nachdem ich den Behörden, wie in Sitzungen versprochen, ein Dossier übergeben habe, kann man sagen, dass sie nun umfassend informiert sind, denn meiner Meinung nach muss es politische Lösungen für diese Pandemie geben. Gegenwärtig haben Krankenhäuser in Osaka und Tokio damit begonnen, Patienten abzuweisen, da die Situation außer Kontrolle geraten ist. Nun wurde der Notstand ausgerufen, die Fallzahl steigt an und die Menschen haben Angst. Damit sich die Lage verbessert, muss ein politischer und rechtlicher Rahmen geschaffen werden, welcher Chlordioxid als Lösung unterstützt. Die politische Entscheidung sollte wie in Bolivien mithilfe einer entsprechenden Aufklärungskampagne umgesetzt werden, welche den ordnungsgemäßen und wirksamen Einsatz von Dioxid zeigt. In Japan ist die Angelegenheit etwas komplizierter, da sowohl das japanische Strafgesetzbuch als auch die japanische Verfassung seit ihrer Einführung im Jahr 1908 unverändert geblieben sind!

_____ 4.2

Beweise für die intravenöse Wirksamkeit von CDI

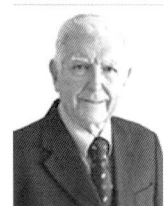

DR. RICARDO VELÁSQUEZ LARRINAGA

(Augenarzt, Neuraltherapeut, Arzt für Luft- und Raumfahrt; Panama)

Ich habe mich mit oxidativer Medizin befasst, was hier in Panama viel Aufsehen erregte, weil alle von Antioxidantien sprachen und niemand verstehen konnte, wie ich als Leiter des ophthalmologischen Dienstes der größten Abteilung in Panama und einer der größten in Lateinamerika Krebspatienten mit oxidativen Therapien mittels Photolumineszenz-Therapien behandelte, zusammen mit einer Gruppe, die Zentren in Chicago, New York, Kalifornien und Houston betreibt. Einer meiner Patienten, der oxidative Therapien in Panama weltweit etwas mehr ins Rampenlicht rückte, war ein Amerikaner, der an einem Adenokarzinom am Zungengrund litt, das sich auf das Gehirn ausbreitete sowie auf drei Tumoren auf der rechten Seite und zwei auf der linken Seite des Halses, und dieses Krankheitsbild wurde durch die oxidative Therapie komplett aufgelöst; ich ließ sein Blut durch mehrere kolorimetrische Frequenzen und gleichzeitig durch die Ozontherapie laufen, um ihn zu heilen. Außerdem bin ich als Neuraltherapeut an der Huneke-Schule tätig, die aus Berlin zu uns nach Cali kam, um uns zu schulen. Es handelt sich dort wieder um eine andere oxidative Therapie; die Verwendung von Procain – das wunderbar ist – erhöht die Spannung von 80 auf 290 mV; und zu heilen bedeutet im Prinzip, die Zellspannung zu erhöhen. Unter dieser Prämisse hielt ich auf Einladung von Konstantin Korotkov, dem Sohn des Physikers Korotkov, der die gesamte Medizin für das russische SURJIOV-Raumschiff und andere Prototyp-Raumschiffe für Astronauten entwickelt hatte, Vorträge in Russland. Ich bin auch Arzt für Luft- und Raumfahrt, und so hielt ich Vorträge in Russland und auch am CalTech in Kalifornien, alle rund um oxidative Therapien. Wir befinden uns also auf der Linie der Oxidation, die sich gegen die Gabe von Antioxidantien richtet und ich begann, etwas von dem deutschen Wissenschaftler Andreas Kalcker zu lesen, was mein Interesse weckte.

Seine Forschung faszinierte mich so sehr, dass ich an einer seiner Konferenzen in Bogotá teilnahm und dort Andreas und das Chlordioxid kennenlernte. Es war im November 2019. Chlordioxid ist meiner Meinung nach etwas Revolutionäres in der Medizin, denn jeder Tropfen Chlordioxid enthält Millionen von Sauerstoffatomen und hat in der Zelle eine potentielle ORP-Energie von 0,95 V; alles unter einem Volt verursacht keine zellbiologischen Spannungsschäden. Kalcker schickte mir im Februar 2020 zwei Fachleute aus Bogotá, um mich in der Behandlung mit CDI (intravenösem CDS) auszubilden und seither habe ich persönlich viel mehr Krebs- als Coronafälle behandelt, denn ich wusste, dass dieses Coronavirus nur ein Anwendungsbereich sein würde. Ich habe sehr gut ausgebildete Sanitäter in China, Singapur, Israel und Mexiko darin geschult, Coronavirus-Patienten mit allen Erste-Hilfe-Maßnahmen zu versorgen, habe jedoch selbst habe keine Coronavirus-Patienten behandelt, weil ich in meiner Klinik Krebspatienten betreue. Patienten, die mit Krebs, amyotropher Lateralsklerose oder degenerativen Erkrankungen zu uns kommen, haben stark geschädigte Blutgefäße und ich brauche hochspezialisiertes Personal, um bei diesen Patienten einen venösen Zugang zu legen. Wir beginnen freitags um 9 Uhr und sie erhalten fünf Stunden lang CDI. Meinen ersten CDI-Patienten habe ich Ampullen gegeben, die wir bekommen haben und setzen es auch zur Behandlung der von der Zecke übertragenen Lyme-Borreliose ein. Die Zecke überträgt Borrelia burgdorferi, was Symptome wie bei einer chronischen Syphilis hervorruft, die nicht geheilt werden kann. Syphilis heilen wir mit Penicillin, aber diese Krankheit, welche die Gelenke befällt und unerträgliche Schmerzen verursacht, kann mit Chlordioxid-, Ozon- und Fotolichttherapien geheilt werden. In ländlichen Betrieben im Norden der Vereinigten Staaten ist die Lyme-Borreliose weit verbreitet. Ich therapiere sie mit Chlordioxid. Max Kleiber stellte eine der kleinsten Spinnen auf eine Seite und auf die andere Seite einen Elefanten. Die Spinne muss 1.500 mal mehr fressen als der Elefant; der Elefant braucht im Verhältnis nicht so viel zu fressen, weil er mehr „Licht isst". Wir verarbeiten das Licht durch umgekehrte Photosynthese.

Die Photosynthese ist ein Prozess, bei dem die Pflanze je sechs Moleküle CO_2 und Wasserstoff – einen der großen Energieträger – aufnimmt und zu einem Molekül Glukose und sechs Molekülen Sauerstoff verbindet. Die umgekehrte Photosynthese ist das Gegenteil. Diese Theorie stammt von einem Freund von mir aus Aguas Calientes (Mexiko). Arturo Solís Herrera und ich kennen uns von einer Konferenz mit Prof. Dr. Gerald Pollack, Professor an der University of Washington (Nobelpreiskandidat). Durch Dr. Pollack gelangte ich zur Schlussfolgerung, dass Chlordioxid einerseits strukturiertes Wasser ist, das durch das Bohr-Phänomen eine enorme anionische Kraft erzeugt. Wenn dieses Molekül in das Gewebe eindringt, wandelt es die Kationen in Anionen um und erzeugt so mehr Energiefluss – genauso wie etwa Teslas „Spule"; Chlordioxid verwandelt automatisch kationische – also Energie senkende – Bereiche in anionische, also Energie erhöhende. Andererseits hat Gerald Pollacks Assistent eine Lampe auf das strukturierte Wasser gerichtet und eine fünffache Steigerung im Vergleich zur Lichtwirkung beobachtet, das heißt wenn wir Chlordioxid mit der Wirkung der Sonne vergleichen, wirkt es sogar noch stärker, weitaus stärker. Als Augenarzt untersuche ich den Brechungsindex; diese Substanz erhöht den Brechungsindex um weitere 10 %, was zu einer enormen Emission von Biophotonen führt; diese sind so wichtig, dass man aus ihnen und auch aus Chlordioxid einfach Energie gewinnen kann, denn es ist wie das Einschalten einer Glühbirne. Des Weiteren erzeugt Chlordioxid eine Kristallographie, die den vierten Zustand des Wassers darstellt, für den sich Dr. Gerald Pollack sehr eingesetzt hat und für den er in Zukunft den Nobelpreis für den vierten Zustand des Wassers erhalten könnte, wie Arturo Solís Herrera, ein befreundeter Augenarzt, für die umgekehrte Photosynthese.

Neben den Biophotonen bewirkt das Dioxid eine Gefäßerweiterung durch Bildung von großer Mengen Stickstoffmonoxid, das neben der

Gefäßerweiterung auch für die Hyperoxygenierung verantwortlich ist. ClO$_2$ liegt in der Pico-Welt (Picometer) nach dem Nanometer, das ist eine 1 mit zwölf Nullen (!) und dringt in alle Gewebe ein. Wie ich bereits sagte, könnte durch diese Substanz Energie gewonnen werden, da Gerald Pollack mit dem rekonstruierten Wasser LED-Lampen zum Leuchten bringen konnte. Das ist ein Paukenschlag, den die Pharmaindustrie nicht hören will. Meine Bauchspeicheldrüsen- und Dickdarmkrebspatienten, die an einem Freitag im Rollstuhl ankommen, können am darauffolgenden Freitag wieder gehen, nachdem sie drei CDI-Infusionen mit 50 ml und 10 ml Bikarbonat in 500 ml Kochsalzlösung überstanden haben. Andreas spricht viel von Gleichgewicht, aber der korrekte Begriff ist Modulation, denn Gleichgewicht bedeutet, dass sich nichts bewegt; das ist der Punkt, an dem der Tod eintritt, aber der Körper muss sich in einem organisierten Chaos befinden, in dem in einem Nanometer Zeit Millionen von enzymatischen Aktionen zugunsten des Körpers stattfinden, die ein negatives transmembranes Modulationspotential aufrechterhalten. In diesem Zustand kann der Körper niemals sterben, wenn sich die Zelle in diesem Zustand negativer transmembraner Ruhe befindet, voller Anionen; und wo es Anionen gibt, gibt es Elektronen, und wo es Elektronen gibt, gibt es Licht und es gibt Leben.

_____ 4.3

Autismus und Covid mit Mut besiegen

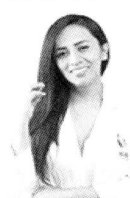

DRA. GISELLE BARRANTES

(Dra. ASDRI: Autismus-Spektrum-Störungen-Forschung; Peru)

Ich habe ein Kind: Oliver, mein Erstgeborener, bei dem im Alter von einem Jahr und sieben Monaten schwerer Autismus diagnostiziert wurde. Er war ein Kind, das keinen Augenkontakt herstellte, das etwa drei Stunden am Tag schlief; er war ein Kind, das sowohl autoaggressiv als auch gegenüber jedem, der versuchte, ihn zu berühren, aggressiv war; das nicht auf seinen Namen reagierte und sehr, sehr verloren war. Zwei Jahre lang habe ich versucht, ihm auf herkömmliche Weise zu helfen, aber leider ohne Erfolg. Wir kamen an einen Punkt, an dem er viel

Schaden anrichten konnte und er brach sich zweimal die Nase in seinem Eifer, vor den Therapien wegzulaufen. Beim zweiten Mal, als wir in der Notaufnahme waren, habe ich beschlossen, etwas anderes zu versuchen. Ich dachte, es müsse doch eine andere Möglichkeit geben, als darauf zu warten, dass er reagiert oder von selbst heilt. Bei meinen Recherchen und Nachforschungen fand ich heraus, dass das Thema Ernährung sehr wichtig ist, dass es sehr hilfreich sein kann und glücklicherweise stieß ich am 17. Dezember 2010 auf Chlordioxid, welches die einzige effektive Alternative zur Schulmedizin ist. Ein Jahr nach Beginn des Protokolls und der Anwendung von Chlordioxid hatte sich Olivers Zustand um unglaubliche 60 % verbessert und die Diagnose Autismus wurde bald nicht mehr gestellt. Das war der Beginn einer langen und sehr erstaunlichen Reise mit einer so großartigen Substanz. Mitte 2016 trafen wir am ASDRI (Autism Spectrum Disorder Research Institute) Angehörige von Kindern mit ASS (Autismus-Spektrum-Störungen), die unter anderem an Diabetes, Fettleber und schwerer Parasitose litten und die wir mit den Protokollen von Andreas Kalcker mit sehr guten Ergebnissen behandelten. Jahr für Jahr mehrt sich der Wissensschatz aufgrund neu hinzugekommener Erfahrungen – auch unterstützende Diäten gehören dazu. Mittlerweile haben wir die Behandlung von 57 Kindern dokumentiert, die geheilt werden konnten.

So verbreitete sich unsere Arbeit in vielen Ländern, in denen autistische Kinder und Personen mit verschiedenen verwandten Pathologien mit Dioxid behandelt wurden. Das Jahr 2020 überraschte uns und traf uns sehr hart. Hier in Peru wurde eine absolute Quarantäne verhängt und die COVID-19-Fälle stiegen in unserer gesamten Region exponentiell an.

Es herrschte viel Unsicherheit und Fehlinformation. Offizielle Protokolle haben bis heute wenig Erfolg bei mittelschweren und noch weniger Erfolg bei schweren Fällen.

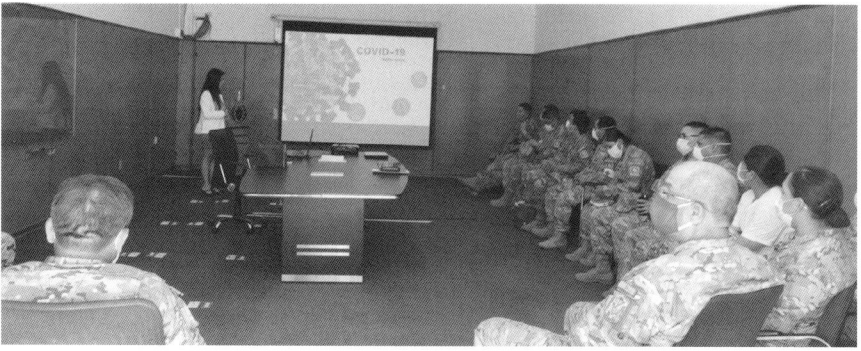

Aufgrund unserer Erfolgsbilanz im Umgang mit Dioxiden waren wir die ersten, die COVID-19-Fälle behandelten, dokumentierten und untersuchten, und damit auch das Militär in unserem Land unterstützten. Unser Team hat CDI im Mai 2020 zum ersten Mal bei schwer erkrankten Patienten eingesetzt und war damit Vorreiter in diesem Land. In diesen anderthalb Jahren haben wir 186 mittelschwere und schwere Fälle behandelt, viele leichte Fälle und viel mehr noch in der Prävention. All dies ist der Unterstützung internationaler Ärzte und vor allem Andreas zu verdanken, der uns täglich und uneigennützig weitere Mittel für diesen gewaltigen Kampf zur Verfügung stellt; wir arbeiten weiter und bereiten uns auf die dritte Welle vor, die auch mit dem bestehenden Impfsystem nicht aufzuhalten ist.

In den anderthalb Jahren, seit wir unseren ersten Patienten gesehen haben, sind viele Menschen von uns behandelt worden. In einigen Fällen war es sehr schwierig, denn viele von ihnen kamen zu uns, nachdem sie bereits eine Vielzahl von Medikamenten ausprobiert hatten und aufgrund der Schwere ihrer Krankheit sogar an anderen Orten abgewiesen worden waren. Im Abschnitt **LEBEN RETTEN** berichten wir über einige herausragende Fälle.

_____ 4.4

Zahnchirurgie ohne Infektionen

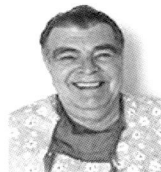

DR. JOSÉ MARÍA CABEZAS

(Arzt in Allgemein- und innerer Chirurgie, Implantologe; Teneriffa, Spanien)

Normalerweise recherchiere ich im Internet über Behandlungen, die nicht offiziell sind. Vor etwa 12 oder 13 Jahren fiel mir ein Interview mit Jim Humble in die Hände, der mir ein vernünftiger und großmütiger Mensch zu sein schien, was mich ermutigte, mich mit seinem Thema zu beschäftigen, denn was er sagte, klang ziemlich fantastisch. Ich kaufte sein Buch und als ich sah, dass es durchgängig mit Arbeiten, Abhandlungen und klinischer Erfahrung referenziert war, über die er verfügte, weil er viele Menschen behandelt hatte, entschloss ich mich, das Produkt zu kaufen: MMS (Natriumchlorit [NaClO$_2$] mit Zitronensäure). Ich begann, mit infizierten Pflanzen, Pilzen und pilzbefallenen Früchten zu experimentieren und zu meiner Überraschung verschwand der Pilz innerhalb kurzer Zeit und die Pflanzen waren geheilt. Dann hatte einer meiner Hunde eine Gastroenteritis, ich habe ihm das Produkt verabreicht und innerhalb weniger Stunden war der Hund wieder fit. Das ist eine lustige Geschichte, denn er hatte starken Durchfall und meine Frau sagte mir, ich solle mit ihm zum Tierarzt gehen, obwohl ich ihm kurz vorher schon MMS gegeben hatte. Der Hund hat dann mein Auto in einen unvorstellbar stinkenden Schweinestall verwandelt. Der Tierarzt sagte mir, dass es eine Epidemie von Gastroenteritis bei Hunden gäbe und dass er ihn einweisen würde, weil er krank sei, ihm ein Serum und eine Behandlung geben würde und ich ihn in zwei oder drei Tagen abholen könne. Ich ging nach Hause und vier Stunden später rief mich der Tierarzt an. Ich dachte schon an das Schlimmste, war jedoch sehr überrascht, als er mir sagte, ich solle den Hund abholen, denn die Untersuchung habe ergeben, dass er völlig genesen sei. Das war die erste Erfahrung mit einem Lebewesen. Also beschloss ich, es mit mir selbst zu versuchen. Etwa drei- oder viermal im Jahr bekam ich Herpes simplex auf den Lippen – etwas, das seit meinem 18. oder 19. Lebensjahr immer wieder vorkam. Ich begann, mich mit Chlordioxid zu behandeln und nach der Behandlung bekam ich es nie wieder – und das war vor 13 Jahren. Bei Grippe und Erkältung habe ich es eingenommen und sie waren nach einem oder zwei Tagen weg. Ich habe es auch bei einer Bronchopneumonie ausprobiert, aber sie ging nicht weg, weshalb ich schlussendlich Antibiotika nehmen musste, aber im folgenden Jahr bekam ich wieder eine und erhöhte die Dosis auf mehr als das Doppelte und sie ging weg. Nachdem ich meiner Familie und meinen Freunden davon erzählt hatte, begann ich, die Menschen um mich herum zu behandeln, was sehr bereichernd ist. Ich habe Freunde, bei denen Helicobacter Pylori diagnostiziert wurde, die mit Dioxid behandelt und bereits am nächsten Tag negativ getestet wurden. Vor einigen Jahren bestand die Behandlung aus drei oder vier verschiedenen Antibiotika über einen Zeitraum von etwa 20 Tagen. Jetzt ist sie auf 14 Tage reduziert worden, aber durch die Antibiotika bekommt man eine enorme Dysbiose und die Darmflora geht kaputt. Innerhalb von vier bis sechs Stunden ist also nichts mehr da. Alle Erkältungen, egal ob Adenovirus, Rhinovirus oder Coronavirus, verschwinden sofort. Jede Viruserkrankung, die man loswerden möchte, sollte zuerst mit Chlordioxid behandelt werden, denn es hat keine Nebenwirkungen und wirkt sehr schnell.

Wenn man sich die Studien, die Dokumentation und die Daten ansieht, stellt man fest, dass es dieses Wissen schon seit vielen Jahren gibt, aber das Problem ist, dass es nicht angewendet wurde und wird. Wo wird es angewendet? Bei der Sterilisation von Lebensmitteln, in Krankenhäusern zur Sterilisation von Instrumenten, aber nicht zur Behandlung von Menschen. Es ist wichtig, dass dies bekannt wird, denn da es keine Nebenwirkungen hat, kann man viele Beschwerden heilen, ohne dass man sich vergiften muss. Ich habe es zum Beispiel bei akuter Meningitis eingesetzt, es verbessert auch Arthralgien, die Bronchitis, die ich habe, diabetische Geschwüre verbessern sich erheblich ... Auch Wundinfektionen: Man spült ClO_2 in eine Gaze und sobald die Infektion entfernt ist, geht die Heilung sehr schnell voran. Es wirkt auch bei viraler und bakterieller Bindehautentzündung, bei akuter und chronischer Parodontitis, in der Endodontie verwende ich es täglich, in der Parodontalchirurgie, in der Implantologie (ich bin Allgemeinchirurg und Implantologe) und ich verwende es auch häufig vor und nach Operationen. Bei einigen Medikamenten, den so genannten Bisphosphonaten, die häufig bei Frauen nach der Menopause eingesetzt werden, kann es zu einer sehr lästigen Osteonekrose kommen. Vor vielen Jahren nahmen Zahnärzte in den USA ClO_2 – denn es gibt ein Medikament in der Pharmakopöe, das diese Substanz enthält – und spülten damit ein paar Tage lang und sie sahen, dass sich der Knochen regenerierte und das Zahnfleisch den nicht mehr infizierten Knochen bedeckte. Daraufhin habe ich es auch bei Osteonekrose eingesetzt und es funktioniert sehr gut; es ist ein Riesenerfolg! Kürzlich kam einer meiner Arztkollegen mit einem Herpes Zoster zu mir, der sich vom Rücken bis zum Nacken ausbreitete. Am Tag nach der Einnahme von Chlordioxid in der richtigen Dosierung waren die Bläschen ausgetrocknet und nach einer Woche hatte er nur noch den Schorf, der dann abfiel und schnell verheilte.

Wer diese Substanz kennenlernt, dessen Leben wird verändert, und sie gibt einem viel Sicherheit, aber paradoxerweise sind die Ärzte am ängstlichsten, wenn es darum geht, sie einzusetzen. Ich arbeite im medizinischen Bereich und kenne lediglich fünf Ärzte, die es verwenden, und selbst Sie benutzen es nicht regelmäßig.

Was passiert, ist, dass die Wissenschaft und die Medizin manipuliert werden, aber was wir Ärzte unser ganzes Leben lang getan haben, ist zu beobachten. Wir beobachten, wir sehen, wir schreiben auf, wir stellen Theorien auf und dann überprüfen wir, ob die Theorien gültig sind oder nicht. In meinem Fall habe ich mich schon immer für medizinische Behandlungen interessiert, die man nicht gelehrt bekommt, die aber dennoch wirksam sind. Was mich interessiert, wenn ein Patient zu mir kommt, ist ... ihn zu heilen. Es ist mir egal, ob ich ihm ein Medikament aus dem orthodoxen Arzneibuch gebe oder ein Mittel, das aus einer Pflanze oder aus was auch immer gewonnen wird. Als ich mit meinem Medizinstudium fertig war, habe ich magistrale Formeln mit Pflanzen verschrieben, aber nicht einmal mehr Apotheker studieren dies, weil sie auch manipuliert wurden. Wenn man sie fragt, was sie im Bereich der Phytotherapie studiert haben, sagen sie ... nichts; oder wenn man den Arzt fragt, ob er Ernährungswissenschaften studiert hat, erhält man die gleiche Antwort. All das wird einem erst bewusst, wenn man schon lange als Arzt tätig ist und den Unterschied zwischen der Zeit, als ich mein Studium abgeschlossen habe und der heutigen Situation sieht. In dem Maße, wie die Technologie zunimmt, nehmen auch die Krankheiten und alles andere zu. Die Ärzte verlassen sich immer mehr auf ihre Geräte und haben die Fähigkeit verloren, den Patienten zu beobachten und eine gute Anamnese zu erheben und verlassen sich fast ausschließlich auf die Technik. Manchmal werde ich gefragt, warum ich keine Röntgenaufnahmen mache und ich antworte, dass ich keine brauche, weil ich weiß, was der Patient hat und dass es deshalb nicht notwendig ist, die Person zu bestrahlen. Sie argumentieren, dass es darum geht, die Diagnose zu bestätigen und ich antworte, dass das nicht nötig ist, da sie von der Klinik bestätigt wird.

Diese Pandemie erschien mir von Anfang an unglaubwürdig und ich habe die Praxis nie geschlossen und behandle die Patienten genauso wie früher. Viele weigern sich jedoch, ihre Masken abzunehmen, worauf ich antworte, dass es mir unmöglich wäre, sie anders zu behandeln ... Ich befolge ein Protokoll zur Sterilisation der Praxis mit ClO_2, der Räume, der Kleidung, von allem. Es gibt ein Protokoll für die Wurzelkanalbehandlung mit CDS. In der Schule wird uns bei der Endodontie beigebracht, die Kanäle mit Natriumhypochlorit (Bleichmittel) zu sterilisieren, aber das ist giftig, sodass ich stattdessen seit vielen Jahren Chlordioxid verwende. Schneidende Instrumente können nicht mit ClO_2 sterilisiert werden, da es sie oxidiert und ihre Schärfe beeinträchtigt, aber alles andere kann problemlos sterilisiert werden. Gummiartikel, die nicht im Autoklaven sterilisiert werden können, weil sie zerstört werden, können mit CDS sterilisiert werden.

Soweit man mich gelassen hat, habe ich ein ganz normales Leben geführt. Ich wurde jeden Tag von der Polizei angehalten, die Autobahnen blockierte. Ich war als Arzt gekleidet und sie sagten mir, dass ich ihnen leid tue ... An der Purdue-Universität in Indiana (USA) wurde eine Studie durchgeführt, bei der mehr als 200 Bakterien, Viren, Pilze und Sporen Chlordioxid ausgesetzt wurden und sie haben es alle nicht überlebt.

CDS gibt Seelenfrieden, weil es nicht nur praktisch keine Toxizität hat, sondern auch eine sehr hohe Wirksamkeit, sodass es keine Rolle spielt, ob ein Coronavirus oder ein anderes Virus auftaucht, denn sobald man die Symptome bemerkt, nimmt man CDS und in wenigen Stunden hat man es aus dem Körper eliminiert. Bei etlichen meiner Patienten wurde das Coronavirus diagnostiziert, behandelt und geheilt. In Spanien gab es drei Leute und in Mexiko eine Freundin von mir, die mich anrief, als sie die Diagnose erhielt und bereits Symptome hatte und da sie das MMS dort bereits hatten, erklärte ich ihnen, wie sie es einnehmen sollten, woraufhin die Symptome innerhalb von zwei Tagen verschwanden.

Andreas lernte ich vor etwa 13 Jahren kennen, denn als ich im Internet nach Jim Humble suchte, tauchte Andreas auf. Er hielt eine Reihe von Vorträgen und ich beschloss, einen davon zu besuchen und traf ihn dort. Seitdem sind wir Freunde geworden; ich denke, was er tut ist sehr wertvoll und ich weiß genau, dass ihm alle Angriffe, denen er ausgesetzt wird, egal sind, weil er von dem, was er tut, vollkommen überzeugt ist, genau wie ich es bin.

Ich habe ihm auch ein von mir erfundenes Gerät gezeigt, mit dem man in kürzester Zeit CDS herstellen kann, was er sehr interessant fand. Man kann 8 Liter CDS mit 3.000 ppm in etwa drei Minuten herstellen und ich habe es im Laufe der Zeit stark verbessert, so dass es fast keinen Platz einnimmt.

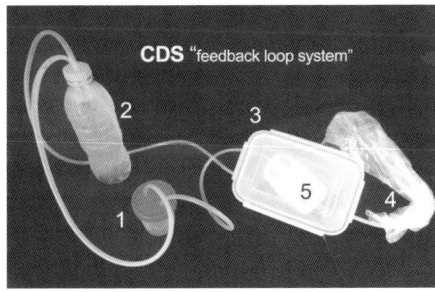

Foto:

1.) Mischung aus HCL und $NaClO_2$.

2.) Auffangbehälter mit Wasser und ClO_2-Gas.

3.) Luftpumpe im luftdichten Kasten

4.) Sicherheitsbeutel für den Fall einer Verpuffung.

Andreas rief mich vor ein paar Monaten an und erzählte mir von der COMUSAV. Ich trat bei, weil ich der Meinung bin, dass sie ausgezeichnete Arbeit leisten und wurde kürzlich gebeten, auf der Konferenz zum ersten Jahrestag ihrer Gründung zu sprechen.

—— 4.5

Das neue Gesetz zugunsten von CDS in Honduras

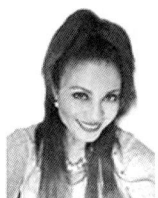

DRA. LOURDES TORRES

(PhD in Chemie und Pharmazie; Honduras)

Meine Erfahrung in dieser Hinsicht konzentriert sich hauptsächlich auf die Herstellung von Chlordioxid und wie wir durch die Befolgung der Richtlinien von Andreas Kalcker so vielen Menschen helfen konnten. Die Pandemie traf Ende Februar, Anfang März in Honduras ein und ich als pharmazeutische Chemikerin hatte zwölf Jahre lang in Folge an einem Fernseh-Gesundheitsprogramm teilgenommen. Im November 2020 hörte ich von diesem neuen Virus namens SARS-CoV-2 und begann, Epidemiologen in meinem Land zu befragen. Auf diese Weise versuchte ich, mein Wissen über COVID-19 so weit wie möglich zu vertiefen. Für jede Pathologie muss es eine Lösung geben und während ich mich darauf konzentrierte, erhielt ich einen Anruf von meiner jüngeren Schwester, die mich fragte, ob ich schon mal von CDS und Andreas Kalcker gehört hätte. Ehrlich gesagt wusste ich nichts über CDS oder Andreas Kalcker und sie schickte mir zwei Videos, die wiederum von meinem älteren Bruder an sie geschickt worden waren. Da ich die Apothekerin in der Familie bin, dachten sie, dass es für mich von Interesse sein könnte.

Das erste, was ich fand, war das Buch „Salud Prohibida". Ich vertiefte mich darin und erkannte, dass es für mich die Verwirklichung meiner Karriere war, weil ich als pharmazeutische Chemikerin nie die Möglichkeit gehabt hatte, mich in einem Labor weiterzuentwickeln; um ein Beispiel zu nennen, in Honduras macht der pharmazeutische Chemiker nur die ärztlichen Visiten. Ich hatte zwölf Jahre lang in diesem Bereich gearbeitet und war in Apotheken als pharmazeutische Koordinatorin tätig, zusätzlich zu den zwölf Jahren, in denen ich bei Gesundheitsprogrammen im Fernsehen mitgewirkt hatte. Dies war die Chance meines Lebens: Ich habe Pharmazie studiert, um magistrale Formeln zu entwickeln. Je mehr ich las, desto mehr wurde mir klar, dass alle Teile auf fantastische Weise zusammenpassen und obwohl andere Kollegen daran zweifelten, gab es für mich keinen Zweifel daran, dass dies die wichtigste Entdeckung in der Gesundheitsforschung der letzten hundert Jahre ist. Damals konnte man in sozialen Medien und gängigen Suchmaschinen noch Videos von Andreas Kalcker finden, heute ist fast alles zensiert. Gleichzeitig habe ich versucht, meine Kollegen davon zu überzeugen, dass dadurch viele Leben gerettet werden können.

Man muss bedenken, dass es in Honduras zwar Salzsäure gibt, aber kein Natriumchlorit hergestellt wird, sodass man es nicht von einer Konzentration in eine andere überführen kann; ich wusste, dass ich Natriumchlorit in Lebensmittelqualität und Salzsäure brauchte; sie eignet sich besser als Zitronensäure, da sie dem entspricht, was wir im Magen produzieren. Ich studierte alles von Andreas, ging sogar noch weiter zurück zu Jim Humble und war fasziniert von seiner Geschichte und der ganzen Wissenschaft des Moleküls selbst. So war ich immer mehr überzeugt, dass dies zur Rettung der Bevölkerung benötigt wurde, und machte mich daran, die Reagenzien zu beschaffen, um das Chlordioxid herzustellen, auch wenn ich sie importieren musste.

Es gab zehn Ärzte, die mir vertrauten. Wir kauften Reagenzien, und damals hatte ich noch nicht einmal Zugang zu Teststreifen. Jemand aus Mexiko schickte mir Chlordioxid und ich musste auf die organoleptischen Eigenschaften zurückgreifen, weil ich keine Teststreifen bekommen konnte, um sicherzugehen, dass ich die 3.000 Teile pro Million hatte – von der Messung des pH-Werts wollen wir gar nicht reden. Wir sprechen von vier Sättigungsraten, zehn Ärzten und ich musste jedem 25 Fläschchen geben. Ich überprüfte die Qualität, indem ich 1ml mit 10ml destilliertem Wasser von der Standardprobe aus Mexiko einnahm, die eine garantierte Qualität hatte (3.000 ppm = 0,3 %). Danach nahm ich eine entsprechende Menge von meinem eigenen Produkt ein und ließ jeweils 1 Stunde dazwischen vergehen. Ich erlebte die gleiche Heilungskrise wie bei der Standardprobe. Auch die Farbe und die biochemische Reaktion in meinem Körper verglich ich solange, bis ich überzeugt war, dass es in Ordnung war. Ich lieferte diese ersten 250 Fläschchen aus und jeder der Ärzte berichtete mir, wie es jedem ihrer Patienten mit dem von mir hergestellten Dioxid besser ging. Die Zahl der Ärzte nahm stetig zu und obwohl ich für meine Arbeit nicht bezahlt wurde, sah ich es als Chance und spendete sie. Mein Kontakt in Mexiko, der mir die ClO_2-Standardprobe geschickt hatte, war es auch, der mir zum ersten Mal von COMUSAV erzählte und ich glaube, ich war eine der ersten Personen in Honduras, die dieser Vereinigung beitrat. Ich war so begeistert und fasziniert davon, dass ich mir bei den samstäglichen Treffen Notizen machte. Damals hatte ich 40 Ärzte im südlichen Teil von Honduras, die Patienten behandelten und am Anfang hatte ich 35, 70 und jetzt habe ich 250, zudem sind aus den 40 Ärzten jetzt mehr als 300 geworden, fast 400 sogar.

Der erste Arzt und Geschäftsmann, der Chlordioxid in den Süden des Landes brachte, Antonio Cano, brachte zusammen mit dem Ingenieur Benigno Rodriguez das Vorprodukt und den Aktivator aus den Vereinigten Staaten mit und begann, über die Möglichkeit der Verarbeitung vor Ort nachzudenken. Diese beiden stehen in Kontakt mit der Regierung, die ihrerseits um den Kontakt zu Andreas gebeten hat.

Bei den Treffen waren Andreas, die Gesundheitsministerin, die First Lady und Elsa Palau, eine der bekanntesten Ärztinnen in Honduras, anwesend und ich war dabei und habe gesehen, wie die Gesundheitsministerin uns gestand, dass sie mit Chlordioxid, das ihr von hier aus Choluteca geschickt wurde, geheilt wurde und auch einen großen Teil ihres Teams geheilt hat und die First Lady bestätigte, dass es tatsächlich als Präventivmittel eingesetzt wird.

Ich war der Meinung, dass dies für die Zulassung der Substanz von Vorteil sei und als wir die lokale COMUSAV organisierten, schlug Antonio Cano vor, mit dem Präsidenten des Kongresses zu sprechen. Der Präsident gab uns keine Zusage, aber er schickte uns seinen Sohn, der derzeit für den Kongress kandidiert und er sagte uns: „Wissen Sie was, Chlordioxid ist eine fantastische Option; arbeiten Sie weiter, wir werden es Ihnen nicht verbieten, aber machen Sie bitte keinen Aufstand." Wir dachten, dass die Situation letztendlich nicht so schlimm sei, da uns die Verwendung von CDS nicht wie in anderen Ländern verboten werden würde und wir entwickelten hier COMUSAV Honduras, wo Wilfredo Escobar und ich nach und nach interessierte Ärzte und Krankenschwestern ausbildeten. Heute haben wir medizinisches Personal von mehr als 573 Personen, die an CDS für therapeutische Zwecke mitarbeiten.

Vor Kurzem (März 2021) wurde ich vom wichtigsten Fernsehsender in Honduras angerufen, um eine Sendung über Chlordioxid zu koordinieren, in der die Studie von Dr. Insignares erwähnt wurde. Im Rahmen dieses Programms sprachen sich viele Menschen in Honduras sowohl für als auch gegen Chlordioxid aus. Nach dieser Sendung gab es eine weitere, in der Salvador Moncada, ein renommierter Wissenschaftler (er war ein Nobelpreiskandidat für das Nitroglyzerin-Patent, das ihm gestohlen wurde), diese Substanz angriff, während ich sie verteidigte, und später fand ich heraus, dass er eine nicht unerhebliche Anzahl Aktien eines mächtigen multinationalen Pharmaunternehmens besitzt ... Ich habe zwölf Jahre lang als Vertreterin im medizinischen Sektor für dieses System gearbeitet und hatte ein Budget, um die Chirurgische Gesellschaft und die Gesellschaft für Innere Medizin einzuladen, ihnen Reisen zu medizinischen Kongressen im Ausland oder zu Fortbildungen, die sie selbst gerne besuchen wollten, zu bezahlen; ich hatte auch ein Budget, um sie zum Essen auszuführen. Die Ärzte haben sich ganz klar auf die Pharmaunternehmen eingelassen. Ich kann daher mit voller Kenntnis beider Seiten der Medaille sprechen, weil ich Teil dieser dunklen Seite des Systems war. Pharmaunternehmen haben sich in die Karrieren vieler Ärzte eingemischt, um sie zu bloßen Verschreibern ihrer Produkte zu machen, ohne an der tatsächlichen Lösung der Krankheiten interessiert zu sein. Neulich habe ich dem Apothekerverband und der Fakultät für Chemie und Pharmazie gesagt: „Es ist eine Schande, dass Sie als pharmazeutische Chemikerin fälschlicherweise behaupten, Chlordioxid sei Hypochlorit oder Natriumchlorit." Es ist sehr traurig, aber in den vielen Chemiekursen, die wir an der Universität unterrichten, wird Chlordioxid nicht ein einziges Mal erwähnt ...

Wir hatten hier im Süden einen sehr dramatischen Fall mit der Schwester der Krankenschwester, die mit Dr. Arturo Ferguson zusammenarbeitet. Sie war seit drei Jahren nicht mehr in der Lage, die Augen zu öffnen, konnte weder sprechen noch essen und wurde wegen einer Krebserkrankung über eine nasogastrale Sonde ernährt und der Arzt schlug vor, CDS intravenös zu verabreichen. Auf Anweisung von Dr. Aparicio aus Mexiko bereiteten wir das CDS vor, wendeten es an und die Patientin öffnete die Augen, erkannte ihre Familie, begann zu sprechen, allein zu essen und innerhalb von 15 Tagen gelang es dieser Patientin, die einen Tumor mit Metastasen im gesamten Gehirn, in der Lunge und an anderen Stellen hatte, sich von ihren Kindern, ihrer Mutter und ihren Geschwistern zu verabschieden, ohne dass sie auch nur einen einzigen Schmerz verspürte (nachdem sie ständig alle zwei Stunden Morphium verabreicht bekommen hatte), bevor sie starb. Ich habe mich immer gefragt, was meine Aufgabe in dieser Welt ist und ich habe sie letztes Jahr (2020) im Alter von 50 Jahren entdeckt. Ich nehme jetzt seit 15 Monaten Chlordioxid und habe mich von meinen Tabletten gegen Bluthochdruck, Migräne und Nesselsucht verabschiedet und meine ganze Familie vor COVID-19 geschützt. Als Apothekerin bin ich keineswegs gegen die allopathische Medizin und in der Tat ist das Protokoll, dem wir regelmäßig folgen, wie folgt:

Bei Patienten im Anfangsstadium beginnen wir mit dem F30-Protokoll (30 ml), dann gehen wir zu C30 über, und zwar begleitend; wir geben zunächst Ibuprofen und ein Grippemittel, sehen wir jedoch, dass die Krankheit fortschreitet, beginnen wir sofort mit Ceftriaxon, Dexamethason und Enoxaparin, das meiner Meinung nach von allen Antikoagulantien am besten zusammen mit Chlordioxid funktioniert, und auch mit Colchicin. Bei Patienten mit Hepatitis oder anderen Leberproblemen (zum Beispiel Leberzirrhose) sollte das letztgenannte Medikament nicht verwendet werden, man muss sich an Dexamethason halten und natürlich muss man immer die Grunderkrankungen des Patienten kontrollieren, denn Chlordioxid ist zwar äußerst nützlich, aber kein Wundermittel, auch wenn es tatsächlich dasjenige ist, welches das Virus durch seinen Wirkmechanismus stoppt.

Wir haben eine lokale COMUSAV gegründet, deren Ausbildungskoordinatorin und Generalsekretärin ich bin und wir haben es in einer Rekordzeit von fünfzehn Tagen geschafft, in Honduras alles Rechtliche abzuwickeln; etwas, das hier seit einiger Zeit nicht mehr passiert ist, da viele Hilfsorganisationen zur Geldwäsche benutzt wurden und dann verboten worden sind. Es wurde uns jedoch gestattet, sie zu errichten.

Wir haben einen Vorstand, der Ärztebrigaden organisiert, um die Menschen von COVID-19 zu heilen und CDS für prophylaktische Zwecke zu spenden. Im Amtsblatt zu dem vom Nationalkongress verabschiedeten Gesetz heißt es:

„Jede magistrale Formel, jedes Medikament oder jeder Impfstoff, der dazu beitragen kann, die Zahl der SARS-CoV-2-Fälle in Honduras zu verringern, kann unter keinen Umständen strafrechtlich verfolgt werden, ebenso wenig wie die Personen, die sie ausarbeiten, entwickeln oder entdecken.“ Der Arzt im Präsidentenpalast gehört auch zu denjenigen, die mit Chlordioxid arbeiten und er hat den Präsidenten gebeten, sie in Ruhe arbeiten zu lassen, und so ist dieses Gesetz entstanden.

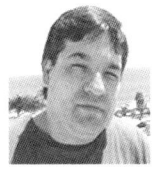 ### GUSTAVO „Gusty“ LÓPEZ GOYENECHE
(Therapeut und Medizinstudent im 4. Jahr; Argentinien)

Ich lernte Chlordioxid durch einen Freund kennen, der mir erzählte, dass er einen Cousin hat, der an Leukämie erkrankt und davon geheilt worden war. Ende 2013 wurde bei mir bösartiger Schilddrüsenkrebs mit Lymphknotenmetastasen diagnostiziert und mir wurde die schlimmste Nachricht überbracht: Aus wissenschaftlicher Sicht war es nicht möglich, dass ich noch lange leben würde. Man gab mir höchstens ein Jahr; weil ich jung war, vielleicht zwei. Man sagte mir, ich solle mich von meiner Familie und meinen Freunden verabschieden. Mein Freund erzählte mir von diesen „Tröpfchen“ und ich begann zu recherchieren und sah mir Videos von Jim Humble und Andreas an. In einem der Videos gab Andreas seine persönliche E-Mail-Adresse an; er antwortete mir mit Angabe der Behandlung, welche die Situation verbessern konnte.

Im ersten Monat sah ich keine Verbesserung und die Tumorlast nahm zu, was mich sehr entmutigte. Im Gegensatz dazu waren spätere Ergebnisse besser und meine Tumorlast ging zurück. Ich brauchte 18 Monate, um den Krebs in Remission zu bringen. Im Jahr 2015 war ich vollständig genesen und seither wurde ich anfangs alle sechs Monate und jetzt jedes Jahr getestet, und ich kann bereits von einer positiven Remission sprechen. Auf jeden Fall hat es sehr lange gedauert und ich musste innerlich viel arbeiten. Seither widme ich mich jedoch genau deshalb der Unterstützung von Menschen, die auf demselben Weg sind.

Aus dieser Begeisterung heraus schlug ich zwei Freunden – Jorge Ferri, der vielen autistischen Kindern mit CDS geholfen hat und Marcelo Rubio – vor, Andreas nach Argentinien zu bringen. Im September 2014 kam er in mein Land und hielt in Mar del Plata im Hotel Ostende einen wundervollen Vortrag. Dort begann unsere Freundschaft und im darauffolgenden Jahr kam er auf seiner Südamerika-Tournee auch nach Argentinien. Diesmal hielt er seinen Vortrag in Buenos Aires im Hotel Bauen und da lernte ich, dass Heilung von einem selbst kommt: Ich tat es, weil ich es konnte, ich konnte es, weil ich es wollte und ich wollte es, weil man mir gesagt hatte, ich könne es nicht.

In Argentinien ist die Lage in Bezug auf Chlordioxid derzeit sehr kompliziert. Die Polizei hat sogar eine Razzia in meinem Haus durchgeführt und sieben Stunden lang meine Wohnung durchsucht und persönliche Gegenstände wie Vitamine und Nahrungsergänzungsmittel mitgenommen. Natürlich haben sie auch etwas Chlorit gefunden und bis heute weiß ich nicht, ob ich angeklagt oder strafrechtlich verfolgt werde, aber auf jeden Fall habe ich bis heute nichts mehr zu diesem Vorfall gehört. Anscheinend wird es noch untersucht und möglicherweise ist meine persönliche Beziehung zu Andreas Kalcker der Grund für die Razzia in meiner Wohnung. Die Wahrheit ist, dass ich immer noch nicht weiß, wie diese Affäre enden wird und dass ich damit etwas durchmachen musste, was ich niemandem wünsche.

Tatsächlich folgen die Regierungen den Anweisungen der Weltelite und deshalb stehen die Menschen Schlange, um sich impfen zu lassen und befolgen fast buchstabengetreu, was ihnen gesagt wird. Es ist sehr traurig, aber gleichzeitig auch sehr real. Logischerweise ist die Zahl der Todesfälle in die Höhe geschnellt und Bolivien, das Argentinien mit seinem deutlichen Rückgang der Fälle aufgrund des Chlordioxid-Gesetzes so nahe steht, wird von den Machthabern in unserem Land systematisch ignoriert. Hier hat die Journalistin Viviana Canosa vor den Fernsehkameras Chlordioxid getrunken und wird immer wieder beschuldigt und mit Geldstrafen belegt. Als das Gesetz in Bolivien verabschiedet wurde, stieg das Interesse an Chlordioxid, aber zu dieser Zeit gab es hier eine starke Kontroverse, weil es Fälle gab wie den kleinen Jungen in Neuquén, der angeblich an der Einnahme von Chlordioxid starb und einen Mann in Jujuy, der „zufällig" zu dieser Zeit starb. In Wirklichkeit stellte sich bei der Autopsie heraus, dass der Junge an Hypochlorämie (Chlormangel im Blut) litt, was ein Widerspruch in sich ist. Man kann mit Chlormangel nicht an Chlorvergiftung sterben und der Mann in Jujuy litt an morbider Fettleibigkeit und zahlreichen Begleiterkrankungen und es war in der Tat ein Multiorganversagen, das zu seinem Tod führte. All dies wurde von Dr. Damián Pelizzari von COMUSAV gründlich untersucht und er hat alle Beweise für diese Fälle von falschen Anschuldigungen. All dies wird mit heimtückischer, rhetorischer Medienpropaganda vermischt, wie zum Beispiel „sie haben ein gefährliches Geheimlabor für Chlordioxid ausgehoben", als wären wir, wie in meinem spezifischen Fall, Drogenhändler und diese Dinge schockieren Menschen, die nur Nachrichten lesen, ohne mehr Informationen zu haben. Wie auch immer, es gibt Leute, die wissen, was Chlordioxid ist und wie es im wirklichen Leben funktioniert und die anderen, die wie Schafe mitlaufen, ohne irgendetwas jemals zu hinterfragen, was die Regierung sagt. In meinem Land sind Impfungen obligatorisch, aber die COVID-19-Impfstoffe sind es nicht und doch hält das die Menschen nicht davon ab, sich aufgrund der Werbung durch die Regierung und die Medien impfen zu lassen.

In Argentinien gibt es trotz alledem Demonstrationen: *Ärzte für die Wahrheit, Anwälte für die Wahrheit*; die Ärztin Chinda Brandolino trägt die Fahne dieses Kampfes sehr leidenschaftlich. Es gibt auch die Ärztin Guillermina in Jujuy, die mehrere sehr gute Berichte im Fernsehen macht und versucht, das Bewusstsein dafür zu erweitern, aber wir sprechen immer noch von einer Minderheit. Auf jeden Fall werden immer mehr Menschen hellhörig, vor allem Menschen, die zwei Dosen des Impfstoffs mit schweren unerwünschten Neben-

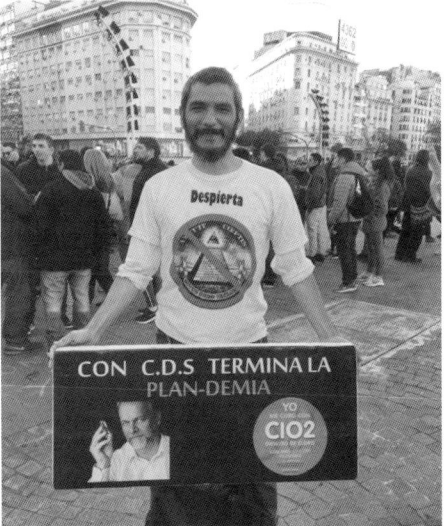

wirkungen erhalten haben oder gestorben sind. Das bringt auch die Menschen in ihrem Umfeld zum Umdenken, aber wir sind noch weit davon entfernt, eine kritische Masse zu erreichen.

Bei den Kongressen, die wir hier mit Andreas gehalten haben, haben wir immer einen Tag ausschließlich Ärzten gewidmet und diese Versammlungen waren wunderbar. Bei diesen Treffen wurden die Ärzte gewissermaßen „wach", als sie ihm und seinen Kollegen zuhörten und erfuhren, wie Chlordioxid wirklich funktioniert und wie dieser Stoff so vielen Menschen helfen kann. Ich kenne Ärzte, die das Dioxidspray ständig in der Tasche haben, weil es ihnen oft aus der Patsche hilft und immer mehr Ärzte erkennen, dass das, was sie da zur Hand haben, nicht verboten werden sollte.

Da die Pandemie mit einem Großteil meiner medizinischen Prüfungen zusammenfiel, konnte ich den COVID-19-Patienten keine Hilfe anbieten, aber mein guter Freund Dr. Fernando Basílico konnte dies tun und deswegen erteile ich ihm das Wort:

> *„Was meine Erfahrungen mit meinen eigenen Patienten betrifft, so habe ich bisher 50 Patienten mit Covid-19 behandelt, von denen keiner starb oder ins Krankenhaus eingeliefert wurde. Bei denjenigen, die erst später mit der Behandlung begannen, kam es zu einem schlechteren Verlauf und zu Komplikationen, sodass das Antibiotikum Levofloxacin eingesetzt werden musste, mit dem ich bei bilateralen Lungenentzündungen die besten Ergebnisse erzielt habe.*
>
> *Diejenigen, die sofort nach dem Auftreten der Symptome mit der Behandlung begannen, erholten sich spätestens nach 72 Stunden. Alle haben bis zum heutigen Tag Antikörper und wurden nicht erneut infiziert oder geimpft.*
>
> *Ich persönlich habe die kompliziertesten Patienten zu Hause behandelt, verwendete für mich das F-Protokoll vor und nach der Konsultation und bin nicht infiziert worden.*
>
> *Der größte Nachteil von CDS ist meiner Meinung nach, dass sich das Virus in der Nacht, wenn der Patient schläft, eher vermehrt, weil die Dosen nicht so häufig verabreicht werden. Bei mir hat es sich bewährt, eine Flasche CDS in einem Behälter neben dem Bett des Patienten zu deponieren, so dass er auch nachts jedes Mal, wenn er aufwacht, eine Dosis nehmen kann.*
>
> *Was meine Verwandten und Bekannten betrifft, so haben sie alle CDS zu Hause, und niemand ist infiziert worden.*
>
> *Ich danke Andreas Kalcker für all die Forschung und das Wissen, das er der Menschheit zur Verfügung gestellt hat.“*
>
> Dr. Fernando Basílico
>
> Kardiologe, Integrative Medizin. Argentinien, August 2021

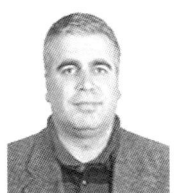

DR. MURAD AGHA

(Doktor der Medizin syrischer Herkunft, wohnhaft in Spanien)

Wie viele andere bin auch ich zufälligerweise vor der Pandemie auf Chlordioxid gestoßen, obwohl viel mehr Menschen erst nach der Pandemie darauf aufmerksam geworden sind. In meinem Fall war es, nachdem ich einen Artikel über Jim Humble gesehen und es in Form von MMS entdeckt hatte. Später fand ich heraus, wer Andreas ist, wie er seine Arthritis heilte und Jim Humble kennenlernte und dann begann ich mit Chlordioxid. In Spanien, wo ich lebe, ist die Verwendung von Chlordioxid nicht erlaubt oder wird zensiert, behindert und eingeschränkt, daher kann ich es als Arzt nicht direkt verschreiben. Ich versuche jedoch, die Informationen im gesamten arabischen und türkischen Gebiet zu verbreiten und zu diesem Zweck habe ich mich zu Beginn der Pandemie mit Andreas in Verbindung gesetzt. Andreas und Jim Humble haben sich aktiv für die Verbreitung der Substanz in Afrika und Lateinamerika eingesetzt. Meiner Meinung nach liegt das Problem auch darin, dass die multinationalen Konzerne das Produkt nicht patentieren können und daher seiner Verwendung und seinem Verkauf alle möglichen Hindernisse in den Weg legen, obwohl letztlich die Bedürftigen den Preis dafür zahlen, da sie letztlich keinen Zugang zu einer Substanz haben, die mehr als 200 Krankheiten heilt.

Die Tatsache, dass die Pandemie CDS bekannt gemacht und verbreitet hat, war ein großes Glück für die Menschen in Bolivien, die im Vergleich zu vielen anderen Ländern besser dran waren, in denen sie den Patienten nur den Einsatz von ineffizienten Beatmungsgeräten anstelle von einfachen Tropfen eines sehr billigen Produkts anbieten konnten ... Wenn man mit den offiziellen Zahlen rechnet, das heißt dass von 2.000 Menschen einer an COVID-19 stirbt, kommt man auf jeden Fall zu dem Schluss, dass mehr an der Influenza sterben und wir es daher streng mathematisch gesehen nicht mit einer echten Pandemie zu tun haben; außerdem müssen wir bedenken, dass die schlimmsten Bilder der Pandemie allein aus Asien und Lateinamerika stammen. Zu all dem müssen wir die bedauerliche Medienkampagne hinzufügen, die dazu geführt hat, dass die Mehrheit der Menschheit Masken trägt, darunter leider auch Menschen mit

Atemproblemen oder das Flugpersonal und die Passagiere selbst, deren Sauerstoffgehalt allein durch das Fliegen um etwa 20 % reduziert wird. Dazu kommt, was aus der Maske eingeatmet wird ... Und bei allen Berufen – einschließlich denen im Gesundheitswesen –, bei denen die Maske 8 Stunden oder länger getragen werden muss, sind hiermit natürlich Probleme verbunden. Die gute Nachricht ist auf jeden Fall, dass die Pandemie Chlordioxid vielerorts bekannt und beliebt gemacht hat und das ist aus gesundheitlicher Sicht eine hervorragende Nachricht.

Als die Pandemie ausbrach, besuchte ich die Stadt Ceuta und obwohl sie schon immer eine Grenzstadt war, war mehr als sonst geschlossen und es gab viele Patrouillen mit gepanzerten Fahrzeugen, was mich zutiefst verwunderte, da man offenbar versuchte, das Virus so abzuschrecken, was absolut lächerlich ist, ganz zu schweigen von dem Aufwand an Benzin, Wartung usw. dieser Fahrzeuge, an Menschen und Ressourcen. Da waren auch die Warteschlangen in den Supermärkten und die Betrübtheit darüber, dass die Bevölkerung begann, ihre Nachbarn wie Feinde zu betrachten, mit all dem Trauma und der Psychose, die diese Situation nach wie vor hervorruft. All dieses Misstrauen trägt erheblich zur sozialen Spaltung bei, die zu diesem Zeitpunkt leider schon sehr fortgeschritten ist. All dies bringt uns zu Friedmans Theorie, dass man erst Panik erzeugen muss, wenn man einer bestimmten Bevölkerungsgruppe, ob klein oder groß, etwas verkaufen oder sie von etwas überzeugen will. Damit führt man sie auf den gewünschten Weg, was zweifellos auch die Absicht ist, die man mit dem Versuch verfolgt, uns Impfstoffe aufzuzwingen. Das Problem ist, dass damit ein Präzedenzfall geschaffen wird und sie diese Mittel, wie wir bereits sehen, aus technologischer Sicht nutzen werden, um unser Verhalten zu steuern und eine immer stärkere Kontrolle in allen Aspekten zu erreichen, bis hin zu dem Punkt, wo wir absolut nichts mehr ohne Erlaubnis tun können; dies ist bereits bei der Verbreitung von Überwachungskameras und anderen technischen Kontrollinstrumenten sichtbar. Wir haben jetzt den Gesundheitspass und bewegen uns damit eindeutig auf eine absolute Kontrolle zu. Auf jeden Fall konnten dank der Arbeit von Andreas, COMUSAV und all den Ärzten, die mutig die Führung übernommen haben, unzählige Menschenleben mit Chlordioxid gerettet werden und es bleibt zu hoffen, dass dies weiterhin unbehelligt geschehen kann. Da ich syrischer Herkunft bin und meine Familie in mehreren arabischen Ländern verstreut lebt, hatte ich das Pech, mitzuerleben, wie zwei Verwandte an Krebs starben und weil sich ihr Land im

Krieg befand, konnten sie kein Chlordioxid bekommen. Andererseits habe ich einen anderen Verwandten, einen Cousin, den ich sehr schätze, dessen Mutter an akutem Nierenversagen litt und zweimal pro Woche zur Dialyse musste. Ich schlug ihnen vor, Chlordioxid zu verwenden und da sie sich im nördlichen Teil Syriens befinden, der von der Türkei kontrolliert wird, gibt es eine Art Hilfsorganisation, die ClO_2 für die Dialyse von Menschen verwendet, also sagte ich ihnen, sie sollten sie bitten, es ihrer Mutter zu geben. Zusammen mit dem Natriumbicarbonat bedeutet das, dass diese Person nur noch alle zwei Wochen eine Dialyse benötigt, anstatt mehrmals pro Woche. Es gibt eine Vielzahl von Fällen, in denen uns Menschen aus Südamerika und verschiedenen Ländern der arabischen Welt konsultiert haben und wir geben ihnen Empfehlungen, wie sie es verwenden können, sofern sie in der Lage sind, es zu bekommen, da sie in diesem Fall oft große Schwierigkeiten haben, die Grundsubstanzen zu finden. Es gibt auch eine Person in Marbella – wo ich wohne –, die einen an COVID-19 erkrankten Verwandten hatte, und ich schlug ihnen die Verwendung von CDS vor, um die Krankheit zu heilen, jedoch war sie sehr skeptisch. Sie lebt in Lateinamerika, wo wir am meisten konsultiert wurden und wo es einfacher ist, an dieses Heilmittel zu kommen; und das ist die Wahrheit, die ans Tageslicht kommen muss; das ist das Mindeste, was wir dem Rest der Welt mitteilen sollten – es ist unsere Pflicht als Menschen.

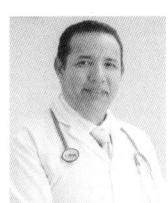

DR. RAÚL FONTANA SÁNCHEZ

(Arzt und Spezialist für integrative Medizin; Dominikanische Republik)

Ich bin Absolvent der Universidad Católica Nordestana in der Dominikanischen Republik und habe im Anschluss ein Aufbaustudium in Gesundheitsmanagement und Krankenhausverwaltung absolviert. In unserem Land habe ich zwei wichtige Krankenhäuser geleitet. Im Ministerium für öffentliche Gesundheit habe ich eines wichtigen regionalen Krankenhäuser geleitet. Daher bin ich seit vielen Jahren im Bereich der öffentlichen Gesundheit tätig, behandle jedoch auch Patienten mithilfe meiner Kenntnisse in integrativen und komplementärmedizinischen Therapien wie Akupunktur, Bioenergetik,

Reiki, ganzheitlichen Therapien wie Blütenessenzen, Neuraltherapie, Chiropraktik und Therapien aus dem emotionalen Bereich wie der regressiven Therapie. Wenn ich nicht gerade meine Aufgaben in öffentlichen Funktionen wahrnahm, erzielte ich mit diesen integrativen medizinischen Therapien sehr gute Ergebnisse bei meinen Patienten. Gerade auf der Suche nach neuen Therapiesystemen, entdeckten wir 2010 dank des Internets MMS, das durch Mischen von Natriumchlorit mit Salzsäure gewonnen wird, obwohl damals häufig Zitronensäure verwendet wurde. Interessanterweise trafen sich in diesem Jahr die beiden prominenten Befürworter von Chlordioxid, Jim Humble und Andreas Kalcker, zum ersten Mal in meinem Land und zwar in der Region von Barahona. Ich wusste nichts von diesem Treffen und hatte auch nicht die Ehre, sie damals kennenzulernen, aber zu dieser Zeit entdeckte ich diese Substanz mit wirklich erstaunlichen Wirkungen. Jahre später lernten wir die weiterentwickelte Chlordioxidlösung (CDS/CDL) von Andreas Kalcker kennen und von da an sammelten wir zahlreiche Erfahrungen mit sehr wichtigen Fällen, die insbesondere die Wirksamkeit dieser Substanz gegen alle Viren bestätigten. In unserem Land sind Dengue-Fieber und in geringerem Maße Malaria endemisch, aber in den letzten Jahren (2014-15) wurden wir von neuen Zika- und Chikungunya-Epidemien heimgesucht, die diese tropischen und subtropischen Regionen stark betroffen haben. CDS hat sich bei diesen Viren als sehr zuverlässiges und solides Mittel erwiesen, das keine Nebenwirkungen hat und dessen Heilungsrate weit über der anderer Produkte oder Medikamente liegt. Damit sind wir bei 2019-20 angelangt, dem Jahr, in dem die Epidemie in unserem Land begann. Wir haben sofort damit begonnen, dieses Mittel, das wir bereits für die Behandlung anderer Pathologien kannten, bei COVID-19 einzusetzen – Chlordioxid in Form von CDS –, sowohl oral als auch mit Einläufen, in topischer und neuerdings auch intravenöser Anwendung. Nach der Kontaktaufnahme mit Tannia und Oberst Tamayo, einem Gespräch mit Andreas und einem von Fernando Jerez geführten Interview mit ihm wurde die Organisation COMUSAV auch in der Dominikanischen Republik ins Leben gerufen.

Der Erfolg von Chlordioxid bei COVID-19 in unserem Land ist überwältigend; es gibt praktisch keinen einzigen Patienten, der nach der Einnahme dieser Substanz nicht vollständig genesen ist. Je früher sie CDS einnehmen, desto schneller genesen sie und müssen nicht auf die Intensivstation. Patienten, denen es später verabreicht wurde, blieben länger im Krankenhaus, aber auch sie haben sich erholt. Man kann mit Recht behaupten, dass in unserem Land die Heilungsrate von COVID-19-Patienten, die mit Chlordioxid behandelt wurden, bei fast 100 % liegt. Bei Personen, die es von Anfang an korrekt und nach den Anwendungsprotokollen eingenommen haben, konnten wir eine deutliche Verbesserung in drei bis vier Tagen und eine vollständige Genesung in neun bis elf Tagen beobachten.

Meiner persönlichen Erfahrung entsprechend mische ich Chlordioxid nicht mit allopathischen Arzneimitteln und das empfehle ich auch so. Was wir in der Praxis getan haben, wird durch eine Akte und eine wissenschaftliche Studie belegt, die von Dr. Manuel Aparicio in Mexiko mit 1.157 Fällen durchgeführt und in der nachgewiesen wurde, dass die Heilungsrate ähnlich hoch ist wie bei uns. Je mehr Medikamente oder Substanzen eingesetzt werden, auch solche, die nachweislich die Heilung fördern, aber nicht mit Chlordioxid synergistisch wirken, wie Ivermectin und Hydroxychloroquin, desto mehr verzögert sich der Heilungsprozess. Ein Patient, der sich innerhalb von drei Tagen erholt, braucht manchmal zehn oder zwölf Tage, wenn andere Medikamente eingesetzt werden. Wir empfehlen, einfach das Fieber zu senken, Sauerstoff zu verabreichen, den Patienten zu hydrieren und Chlordioxid zu verabreichen.

CDS ist ein Mittel, das WIRKLICH funktioniert; in der Dominikanischen Republik haben Verkehrsunfälle die Sterblichkeit von COVID-19 im Jahr 2020 übertroffen; aber nicht nur Verkehrsunfälle, sondern auch akute Myokardinfarkte, zerebrovaskuläre Episoden und an vierter Stelle Diabetes. COVID-19 steht an fünfter Stelle, weil es von Anfang an eine große Offenheit für den Einsatz von Ivermectin, Hydroxychloroquin und vor allem den Einsatz von Chlordioxid gab. Dieser wurde nie öffentlich bekämpft, kam einem großen Anteil der Bevölkerung zugute und viele Leben konnten gerettet werden – die Todesfälle durch COVID-19 liegen hierzulande weit unter dem Weltdurchschnitt. Gegenwärtig sind die COVID-19-Infektionen etwas angestiegen und decken sich mit den geimpften Menschen. Wir haben nicht viele Patienten behandelt, die sich nach der Impfung infiziert haben, weil die Impfrate hier bei etwa 50 % liegt und der verwendete Impfstoff meist der chinesische Impfstoff ist, der statistisch gesehen die wenigsten Nebenwirkungen hat. Menschen, die nach einer Impfung Symptome zeigen, sind definitiv komplexer und einige der Impfstoffbestandteile wirken wie ein „Puffer" für die Krankheit; sie schaffen eine Art „Speicher" für die Krankheit, sodass die Geimpften, selbst wenn man dagegen ankämpft, weiterhin dieselbe Krankheit „erzeugen", was auf das „Spike"-Protein zurückzuführen ist, womit dann ein Teufelskreis entsteht, der schwer zu durchbrechen ist. Meine Empfehlung für eine bessere Behandlung gegen die Auswirkungen des Impfstoffs lautet definitiv, dass die Menschen sich besser nicht impfen lassen sollten. Wir können Geimpften helfen, aber es gibt keine Garantie, dass die Toxizität, die sie mit ihren Bestandteilen erzeugt, langfristig beseitigt werden kann. Die kommenden Jahre werden zeigen, ob diese Komponenten beseitigt werden können.

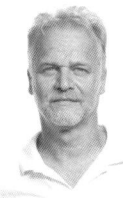

Dr. h. c. ANDREAS LUDWIG KALCKER

Forscher, Biophysiker und Autor

COMUSAV war ursprünglich eine Idee, die aus dem Bedürfnis heraus geboren wurde, Menschen zu informieren. Aus diesem Grund möchte ich jedes einzelne Mitglied dazu beglückwünschen, dass es seinen Teil zu diesem Projekt beigetragen hat. Natürlich wird es in allen Vereinigungen ab einer gewissen Größe widersprüchliche Meinungen geben und man muss sich vor Augen halten, dass CO-MUSAV kein gewinnorientiertes Unternehmen ist, sondern eine friedliche Initiative. Der Unterschied zu anderen freiwilligen Initiativen besteht darin, dass bei jenen der Geist oft von verärgerten Menschen, die gegen etwas sind, getragen ist – COMUSAV bietet dagegen Problemlösungen an. Was meine persönliche Philosophie betrifft, so bin ich nicht gegen den Krieg, sondern für den Frieden, so wie ich auch nicht grundsätzlich gegen Impfstoffe bin, sondern für Impfstoffe, die nachgewiesenermaßen wirklich sicher und wirksam sind. Das ist meine Philosophie und in COMUSAV selbst variieren Meinungen und gehen in unterschiedliche Richtungen. Zum Beispiel gab es in Bolivien leider eine bedauernswerte Situation, die mich zu einer Distanzierung gegenüber den dortigen Organisatoren gezwungen hat. Aber ich muss meinen Prinzipien in den Situationen, denen ich begegne, treu bleiben, und habe nichts weiter hinzuzufügen. Jeder muss seinen eigenen Schlussfolgerungen und Prinzipien folgen und vor allem weiterhin helfen, Menschenleben zu retten.

Überlegungen zu COMUSAV

COMUSAVs mittlerweile erreichte Größe erfordert es, neue Wege zu beschreiten und ich bin sehr glücklich darüber, dass der Kern von COMUSAV weltweit eine Gruppe wahrer Freunde ist, und diese Freundschaften wurden in den Gräben des Kampfes gegen den Tod geschmiedet. Wir kennen uns alle persönlich und wissen, wie der andere denkt; die Vereinigung wächst und wir sehen, dass sie mehr Ressourcen braucht. Was braucht sie konkret? Im Grunde braucht sie Energie, denn um sich zu bewegen und große Pläne umzusetzen, braucht man Energie, die sich wiederum in Geld ausdrückt. Mitglieder müssen sich einbringen, eine Leistung erbringen, wie zum Beispiel dieses Buch, welches zur Finanzierung dieser edlen Ideen beiträgt. Wir sind auch dabei, eine Stiftung zur Verwaltung von Gebäuden zu gründen, welche uns in Mexiko zur Verfügung gestellt und geschenkt wurden. In diesem Zusammenhang möchte ich Mäzenen wie Pedro Luis Martín Bringas danken, der ein sehr schönes Gebäude gestiftet hat, in dem wir in Zukunft ein Sanatorium für einkommensschwache Menschen bauen können, sobald die Mittel beschafft sind. Wir haben noch ein weiteres, sehr modernes Gebäude in Guadalajara, das für Büros und eine stabile und konstante Infrastruktur für die F. A. L. K.-Stiftung und COMUSAV genutzt werden wird, wo ein rechtlicher und angemessener Sitz sowohl für Forschung als auch für Ausbildung eingerichtet wird. In Zukunft wird es maßgeblich sein, Ärzte und Gesundheitsfachleute angemessen auszubilden, damit sie CDS auch auf korrekte und effiziente Weise einsetzen können.

NEUES BEWUSSTSEIN IN DEN MEDIEN

Wenn es um die Medien geht, muss man differenzieren. Wir sprechen von den „großen" Massenmedien auf der einen und den „kleinen" oder unabhängigen Medien auf der anderen Seite. Diese unabhängigen Medien liefern insgesamt sehr gute Informationen und recherchieren in der Regel wirklich ordentlich bevor sie berichten. Dem gegenüber verfügen die Massenmedien aus Kostengründen über immer weniger Redakteure, die sich jeweils um ein ganzes Programm kümmern und im Allgemeinen nur kopieren und in Nachrichten einfügen, was die meinungsbildenden Agenturen Reuters und AP sagen; die haben ein Nachrichtenmonopol inne, welches die Interessen derjenigen vertritt, die finanzieren und das Sagen haben. Über dem Chefredakteur, der gut oder weniger gut sein kann, gibt es immer jemanden, der mehr Verantwortung trägt und die Richtlinien festlegt. Worin bestehen die Richtlinien der großen Massenmedien? Geld verdienen ... um jeden Preis. Sie haben keine Skrupel, eine Kamera vor eine sterbende oder blutende Person zu halten, um die Einschaltquote zu erhöhen. Es liegt traditionell im Interesse der Massenmedien, kontroverse Inhalte zu verbreiten, denn es ist bekannt, dass Kontroversen die Einschaltquoten erhöhen. Und wie lassen sich Kontroversen am einfachsten erzeugen? Sie suchen sich zwei Parteien mit unterschiedlichen Positionen aus und diffamieren je nach Bedarf. Was Chlordioxid betrifft, so wurden chemische Stoffe absichtlich miteinander vertauscht. Die erste Verwechslung betrifft die Vorläufer dieses Gases: Hypochlorit wird mit Natriumchlorit verwechselt. Die erste Substanz ist ein Bleichmittel, das 300-mal giftiger ist als Chlordioxid. Wir verwenden nur die zweite, ganz andere Substanz als Vorläufer und auf jeden Fall ist beides kein Chlordioxid. Vergleichsweise ist das so, als würde man Schießpulver mit Kohlenstoff vergleichen; Schießpulver enthält Kohlenstoff, aber Kohlenstoff ist kein Schießpulver. Um es ganz klar zu sagen: Natriumchlorit ist ein Salz und Chlordioxid ein Gas. Sie haben nichts miteinander zu tun.

Dies muss ein für alle Mal klargestellt werden: Das alte MMS ist die trinkbare Mischung aus Chlorit und Säure in einem Glas Wasser (im Gegensatz zu Wasser mit Chlordioxidgas, das eigentlich CDS ist). Wasser mit MMS (Chlorit + Säure) enthält daher Rückstände sowohl von Chlorit als auch von Säure, die manchmal Durchfall und andere geringfügige Magenverstimmungen verursachen. Daher kommt die FDA-„Warnung" oder Gesundheitswarnung, die einige Medien lauthals herausposaunen, weil sie selbst nie ihre eigenen Quellen hinterfragen und Opfer ihrer eigenen Strategie, mangelnder Überprüfung und Unfähigkeit zu Hinterfragen, werden.

Verónica Del Castillo, Ethel Soriano und Karla Revollo (deren Beiträge wir in dem Bolivien gewidmeten Abschnitt sehen werden) sind authentische, mutige und in den Medien bekannte Journalistinnen, die selbst erfolgreich mit dieser Substanz experimentiert haben, um sich selbst zu behandeln und die nicht nur ein Sprachrohr für die Medien sind, sondern ganz bewusste Menschen, die Zensur erlebt haben durch die großen Massenmedien, welche im Dienste des Geldes der Werbetreibenden – wie zum Beispiel Pharmakonzernen – stehen, die dank ihrer enormen Gewinnspannen immense Summen in die Werbung investieren. Es sei daran erinnert, dass einfaches Aspirin eine Gewinnspanne von > 10.000 % hat. Diese Massenmedien sind also Opfer ihrer eigenen Strategie und es ist für sie unmöglich, aus diesem Teufelskreis auszubrechen. Nur durch Wissen kann die Menschheit einen Paradigmenwechsel anstreben.

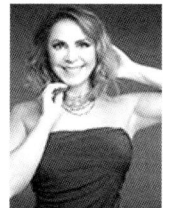

ETHEL SORIANO

(Medizinjournalistin und TV-Sprecherin, qualifiziert in Rehabilitationstherapie; Mexiko)

Ich hörte von Chlordioxid durch einen Klassenkameraden an meiner Schule; er war vom Nutzen von Chlordioxid überzeugt und bat mich, Andreas Kalcker zu interviewen, um mehr über dieses Mittel zu erfahren. Ich habe einen Berufsabschluss in Rehabilitation, aber das Leben hat mich dazu geführt, Gesundheits- und Wellness-Journalist in zu werden. Ich bin jetzt seit 17 Jahren auf Sendung und bringe nicht einfach irgendetwas in mein Programm, da ich aufgrund meiner Ausbildung großen Respekt vor der medizinischen Fachwelt habe. Ein Klassenkamerad hat einige Videos von ihm geteilt und damit mein Interesse geweckt. Ich habe Andreas über seine Website eine Nachricht geschickt; er hat geantwortet und nach ein paar weiteren Informationen haben wir uns detaillierter ausgetauscht. Zuerst haben wir ein Interview geführt, das ich aufgezeichnet habe (2020) und dann habe ich ihn auf Radio Nacional in Mexiko interviewt: Andreas erstes landesweites Interview in Mexiko, das sowohl im Radio als auch im Fernsehen ausgestrahlt wurde. Es war ein voller Erfolg; viele Interessierte haben mir geschrieben, einige mit der Bitte, ihre Familie zu retten, andere mit dem Hinweis, dass die Regierung uns in die Irre führt, indem sie diesen Stoff als giftig bezeichnet. Kurz nach der Ausstrahlung meines Interviews tauchten Berichte auf – in anderen Medien, die nicht recherchieren und nur wiederholen, was sie hören, ohne nachzuforschen –, dass Chlordioxid giftig sei …

Nach diesem Gespräch setzte ich mich auf Andreas Bitte hin mit Oberst Tamayo in Verbindung. Es war Oberst Tamayo, der mich mit Pedro Chávez in Kontakt brachte und ich interviewte sie beide. Dieses zweite Interview war ebenfalls ein Erfolg und anschließend begannen die Aufsichtsbehörden, Mitteilungen über die angebliche Giftigkeit dieser Substanz herauszugeben, aber die Bevölkerung ist nicht dumm und versteht schnell, was funktioniert und gut für sie ist. In diesem Interview forderte ich einen Arzt öffentlich auf, einen wissenschaftlich bestätigten Fall von Toxizität im Zusammenhang mit Chlordioxid aufzuzeigen. Bis heute hat es niemand gemacht. Leute, die sagen, dass sie es später tun werden, verschwinden dann aus Angst, denn wir wissen, wovon wir sprechen. Später lud mich Dr. Pedro Chávez zu einem COMUSAV-Treffen ein und teilte mir mit, dass Oberst Tamayo mich zur Direktorin für soziale Medien für diese weltweite Koalition ernannt hatte. Natürlich war ich sehr glücklich darüber und sagte zu, und von da an nahm ich an Sitzungen teil und begann, einige der Samstagskonferenzen und die erste internationale Pressekonferenz zu moderieren. Wir haben versucht, die Vorteile von CDS, die durch viele Erfahrungsberichte belegt sind, bekannt zu machen, was ein ständiger Kampf mit der medizinischen Fachwelt ist. Ich habe immer in Krankenhäusern gearbeitet und ich betone nochmals meinen Respekt für die Ärzteschaft. Ich würde niemals ein „Wundermittel" anpreisen, und obwohl es Ärzte gibt, die schon ihren Verstand und ihre Augen geöffnet und die Wirksamkeit dieser Substanz nachgewiesen haben, gibt es andere, die es nicht einmal versuchen wollen, und so kämpfen wir immer noch, weil CDS so viele Menschen gerettet hat.

Ich erhalte täglich viele Nachrichten mit Tausenden von „Segenswünschen": „Sie haben meine Familie gerettet" usw. Einfach schöne Dinge, wirklich. Als die COFEPRIS (Regulierungsbehörde) die Erklärung zur Toxizität herausgab, wurde ich kritisiert und zur Verantwortung gezogen, obwohl es für mich als Medizinjournalistin in Wirklichkeit unverantwortlich gewesen wäre, zu schweigen, wenn ich weiß, dass CDS Leben rettet. Es ist unerhört, dass andere Medien nicht verstehen, dass es nicht um eine Mediengeschichte geht, sondern um Menschenleben! Ich kann nicht schweigen, wenn ich weiß, dass etwas Leben rettet, ich kann es nicht. Ich bin sehr stolz darauf, dass ich mit diesem Journalismus in Mexiko Pionierarbeit geleistet habe; es gab Leute, sogar aus Spanien, die E-Mails geschickt haben, um mich feuern zu lassen, aber die Interviews waren auf jeder Ebene ein Erfolg und ich habe E-Mails aus der ganzen Welt erhalten, vor allem von Menschen aus ganz Lateinamerika, in denen ich gefragt wurde, wie sie sich COMUSAV anschließen könnten, um zu helfen, in ihren jeweiligen Ländern Leben zu retten. Das ist etwas, das nicht vertuscht oder ignoriert werden kann und es sind diese Dinge, die Ihnen helfen, weiter zu kämpfen.

Meine Mutter erkrankte an COVID-19 und musste ins Krankenhaus eingeliefert werden. Obwohl das Krankenhaus ihr kein CDI (intravenöses ClO_2) verabreichte, sagte mir der Arzt, dass er mir die Erlaubnis erteilen würde, falls sie intubiert werden müsste, es ihr zu geben. Der Infektiologe kam und sagte, dass er es auf keinen Fall genehmigen würde, aber meine Mutter hat es überstanden und obwohl sie kein Chlordioxid nehmen durfte, hat sie es nach ihrer Entlassung aus dem Krankenhaus dann doch genommen und konnte sich so vollständig erholen und jegliche Folgeschäden vermeiden.

Ein Kollege – ein Direktor – hier beim Sender erkrankte an COVID-19 und ich bat ihn, mir zu erlauben, ihn mit Chlordioxid zu heilen, aber er befürchtete, dass es mit all seinen anderen Medikamenten in Konflikt geraten könnte. Trotz allem hörte er auf mich und Dr. Chávez, der auch mit ihm telefonierte – Innerhalb von zwei Tagen war er praktisch genesen und bezeichnete mich in seinem Dankesschreiben als seinen Schutzengel. Leider gibt es immer noch zu viele unnötige Todesfälle, aber wir werden weiterhin unser Bestes tun, solange es uns erlaubt ist.

Im Urlaub in Acapulco habe ich mich mit COVID-19 angesteckt und weil ich mich nicht um mich selbst gekümmert habe, erkrankte ich zusammen mit meinen beiden Töchtern; nach zwei Tagen Behandlung mit Chlordioxid kam unser Geschmacks- und unser Geruchssinn wieder zurück und die Schmerzen sind verschwunden. Leider haben viele Menschen in meinem Land die Einnahme von Chlordioxid eingestellt, weil die Information kursierte, dass die Krankenkasse nicht mehr zahlt, wenn man Chlordioxid im Blut hat. Chlordioxid ist schwer nachweisbar, da es im Körper zu Salz zerfällt, aber viele Menschen sind in diese Falle getappt. Wenn man bedenkt, wie viel Geld die Versicherer gespart hätten, wenn bei COVID Chlordioxid eingesetzt worden wäre, im Gegensatz zu den anderen, viel teureren Krankenhausbehandlungen, wird das Ganze noch viel absurder. Abgesehen davon haben sie den Menschen viel Angst eingejagt, so dass sie aufgrund des sozialen Drucks diese Impfstoffe nehmen, anstatt sich mit Chlordioxid zu schützen. Gandhi sagte, dass die Wahrheit immer noch die Wahrheit ist, auch wenn sie in der Minderheit ist und ich denke, das ist hier der Fall.

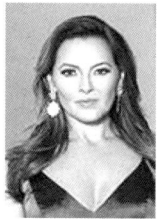

VERÓNICA DEL CASTILLO

(Journalistin – zweifache Empfängerin des nationalen Journalistenpreises, 1997 und 2011 –, Schriftstellerin, Moderatorin und Therapeutin; Mexiko)

Im März 2020 begann der Lockdown in Mexiko und da ich nichts zu tun hatte und eingesperrt war, chattete ich mit einigen Freunden, die sich mit Gesundheits- und Wellness-Themen befassen und eine von ihnen sagte, sie würde einen Link zu einem MMS-Kurs mit einem Mexikaner namens Rodrigo Amézquita posten, der in Nayarit lebt. Das weckte meine Aufmerksamkeit und ich fragte: Was ist dieses MMS? Ich verstehe gar nichts. Ich habe mich also darauf eingelassen, habe zugehört und es wurde etwas in mir wach, das mich noch neugieriger machte. Aufgrund dessen habe ich Rodrigo angerufen, ihn interviewt und er hat mir gesagt, ich solle Andreas Kalcker interviewen; er hat mich an ihn verwiesen und mir seine Telefonnummer gegeben, ohne dass ich wusste, wer er war. Also habe ich Andreas kontaktiert. Kurz darauf fand ich heraus, dass das Interview, das ich mit Rodrigo Amézquita geführt hatte, von meinem YouTube-Kanal entfernt wurde und dann verbot mir der Fernsehsender, bei dem ich arbeitete, dieses Interview auszustrahlen. Ich habe ihnen gesagt, dass wir das Video bearbeiten würden und habe es persönlich editiert, um die umstrittensten Teile zu entfernen und trotzdem haben sie mir nicht erlaubt, es auszustrahlen. Ich spreche von Televisa, einem der größten lateinamerikanischen Sender – von der Morgensendung „Hoy", einer populären Magazinsendung. Sie sagten mir, die Leute würden sich diese Substanz besorgen und falls Menschen sterben, würden sie uns die Schuld geben. Ich habe dieses Interview aufbewahrt und konnte es nie senden, außer in privaten Chats, und das hat mich dann doch frustriert. Bereits bevor ich mit Andreas Kalcker sprach habe ich allerdings viele Erfahrungsberichte gefunden, die später zufälligerweise von YouTube, Facebook oder anderen Social-Media-Kanälen gelöscht wurden und da war meine Neugierde definitiv schon vor dem Interview geweckt. Also kontaktierte ich die Leute, die ihre Erfahrungen teilten und mir wurde klar, dass diese Fallstudien völlig echt waren, aber dass sie zensiert wurden und dass nur negative Informationen über Chlordioxid vorherrschten.

Ich weiß nicht mehr, wie ich bei COMUSAV angefangen habe, aber Oberst Tamayo verwies mich an Tannia Bayas und ich fing an, erste Konferenzen zu leiten, von denen ich bis jetzt etwa zehn oder zwölf durchgeführt habe. Ich begann, alle Informationen aufzusaugen, bis ich von CDS überzeugt war und kurz nach dem Interview mit Kalcker fing ich an, es selbst zu nehmen. Als Versuchskaninchen habe ich es an mir selbst ausprobiert und mir gesagt, wenn es mir schaden würde, dann sollte es mir schaden und nicht meiner Familie. Bald darauf empfahl ich es meinen Eltern, die schon älter sind, 86 und 77 Jahre alt, und sie begannen, es einzunehmen, aber sie trauten ihm nicht so recht und nahmen es unregelmäßig. Mein Vater ist ein bekannter Schauspieler und er reiste nach Puerto Vallarta, wo ihm ein Neffe erzählte: „Onkel, ich wurde von COVID-19 mit Chlordioxid geheilt, als es schon keine Hoffnung mehr gab, und jetzt empfehle ich es und verschenke es."

Im Moment bin ich bei keinem Sender unter Vertrag und habe daher völlige Meinungsfreiheit. Ich habe nur meine Social-Media-Kanäle, wo ich bereits zensiert wurde, wo bereits Interviews mit Dr. Aparicio entfernt wurden. Sie haben mir bereits auf Instagram gedroht, dass sie es entfernen werden, wenn ich noch einmal einen Beitrag über Chlordioxid hochlade und deshalb ändere ich jetzt den Namen und nenne es Flüssigsauerstoff. Sie werden mich nicht aufhalten; ich lasse mich nie aufhalten. Andere Kollegen glauben, dass es funktioniert, sie glauben, dass es nützlich ist, aber sie werden es trotzdem nie offen sagen, weil sie auf Sendung sind. Sie sagen mir zwar, dass sie es nehmen, aber sie können es nicht in der Öffentlichkeit kundtun; dieses Thema ist hier im Sender verboten, sie können es nicht einmal im Studio besprechen und einige sagen mir, ich solle helfen, meine anderen Kollegen bitte zu überzeugen. Anlässlich des COMUSAV-Treffens, an dem mein Vater teilnahm, wurden mein Vater und ich in Puebla interviewt; der Sender Telemundo kam und führte das Interview mit uns, wozu sie von Mexiko-Stadt nach Puebla fuhren. Es wurde aber dann wegen der gut bezahlten Impfkampagne von Telemundo und auch in den USA nicht ausgestrahlt, da schlussendlich eine starke Zensur herrscht. Die Erfolge und Arbeit vieler Menschen wurde verschwiegen. Es ist eine Doppelmoral, bei der es um Geld geht oder einfach darum, den eigenen Arbeitsplatz nicht zu verlieren. Meine Eltern und ich haben nicht vor, uns impfen zu lassen, solange wir nicht gezwungen werden. Chlordioxid reicht mir, ich fühle mich sicher und meine Familie auch und ich werde mich nicht einem genetischen Experiment aussetzen, bei dem es keine Garantie für die Nebenwirkungen gibt. Chlordioxid ist in den Medien definitiv verteufelt worden, dabei handelt es sich um eine ergänzende oder alternative Medizin, die frei erhältlich sein sollte, denn jeder entscheidet selbst, was er seinem Körper zuführt. Es ist eine völlig widersprüchliche Situation, denn wenn keine Untersuchungen durchgeführt worden wären, wäre die Lage anders, aber wenn die Studien eindeutig zeigen, dass es sich um eine nicht toxische Substanz handelt, dann jedoch das Gegenteil behauptet wird, dann sind diese Aussagen eindeutig manipuliert. Dr. Aparicio, Dr. Oberst Pedro Chávez und ich waren in Durango und wurden vom staatlichen Roten Kreuz eingeladen. Sie luden die Konferenz, die wir hielten, in ihre Netzwerke hoch, jedoch gab ihnen das übergeordnete internationale Rote Kreuz den Auftrag, es zu löschen. Es ist eine mutige Arbeit gegen den Strom, aber sie ist es wert.

Lektionen aus Bolivien

Die Legalisierung von Chlordioxid in Bolivien und der Prozess, der zu diesem Gesetz geführt hat, war in vielerlei Hinsicht ein sehr komplexer und lehrreicher Weg. Im Folgenden werden wir uns ansehen, wie dieser Weg beschritten wurde und auf welche Hindernisse dieser Prozess gestoßen ist und noch stößt. Wir werden uns auch mit den nicht unerheblichen Herausforderungen befassen, die vor uns liegen, und mögliche Wege aufzeigen, wie wir sie bewältigen können. Aber im Grunde werden wir sehen und feststellen, dass Chlordioxid, wenn es in großem Umfang und mit offizieller Unterstützung eingesetzt wird, durchaus in der Lage ist, diese Pandemie auf lokaler Ebene zu beenden. Es ist daher nicht schwer zu erkennen, dass wir, wenn sich diese Situation auf globaler Ebene wiederholen ließe, heute sicherlich nicht mehr von der COVID-19-Pandemie sprechen würden.

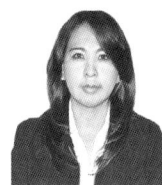

ING. PAMELA TRUJILLO

(Biochemikerin, Toxikologin, Polizeikommandantin; Bolivien)

Vor der Pandemie war Chlordioxid weitgehend unbekannt und die meisten Menschen, die es kannten, kannten es in Form von MMS, bei dem Tropfen von Natriumchlorit mit seinem Aktivator, der Salzsäure, gemischt werden. Karla Revollo – Journalistin und Social-Media-Influencerin – war die erste Person, die diese Substanz hier aus gesundheitlichen Gründen propagierte. Einzig wegen ihr nahm ich an einem Kongress teil, den sie während des ersten Besuchs von Andreas Kalcker in Bolivien im November 2019 organisierte, als Bolivien wegen der politischen Angelegenheit um Evo Morales in Aufruhr war. Ein Oberst lud mich ein, daran teilzunehmen. Ich bin von Beruf Biochemikerin, arbeite seit 22 Jahren bei der bolivianischen Polizei und bin Expertin für Toxikologie. Der Oberst wollte wissen, ob diese von Karla Revollo und Andreas Kalcker beworbene Substanz für die Bevölkerung giftig ist oder nicht. Obwohl ich eine Einladung hatte, war die Veranstaltung ziemlich voll und ich konnte nicht mehr hinein. Wegen der damaligen politischen und sozialen Umwälzungen kam ich etwas später an, was sich auch in dem Bericht widerspiegelte. Der Oberst sagte mir, ich solle mir keine Sorgen machen, da andere Leute in der Organisation ein Exemplar von Andreas Kalckers Buch „Gesundheit verboten" in die Hände bekommen hätten. Ich hörte und sah mir nicht nur die Aussagen und Interviews von Andreas Kalcker und Karla Revollo an, sondern durchforstete auch das Buch, stellte fest, dass alle wesentlichen Informationen darin enthalten waren und begann, es zu lesen.

Im Dezember desselben Jahres wurde bei meiner Nichte, die noch sehr jung war (20 Jahre alt), Lymphdrüsenkrebs diagnostiziert. Ihre Familie hatte keine Krankenversicherung und war verzweifelt. In dem Buch wurden Protokolle für verschiedene Krebsarten beschrieben und ich dachte über die Möglichkeit nach, dieses Mittel bei ihr anzuwenden. Der Oberst hatte mich inzwischen gebeten, diese Substanz wie im Buch beschrieben zuzubereiten. Ich besorgte mir die Reagenzien und bereitete sie für mich und den Oberst vor und kurz darauf – im Januar – behandelte ich bereits meine Nichte, die die Schmerzen ihrer bereits stark geschwollenen Lymphknoten nicht mehr ertragen konnte. In Bolivien war es für meine Nichte aufgrund der politischen Unruhen und der Instabilität nicht einfach, ins Krankenhaus zu gehen. Sie nahm es in den Monaten Januar und Februar 2020 ein, und im März – kurz bevor die Pandemie ausbrach – konnte sie CT-Scans machen lassen, um mit der Chemotherapie zu beginnen. Die Ärzte sahen, dass es ihr sehr gut ging und dass die bösartigen Zellen, die sich in den Kanälen, in denen die Lymphknoten liegen, ausgebreitet hatten, aus verschiedenen Bereichen ihres Körpers verschwunden waren. Die Ärztin war beeindruckt, denn aufgrund der Ergebnisse konnte sie sehen, dass sie nicht mehr an so vielen Stellen präsent waren und sie sagte, dass sie die ursprünglich empfohlenen 16 Chemotherapiesitzungen nicht mehr benötigte. Die Schwellungen in den Lymphknoten und anderen Körperregionen waren deutlich zurückgegangen, die Ärztin reduzierte die Chemotherapie auf 12 Sitzungen und im Dezember 2020 hatte meine Nichte den Krebs besiegt. Sie nimmt auch weiterhin Chlordioxid zu sich, um die Neubildung bösartiger Zellen zu verhindern.

Ende März wurde der Lockdown beschlossen und im April 2020 rief mich Oberst David de la Torre an, um mir mitzuteilen, dass mehrere Polizisten erkrankt waren. Da ich bereits starkes Vertrauen in diese Substanz hatte, sah ich, dass es – wie in Andreas' Buch beschrieben – Protokolle für Viren wie HIV und Influenza gab, und wählte das Protokoll für Influenza, da sie COVID-19 am ähnlichsten war. Oberst Ponce war zusammen mit seiner Familie – sieben Personen unterschiedlichen Alters, darunter auch Kinder – der erste Polizist, der gemeinsam mit seiner gesamten Familie behandelt wurde und innerhalb von zehn Tagen erholten sie sich alle sehr gut, ohne dass irgendwelche Medikamente außer Ibuprofen gegen Fieber verabreicht wurden.

Oberst de la Torre erzählte mir, dass weitere Gruppen in Santa Cruz, Cochabamba und an anderen Orten Chlordioxid einsetzten und regte mich zu virtuellen Treffen mit ihnen an, um ihre Vorgehensweisen zu sehen und um weitere Informationen zu erhalten. Also nahm ich Kontakt zu Enrique Bautista in Santa Cruz auf, einem in Bolivien lebenden uruguayischen Arzt für Naturheilkunde, der mir vorschlug, CDS anstelle von MMS zu verwenden. Er brachte mich wiederum mit einem Pharmaunternehmen namens Grupo Alcos in Verbindung, damit dieses mich auch mit Andreas Kalcker in Kontakt setzte. Als es mir gelang, mit Andreas zu sprechen, erklärte ich ihm das von mir verwendete Protokoll und erzählte ihm, dass bereits mehrere Polizisten betroffen waren. Er beruhigte mich und ermutigte mich auch, CDS anstelle von MMS zu verabreichen, um Durchfall und andere Magenverstimmungen zu vermeiden und so begannen wir, CDS zu verwenden. Oberst de la Torre schlug mir vor, ein Protokoll zu entwerfen und dem Generalkommando einen Vorschlag zu unterbreiten. Wir haben dann eine Eingabe mit dem Titel „Verwendung von Chlordioxid zur Vorbeugung und Behandlung von COVID-19 bei Polizeipersonal" verfasst. Der Vorschlag wurde dem Generalstab vorgelegt und ich habe ihnen geraten, sich mit Andreas zu treffen, damit er ihnen versichern und erklären kann, wie dieser Stoff genau funktioniert. Dank der Unterstützung von Fernando und Gisela von der Stiftung Pukara hier in Bolivien konnten wir 2020 ein großes Treffen mit dem gesamten Generalstab und allen Kommandanten der Verwaltung abhalten.

General Montero, General Suárez, General Aguirre und viele andere waren anwesend und Andreas überzeugte sie mit Daten, und unterstützte gleichzeitig meine Arbeit; er half, die Protokolle zu verbessern und mich mit anderen Fachleuten in Kontakt zu bringen, die mich anleiten sollten, damit wir keine Fehler machen. Der Kommandeur erklärte, er werde den Sachverhalt analysieren und anschließend die Entscheidung des Generalstabs übermitteln. Einige Tage später meldete er sich bei mir, um mir mitzuteilen, dass er beabsichtige, Rohstoffe in großen Mengen zu kaufen, um CDS als Ausrüstung für die gesamte Polizei kostenlos verteilen zu können, da diese bei ihrer Arbeit in direktem Kontakt sehr infektionsgefährdet sei.

Trotz der Hilfe des argentinischen Konsulats und der bolivianischen Polizeiattachés in Argentinien zögert es sich lange hinaus, etwa fünf Monate (von Mai bis September), um das Rohmaterial aus Argentinien einzuführen, und doch gelang es Oberst Álvaro Álvarez, genügend Rohmaterial nach Bolivien zu schicken, obwohl es wegen der politischen Situation und der Pandemie eine Zeit dauerte. In der Zwischenzeit suchte ich anderswo nach weiteren Rohstoffen und wurde angegriffen, weil ich etwas getan hatte, was damals nicht legal war. Genau zu diesem Zeitpunkt stellte Andreas den Kontakt zum ecuadorianischen Oberst Guillermo Tamayo her, der mich und meine Kommandeure einlud, COMUSAV beizutreten. So wurde ich im Juni 2020 die erste Bolivianerin, die dieser Koalition beitrat und begann, mit den Ingenieuren und Ärzten, die mit CDS arbeiteten, in Kontakt zu treten, was mir viel mehr Erfahrung verschaffte; dies nutzte ich, um weitere bolivianische Ärzte einzuladen, sich daran zu beteiligen.

Aufgrund meiner Tätigkeit als Polizeiexpertin durfte ich trotz des Interesses der Presse nicht mit ihr sprechen, aber da bereits mehr als hundert Polizeifamilien mit unserer Unterstützung COVID-19 erfolgreich überwunden hatten, verlangte die Presse meine Stellungnahme. Meine Vorgesetzten waren sich darüber im Klaren und wir haben unsere Arbeit deshalb immer intern gehalten, ohne irgendwelche Erklärungen abzugeben, so wie auch die Polizei in anderen Ländern wie zum Beispiel in Spanien Chlordioxid einsetzt, aber verdeckt. Aufgrund dessen suchte COMUSAV nach jemandem, dem nicht diese Einschränkung auferlegt war und sie brachten mich mit dem Ingenieur Miguel Arce zusammen, der das CDS in die Provinzen von Potosí bringen wollte. Also schickte ich eine Spende von 20 Flaschen für mehrere Krankenhäuser nach Potosí, die in staatlichen Fahrzeugen transportiert werden mussten. Das war ein wirklich historischer Moment, denn die Ärzte dort waren von der Wirksamkeit dieser Substanz sehr überrascht. Miguel Arce war also der Erste, der

CDS im Süden Boliviens (Potosí und Sucre) förderte. Gleichzeitig bewarb und verbreitete Frau Callisperis CDS im Osten, wodurch verschiedene Personen, die einander nicht kannten, diese Substanz im ganzen Land bewarben – Frau Callisperis zum Beispiel kenne ich nicht persönlich. Ich habe dann auch mit der Armee zusammengearbeitet, durfte aber trotzdem nichts davon öffentlich machen.

Im Mai 2020 haben wir einen Vorschlag unterbreitet, um die Öffentlichkeit in dieses Programm für den Zugang zu dieser Substanz mit einzubeziehen, und haben diesen Vorschlag dem Gesundheitsminister, Dr. Navajas, vorgelegt. Er war besonders überrascht als er die Ergebnisse sah und feststellte, dass die behandelten Personen strengen Analysen unterzogen worden waren, welche die Ungiftigkeit dieses Mittels bewiesen. Ich war persönlich für diese Tests verantwortlich. Dabei zeigte sich, dass Herz, Leber und Nieren dieser Menschen in einwandfreiem Zustand waren und auch die Marker für Kreatinin, Transaminasen usw. lagen im normalen Bereich. Der Minister hatte bereits mit Dr. Callisperis und mehreren Epidemiologen des Gesundheitsministeriums Kontakt aufgenommen und er war es, der mich mit allen in Verbindung brachte. Leider wurde Dr. Navajas einige Tage später wegen seiner Rolle im Zusammenhang mit Schmiergeldern für Beatmungsgeräte verhaftet. Zu diesem Zeitpunkt wurde mein Projekt abgebrochen und konnte nicht in der gewünschten Weise vorankommen, da der neue Gesundheitsminister nichts von Chlordioxid hören wollte und mich mehrmals abwies. Damals erklärte ich Oberst Tamayo, dass der Vorsitz von COMUSAV Boli-

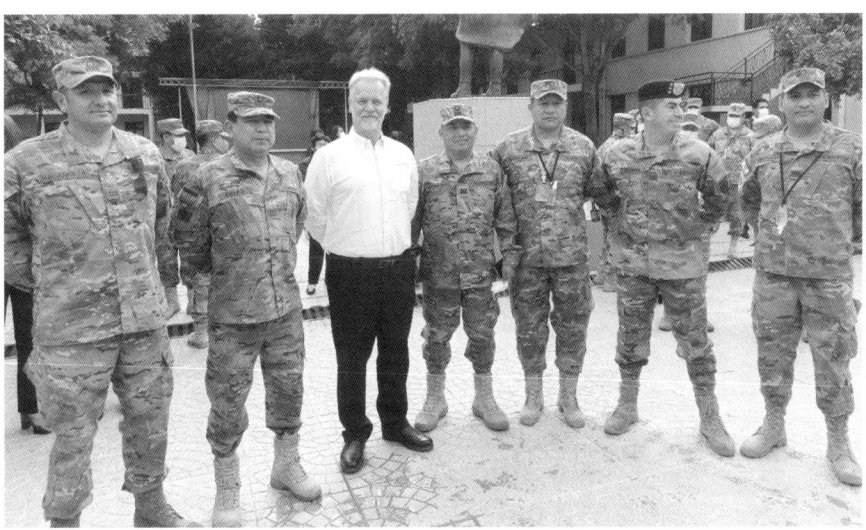

vien an einen Arzt übergeben werden müsse, der die Verantwortung übernehmen und sich öffentlich äußern könne und da kam Patricia Callisperis ins Spiel, die bereits genügend Ärzte versammelt und viel Arbeit geleistet hatte, um diese Substanz bekannt zu machen, die später für die Entstehung des Gesetzes entscheidend war. Auch auf politischer Ebene gab es viele Menschen, die mit Chlordioxid geheilt wurden, wie Eva Copa, die damalige Präsidentin des Senats und Andronico, der heutige Präsident des Senats, sowie andere Minister, die diese Substanz für eine gute Option hielten.

Auch das Militär erforscht Chlordioxid mit der EMI (Universitäten der Armee), bildet Fachleute in dessen Anwendung aus und produziert die Substanz heute auch für die allgemeine Bevölkerung.

Zur Behandlung und Vorbeugung von COVID wird auch der Polizei CDS unentgeltlich angeboten. Natürlich ist das alles auf freiwilliger Basis. Außerdem gibt es bei der Polizei das bolivianische COVID-Überwachungszentrum, das sich aus professionellen Beamten zusammensetzt, die für die Verwaltung des Chlordioxids zuständig sind, von der Verteilung bis zur Nachsorge der genesenen Polizisten und die Protokolle über Polizisten führen, die sich infiziert haben, die sich erholt haben, die Komplikationen erlitten haben, die geimpft und getestet wurden und so weiter. Sie bieten kostenlose Tests, Chlordioxid und vieles mehr. Unter ihnen ist Oberst Ponce (der erste Polizist, der durch Chlordioxid geheilt wurde), der Andreas bei seinem zweiten Besuch traf.

Offensichtlich sind sie diejenigen, die für die Verwendung dieser Substanz werben, da sie diese nicht nur zur Vorbeugung und Heilung von COVID einsetzen, sondern auch bei Bluthochdruck, Arthritis, Leberzirrhose und anderen Krankheiten als Alternative verwenden. Dies ist ein gutes Beispiel dafür, wie die Streitkräfte den Gebrauch dieser Substanz angenommen haben und Jim Humble wurde ebenfalls kontaktiert, um ihm für seine Arbeit zu danken.

Ich bin dafür, dass die Herstellung von Chlordioxid von verantwortungsbewussten und geschulten Personen durchgeführt wird, um Vergiftungen und andere Probleme zu vermeiden, die sich negativ auf Chlordioxid und den Ruf seiner Wirksamkeit und Ungiftigkeit auswirken könnten. Idealerweise sollte diese Substanz von einem pharmazeutischen Unternehmen oder einer Universität hergestellt werden. Was die bolivianische Polizei betrifft, so bin ich an der Polizeihochschule Mariscal Antonio José de Sucre für die Produktion zuständig, sowie die Militäringenieurschule für die Produktion der Armee verantwortlich ist. Viele andere Universitäten sind ebenfalls an der Herstellung beteiligt, um die Kosten niedrig zu halten und zu vermeiden, dass Produktionsfehler oder vielmehr Produktvariationen auftreten. Wesentlich dazu beigetragen, dass all dies im heutigen Bolivien Wirklichkeit werden konnte, haben COMUSAV und insbesondere Tannia Bayas.

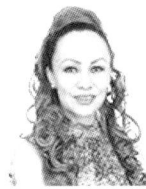

TANNIA BAYAS

(Generalsekretärin von COMUSAV Mundial; Spanien/Ecuador)

Die Person, die COMUSAV in Bolivien ins Leben rief, war Polizeikommandantin Pamela Trujillo, die uns auf den ersten Konferenzen traf und sich mit mir in Verbindung setzte, um Ärzte, die sie in ihrem Land kannte, von uns schulen zu lassen. Sie hat CDS entwickelt und eingesetzt, um ihre Polizisten und deren Familien zu schützen. Obwohl sie hinter den Kulissen arbeiten musste, half sie uns, alles zu koordinieren. Durch einen befreundeten Arzt von Kommandantin Trujillo kam damals die Empfehlung von Dra. Patricia Callisperis auf. Pamela Trujillo schlug daraufhin Dra. Callisperis als Vertreterin der COMUSAV in Bolivien vor. Sie akzeptierte, begann COMUSAV Bolivien zu leiten und mit unserer Hilfe und der neu eingerichteten COMUSAV-Website fingen wir an, Ärzte und Therapeuten zu finden, die sie beraten konnte. Auf diese Weise wurde die Grundlage für eine Zusammenarbeit geschaffen, die später zu den wichtigen Ereignissen in diesem Land führen sollte.

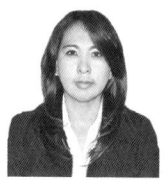

ING. PAMELA TRUJILLO

(Biochemikerin, Toxikologin, Polizeikommandantin; Bolivien)

Ich empfehle, dass Menschen CDS aus offiziellen Quellen beziehen, aus dem Gesundheitssektor oder über Ärzte, die von COMUSAV oder Andreas Kalcker empfohlen werden; meiden Sie auf jeden Fall alle verdächtigen Produkte. Bislang liegen mir keine direkten oder indirekten Berichte über Menschen vor, die durch Chlordioxid vergiftet wurden und wir kämpfen derzeit dafür, dass das Chlordioxid-Gesetz nicht lediglich eine Übergangsregelung ist, sondern eine solide Verordnung erlassen wird. Heute ist leider das einzige Krankenhaus in Bolivien, in dem Menschen mit Chlordioxid offiziell behandelt werden können, das Militärkrankenhaus mit Dr. Martín Vargas – ein herausragender Fachmann. Es wäre schön, wenn mehr Kliniken diese Alternative anbieten könnten, anstatt dass Patienten zu Hause mit dieser Substanz behandelt werden müssen, was bei Erkrankten mit medizinischen Komplikationen sehr schwierig ist. Dies wäre meiner Meinung nach der nächste Schritt, den wir unternehmen sollten.

_____ 5.2

Botschaft an Polizei und Militär in aller Welt

Ich möchte alle bitten, Chlordioxid eine Chance zu geben und es als Alternative zu nutzen, denn diese Substanz kann nicht nur zur Vorbeugung und Behandlung von COVID-19 eingesetzt werden, sondern auch für viele andere Dinge. Wenn Sie es nicht einnehmen wollen, müssen Sie das auch nicht tun; Sie können das Spray-Protokoll verwenden, das Ihr Leben schützen kann, denn Sie müssen auch an Ihre Familien denken.

Es besteht kein Zweifel, denn sowohl für die bolivianische Armee als auch für die Polizei ist Chlordioxid das Mittel erster Wahl zur Verhinderung von COVID-19; andernfalls wären mehr als drei Viertel der Armee und wahrscheinlich die Hälfte der Polizei betroffen gewesen, **dank des CDS jedoch gar nicht.** Sowohl bei der Armee als

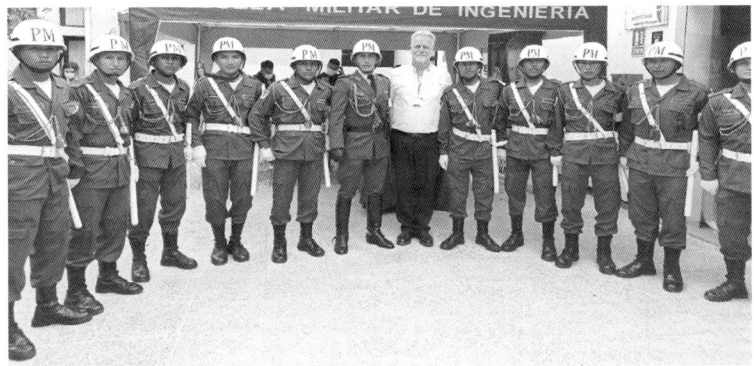

auch bei der Polizei gibt es nur sehr wenige Tote, was im Vergleich zur Gesamtbevölkerung besonders bemerkenswert ist.

Wir dürfen nicht vergessen, dass die Pandemie noch nicht vorbei ist und wir das Virus immer noch bekämpfen müssen und das geht am besten **mit der Waffe, die sich als am wirksamsten erwiesen hat**. Polizei, Militär, Ärzte und andere Fachleute müssen Hand in Hand arbeiten, um es in jedem Land zu stoppen, und dabei sollte das gemeinsame Ziel die oberste Priorität darstellen. In meinem Fall war es die bolivianische Polizei, die durch die Heilung ihrer eigenen Leute mit dieser Substanz anderen die Lösung gezeigt hat und die Welt sollte ihre Augen nicht vor den Beweisen verschließen, die durch die Gesetze unseres Landes bestätigt werden.

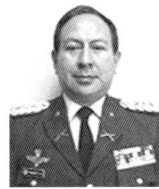

CNL. GUILLERMO TAMAYO

(Oberst der ecuadorianischen Armee)

Pamela Trujillo in Bolivien schützte die Polizei mit CDS und nahm dann Kontakt zu den Streitkräften auf. Das Gesetz wurde von Gary Cordero und nicht wie einige behaupten von Patricia Callisperis vorangetrieben, sodass Karla Revollo und Gary Cordero über Eva Copa, die Präsidentin des bolivianischen Rates, für seine Durchsetzung kämpften. In Ecuador werden wir das Projekt (2021) in der neuen gesetzgebenden Versammlung vorstellen, um zu versuchen, CDS zu legalisieren.

Die Menschheit darf ihre Freiheit nicht aufgeben!

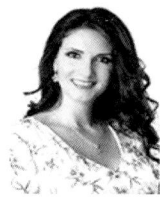

KARLA REVOLLO

(Investigative Gesundheitsjournalistin; Bolivien)

Ich weiß seit 2014 von Chlordioxid, also seit etwas mehr als sieben Jahren. Ich lernte es durch eine sehr schwere gesundheitliche Krise kennen, die ich selbst durchleben musste, da wir Journalisten uns oft erst an letzter Stelle mit unserer Gesundheit und vor allem mit der Recherche darüber beschäftigen. Meine damals sehr kritische Situation bestand aus einer chronisch nervösen Gastritis, zwei Bandscheibenvorfällen und einer halbseitigen Lähmung meines Körpers, die immer mehr zu einem Dauerzustand wurde. Deshalb habe ich beschlossen, die grundlegendsten Dinge zu erforschen, die uns nicht offen gesagt werden und es gibt so vieles, was uns verborgen bleibt. Angefangen bei der Ernährung, denn sie ist eine der grundlegenden Säulen der Gesundheit. Von diesem Standpunkt aus begann ich zu verstehen, wie unser Organismus funktioniert und wie die Lebensmittelindustrie, die in Wirklichkeit keine Lebensmittel, sondern Esswaren herstellt – zusammen mit der Pharmaindustrie –, viele Dinge verzerrt, um ihre eigenen wirtschaftlichen Interessen zu verteidigen. Sie haben definitiv den Respekt vor dem menschlichen Wesen verloren. Sie wollen uns glauben machen, dass unser Körper beschädigt geboren wurde, obwohl er in Wirklichkeit weiß, wie er sich selbst heilen und die Elemente nutzen kann, die die Natur uns zur Verfügung stellt. In meinem Fall trat die Genesung relativ schnell ein, denn nach zwei Wochen ging es mir viel besser und nach zwei Monaten hatte ich keine Symptome mehr von „Krankheiten", die mir jahrelang Probleme bereitet hatten. Dies hat mich dazu veranlasst, genauer nachzuforschen, was hier vor sich geht und warum dieses Wissen nicht weiter verbreitet und allgemein zugänglich ist. Dort habe ich Chlordioxid gefunden, eine so edle Substanz, die sozusagen im Verborgenen liegt und ich habe angefangen, sie bei mir selbst mit ausgezeichneten Ergebnissen anzuwenden, das nun seit fast acht Jahren, nicht nur bei mir selbst, sondern bei allen Menschen, denen ich sie empfohlen habe.

Ich habe auch festgestellt, dass wir Journalisten einen ziemlich faulen, nicht investigativen Journalismus betreiben, der in letzter Zeit nichts anderes tut als kopieren und einfügen; ich habe gesehen, wie meine Kollegen Informationen von der FDA (der US-Regulierungsbehörde für Lebensmittel und Medikamente), die keinen wissenschaftlichen Artikel oder keine klinische Studie widerspiegeln, kopieren und in ihre Nachrichten einfügen; geschweige denn Informationen über Chlordioxid. Sie präsentieren lediglich eine bei der FDA eingereichte Beschwerde, von der aber nicht bekannt ist, von wem bzw. was damals genommen wurde, als „wissenschaftlichen Bericht" und es werden bestimmte Schäden usw. angegeben.

In meinem Eifer, nachdem ich bei mir selbst und bei meinem eigenen Sohn, der jetzt 21 Jahre alt ist (er war auch krank) Heilung erfahren habe, beschloss ich, tiefer zu gehen und herauszufinden, warum wir dazu gebracht werden zu glauben, dass Krankheit ein „normaler Zustand" ist. Das mag eine weitverbreitete Ansicht sein, ist aber mitnichten normal, wie ich auch in meinen Vorträgen deutlich mache.

Die Menschen sind nicht richtig informiert. Bereits fünf Jahre vor Andreas Kalckers erstem Besuch in Bolivien habe ich Informationen über Chlordioxid verbreitet und beschloss schon früh, nach ihm zu suchen. Es dauerte eine Weile, bis Andreas Kalckers Tochter eine E-Mail von mir las und mich zu einer Tour einlud, der ich sofort zustimmte, um mit der Weltfigur des Chlordioxids zu arbeiten.

Bolivien befand sich damals (2019) in einer politisch sehr heiklen Situation und Andreas selbst fragte mich, ob es ratsam sei, die Tournee fortzusetzen oder abzubrechen, worauf ich antwortete, dass wir sie fortsetzen sollten, da das Ziel, Leben zu retten, den Weg ebnen würde.

Als er (Andreas Kalcker) ankam, wussten wir nicht, ob es ihm überhaupt möglich sein würde, den Flughafen zu verlassen, weil durch die damaligen Unruhen die Situation wirklich kompliziert war, aber wir haben es geschafft, ihn ohne Probleme ins Land zu bekommen ... Wir haben die Tour stattfinden lassen. Man muss immer einen ersten Schritt tun, um Situationen zu schaffen und nach Wegen zu suchen; und wenn es Türen gibt, die einem verschlossen bleiben, muss man sich anderswo umsehen.

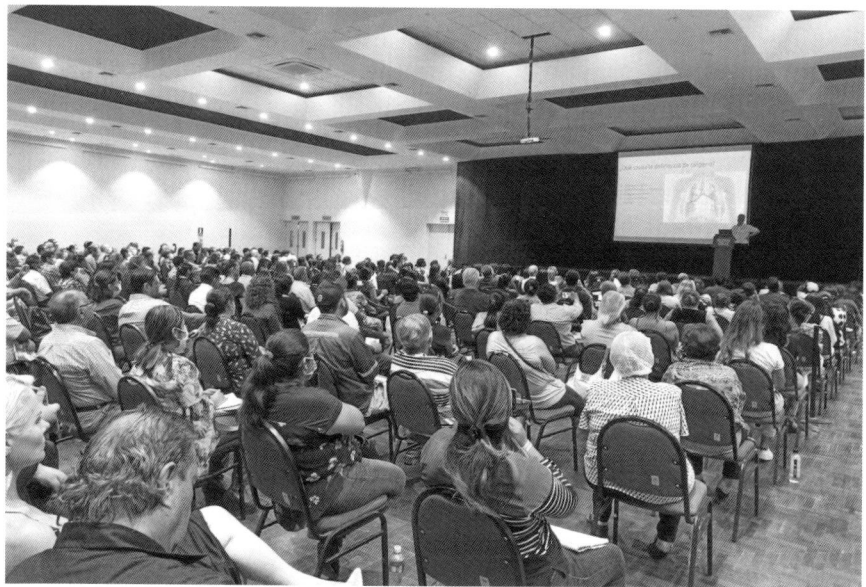

Die Konferenz und ein spezialisierter Workshop fanden schließlich statt, die Menschen kamen (trotz der angespannten Situation) massenhaft zu jeder der Einladungen, aber das Überraschende ist, dass diejenigen, die an den Workshops teilnahmen, bereits Erfahrungsberichte mitbrachten – an sich schon eine fantastische erste Sensation – was zu erfolgreicher Verbreitung, Orientierung und Schulung führte, und seither begann der Dominoeffekt; immer mehr Menschen erholten sich dank Chlordioxid von verschiedenen Krankheitsbildern. Zu diesem Zeitpunkt konnte sich niemand von uns vorstellen, was kurz darauf geschehen würde und was als „die COVID-19-Pandemie" bekannt werden würde, obwohl sich nach einigen Monaten herausstellte, dass sie von großen Interessen- und Machtgruppen inszeniert worden war. Auf jeden Fall wusste niemand, was passieren würde.

Alle Dinge geschehen aus einem bestimmten Grund. Andreas' Besuch fand 2019 trotz allem statt und nach der Pandemie breitete sich das Wissen um seine Arbeit (die mehr als 14 Jahre alt ist) noch weiter aus. Informationen zur Effizienz des Chlordioxids begannen sich weltweit zu verbreiten, aber dasselbe traf auf kritische Stimmen zu, denn eine Substanz, die so viele Menschenleben retten kann, dient offensichtlich nicht zum Vorteil von Machtgruppen mit dunklen Interessen, die bereits öffentlich bekannt sind.

Nach der Ankündigung der Pandemie haben sie uns nicht nur mit Angst, sondern mit Panik manipuliert, sie haben uns eingeschlossen und das ist ein psychologisches Phänomen, das als „negative Grundierung" bekannt ist, bei dem sie die Menschen mit einem sehr starken und dramatischen Ereignis einlullen, um die getarnte Wahrheit zu zeigen und wenn dann später die ECHTEN Informationen herauskommen, glauben Leute nicht daran und verspotten sie sogar, weil die Terrorkampagne viel tiefer eingedrungen ist. Ich muss gestehen, dass ich persönlich am Anfang auch infiziert wurde von dieser Angst, da wir anfangs alle an die „Pandemie" glaubten; niemand konnte sich vorstellen, dass alles organisiert war und es sich nicht um eine biologische, sondern um eine künstlich geschaffene Krankheit handelte. Wir dachten, es handele sich um eine weltweite Pandemie, jedoch war bei uns die Besonderheit, dass wir das Gegenmittel hatten, das uns Andreas Kalcker kurz zuvor nach seinem ersten Besuch in Bolivien vorgestellt hatte.

Wir (diejenigen von uns, die die WAHRHEIT kennen) haben den Nachteil, dass wir nicht über die Medien verfügen, die von den Eliten verwaltet werden. Dies bedeutet einen ungleichen Kampf für diejenigen von uns, die dieses Wissen publizieren, da es sofort in den sozialen Netzwerken unterdrückt (gelöscht) wird, weil sie Angst haben, dass ihr ganzer perverser Plan zusammenbricht; was andererseits eher früher als später geschehen muss, da die Menschheit ihr Bewusstsein auf entscheidende Weise öffnen wird – darauf vertrauen wir.

Deshalb wird die Arbeit von Andreas und vielen, vielen anderen aufstrebenden Führungspersönlichkeiten weltweit, die von Ärzten, Experten und Wissenschaftlern und sogar einigen Politikern unterstützt werden, bereits deutlich und zeigt uns, was die Medien, Regierungen und Eliten vor uns verbergen.

Der Mensch kann seine Freiheit nicht einfach aufgeben!

Dieser ganze Plan war uns in den ersten Monaten weniger gut bekannt.

Während des Lockdowns habe ich Informationen über Chlordioxid weitergegeben und ich musste Unwahrheiten widerlegen, die selbst von Ärzten verbreitet wurden, welche diesen Stoff offensichtlich nicht in seiner Gesamtheit kannten. Ich tat dies über meine Social-Media-Kanäle in einer Live-Sendung, die damals von fast 5.000 Menschen gesehen wurde und dann weitere 250.000 erreichte ... und noch mehr, nachdem ich basierend auf meinen eigenen Erfahrungen und vielen wissenschaftlichen Studien, die es seit vielen Jahren über diese edle Substanz gibt, klarstellte, was Chlordioxid ist und was es nicht ist.

Seit 1998, also seit mehr als 23 Jahren, bin ich als Journalistin tätig und habe hauptsächlich in den Fernsehmedien gearbeitet, also kenne ich das Medienmanagement sehr gut...

Mitten im Lockdown ereignete sich der Höhepunkt der Tragödie in Bolivien, in vielen Regionen, aber ich erinnere mich besonders an Cochabamba, wo der Friedhof voll war und die Menschen auf den Straßen starben ... Das konnte man wirklich nicht mit ansehen.

Wir haben mit Andreas Kalcker gesprochen und ich habe ihm gesagt, dass wir etwas unternehmen müssen. Er hat mich nach der genauen Situation gefragt, um gemeinsam daran zu arbeiten.

Damals verfügte eine der politischen Mächte – die Bewegung für den Sozialismus – über zwei Drittel der gesetzgebenden Versammlung, des so genannten Nationalkongresses; ab Oktober wurde die Präsidentschaft einem Interimspräsidenten übertragen, der CDS nicht nur ablehnte, sondern die CDS-Vertreter unter uns sogar verfolgte. Ich erhielt Drohungen, dass sie zu meinem Haus kommen würden, um das Chlordioxid zu holen. Und was würden sie tun? Ich müsste mit meinem Baby weggehen, das zu diesem Zeitpunkt gestillt wurde? Ich habe Chlordioxid genommen, ich nehme es jetzt, ich habe es während der Schwangerschaft genommen, während des Stillens, um meine Gesundheit und die meiner Kinder zu erhalten. Die Drohungen richten sich gegen diejenigen von uns, die für das Leben sind! Dasselbe geschah durch Zeitungsartikel mit Verfolgungsdrohungen, die ebenfalls erschienen. An welchen Punkt sind wir gekommen, wenn das Ziel, Leben zu retten, zu einem Verbrechen wird?

Welches Gesetz steht über dem Leben eines Menschen?

All dies spreche ich in den Konferenzen und allen Versammlungen an, an denen ich teilgenommen habe. Es geht nicht nur um die Aufgabe der Informationsverbreitung aus journalistischer Sicht, sondern auch um die aus menschlicher Sicht und aus eigener Erfahrung. Bei diesem Thema ist kein Platz für halbe Sachen, und dies ist meiner Ansicht nach auch der Grund, dass es in den sozialen Netzwerken sehr präsent ist. Wir mussten hinausgehen und das Leben mit aller Kraft verteidigen. Es gab viele Ärzte, die Angst vor all diesen Drohungen hatten und Chlordioxid im Verborgenen einsetzten; ich verstehe die Angst, aber ich glaube, dass wir unser Gesicht und uns zeigen müssen, erst recht in einer so kritischen Situation. In dieser ganzen Dynamik war ich in der Tat das sichtbarste Gesicht des Chlordioxids in Bolivien, was auch Ärzte selbst bestätigten, da auch Dra. Callisperis in einem Interview erwähnte, dass sie von mir über Chlordioxid erfuhr, bevor sie Andreas kontaktierte.

Ich betone dies, weil die Präsidentin des Senats mich telefonisch kontaktierte, da sie mich als Referenz zu diesem Thema kannte und mich fragte: „Karla, ich habe COVID-19: Was kann ich tun?" Sofort schickte ich ihr Andreas Kalckers Buch (Salud Prohibida) und über einen der Ärzte, die mit dieser Substanz arbeiteten wie Dr. Guery Cordero, eine Flasche Chlordioxid, damit sie die Sache angehen konnte. Da sie aus erster Hand die Erfahrung gemacht hatte, dass bei ihr COVID-19 sofort und schnell heilte, einigten wir uns darauf, eine Fachkonferenz zu organisieren und sie (die Präsidentin des Senats) fragte mich, wer eingeladen werden sollte. Andreas war zweifellos die Weltpersönlichkeit, die anwesend sein sollte, und wegen seiner Erfahrung mit Chlordioxid in den vergangenen Jahren habe ich auch Dr. Guery Cordero und Dr. Helmuth Lema eingeladen. Ich habe auch einen internationalen Gesundheitsdozenten und persönlichen Freund, Wolfgang Kellert, eingeladen und an dieser Fachkonferenz hat Andreas mithilfe von Ärzten und seinen Erfahrungen erklärt, wie Chlordioxid funktioniert und so begannen die Senatoren, unsere Arbeit zu verstehen. Danach luden wir Universitätsrektoren ein; wir luden den Rektor der Juan Misael Saracho Universität von Tarija, den Rektor der Technischen Universität von Oruro, den Rektor der Universität von Cochabamba, den Rektor der Universidad Mayor de San Simón und andere ein, um Unterstützung zu erhalten, denn wir hatten die Idee, Universitäten in die Produktion von Chlordioxid und die Zertifizierung des Produkts mit einzubeziehen.

Wir sind bis sehr spät in der Nacht aufgeblieben, um das Gesetz zu verfassen und haben uns darauf konzentriert, Leben zu retten und Menschen mit COVID-19 zu versorgen, wobei wir um jeden Preis vermieden haben, dass jemand versucht, die Situation auszunutzen. Die Heilerfolge wurden mit Andreas geteilt, um seinen Rat in dieser Angelegenheit einzuholen.

Über die Annahme, Verkündung und Veröffentlichung des Gesetzes

Das war ein etwas mühsamer Abschnitt. Erstens wurde am 14. Juli 2020 im nationalen Senat (im Oberhaus) ein Gesetzesentwurf verabschiedet, der als Ausnahmeregelung die Herstellung, das Inverkehrbringen, die Lieferung, die Verabreichung und die einvernehmliche Anwendung von Chlordioxidlösung (CDS) als Präventivmaßnahme und zur Behandlung von Patienten, bei denen das Coronavirus (COVID-19) diagnostiziert wurde – ein historischer erster Schritt und damit eine Weltneuheit. Zweitens wurde der Gesetzesentwurf am 05. August 2020 in der Abgeordnetenkammer mit einigen mehr formalen als inhaltlichen Änderungen angenommen, ohne dass die Verordnung insgesamt geändert wurde.

Unmittelbar danach warteten wir auf die Verabschiedung des Gesetzes durch die Exekutive, die nicht die geringste Absicht hierzu hatte, und es dauerte einige Zeit, bis der mediale und soziale Druck, wie jener der Bergarbeiter (die mit CDS viele Genossenschaftsmitglieder gerettet hatten), schließlich am 14. Oktober 2020 zur Verabschiedung führte, allerdings nicht durch die Exekutive. Die Präsidentin der gesetzgebenden Versammlung, Eva Copa, musste letztendlich das Gesetz verkünden, da alle Fristen für die Verkündung durch den Staatspräsidenten an der Spitze der Exekutive verstrichen waren.

Später, am 1. Dezember 2020, wurde das Gesetz im Amtsblatt veröffentlicht, wodurch die Verordnung automatisch auf dem nationalen Hoheitsgebiet in Kraft trat.

Das ist völlig absurd, wenn man bedenkt, dass CDS etwa 10 bis 30 US-Dollar kostet, während die einzige von der Pharmaindustrie vorgeschlagene und von der WHO zugelassene Behandlung Remdesivir ist, die zwischen 2.000 und 3.000 Dollar pro Person kostet. Ganz zu schweigen davon, dass ein COVID-19 Krankenhausaufenthalt mit mindestens 500 Dollar pro Tag zu Buche schlägt und manche hundert Tage lang in der Klinik waren. Wenn man also von Geschäft spricht, muss man sehen, wer die wahren Geschäftsleute sind und warum Chlordioxid für sie nicht nützlich ist, da viele Medikamente vom Markt verschwinden würden.

Offensichtlich rettet Chlordioxid derzeit Leben, was im direkten Gegensatz zu den Plänen der Pharmakonzerne steht. Wir haben Berichte von Menschen, die in Krankenhäuser eingeliefert werden,

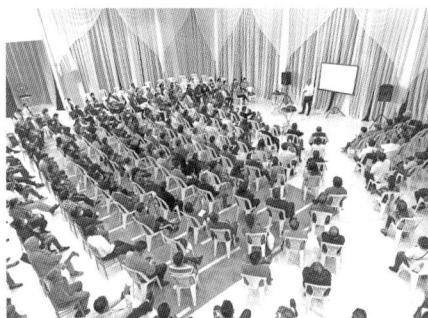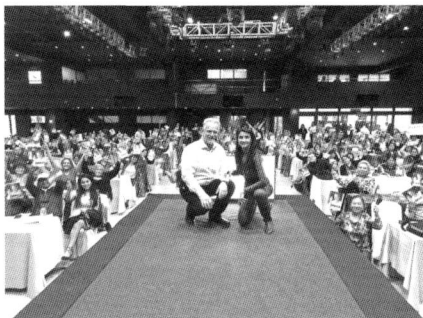

zum Beispiel in Chile; Informationen – verbreitet von Ramon Freire, einem der bekanntesten Aktivisten in diesem Land –, in denen er berichtet, wie ein Radfahrer mit einer Sportverletzung, in einem Krankenhaus ankam, obwohl er keine Symptome hatte gezwungen wurde, einen PCR-Test zu machen, was völlig irrational ist und das Testergebnis war positiv (wir wissen von vielen Wissenschaftlern, dass diese Tests höchst unzuverlässig sind, weil das Virus nie richtig sequenziert wurde). Dieser Radfahrer war voll Verzweiflung, weil sie ihn intubieren wollten und er mehrere Leute anrief, ohne Erfolg. Sie intubierten ihn ohne seine Zustimmung und kurz darauf starb er. Für mich ist das eindeutig ein Verbrechen und angesichts solcher Situationen, die sich überall auf der Welt abspielen, muss man verstehen und klar sehen, dass mit Chlordioxid kein Geschäft zu machen ist. Wie viel berechnen sie für jeden Patienten, der an „COVID-19" stirbt? Ist ihnen klar, dass alle anderen Krankheiten Urlaub bekommen haben? Niemand stirbt mehr an etwas anderem als COVID … Um nur ein Beispiel zu nennen: allein bei Krebs gab es Millionen von Todesfällen pro Jahr. Wir müssen uns anstrengen und über den Tellerrand hinausschauen, um zu erkennen, wie sie uns unsere Freiheiten Stück für Stück nehmen (unsere Luft mit allem, was mit Masken zu tun hat), die Sonne, unsere Gesundheit und die, die wir lieben.

Trotz allem und nach langer Zeit war das Gesetz über Chlordioxid in Bolivien bereits Realität, vom Präsidenten des Kongresses erlassen, weil die nationale Regierung es auf keinen Fall verabschieden wollte. Ich kann mir vorstellen, dass sie von der WHO, dem IWF und anderen unter Druck gesetzt wurde, denn was in Bolivien geschah, war historisch. Nachdem die Verordnung verkündet worden war, drängten wir auf ihre Veröffentlichung und es gab bestimmte Schritte zu befolgen. Als die Dokumente jedoch zur Exekutive gebracht werden mussten, verschloss diese alle Wege, auf denen Unterlagen offiziell entgegengenommen werden, und legte uns eine Menge Hindernisse in den Weg.

Mit dem Gesetz werden diejenigen von uns, die sich für das Leben einsetzen, nicht mehr dafür verfolgt.

Kurz nach dieser großen weltweiten Nachricht wurde die Ankunft von Andreas für März 2021 angekündigt.

Das Gesetz ermöglicht Studien, die sich nicht nur auf COVID-19 beziehen, wie die bereits im „Journal of Molecular and Genetic Medicine" veröffentlichte Untersuchung, die die Wirksamkeit von Chlordioxid bei COVID-19 aufzeigt. Es eröffnet auch die Möglichkeit klinischer Studien zu verschiedenen Pathologien, was Andreas' Aussage bestätigen wird, dass dies die größte medizinische Entdeckung der letzten 100 Jahre ist.

Dies nicht sehen zu wollen, ist meiner Meinung nach ein Anschlag auf die Gesundheit und gegen das Leben. Deshalb müssen wir alle, egal wo wir uns befinden, unseren Beitrag leisten, um CDS als Substanz zu verbreiten und die Menschen zu stärken, weshalb ich mich dem investigativen Gesundheitsjournalismus verschrieben habe.

Ich mache jetzt Radiosendungen bei Radio Laser International mit Gästen aus der ganzen Welt; am 3. Juli 2021 werde ich eine Fernsehsendung starten, in der gezeigt wird, wie die Menschen ihre Gesundheit selbst in die Hand nehmen können. Aus meiner journalistischen Sicht geht es bei der Gesundheit um konkretes und bewusstes Handeln im Alltag. Es ist äußerst wichtig, dass Menschen durch Informationen gestärkt werden und dass sie wissen, dass wir nicht auf die Welt gekommen sind, um krank zu werden oder in einem Krankenhausbett zu liegen oder unfrei zu sein und das ist sicherlich das Ziel, für das ich weiterhin tun werde, was ich tue.

Es gibt nichts Vergleichbares zur Gesundheit; man kann Geld haben, aber ohne Gesundheit ist es nutzlos; man kann eine große Machtposition haben, aber ohne Gesundheit ist sie nutzlos; man kann von all seinen Lieben umgeben sein und zutiefst lieben, aber ohne Gesundheit kann man es nicht genießen. Trotz alledem bin ich zuversichtlich, dass die Menschheit aus dieser kritischen Situation herauskommen wird, denn wir verfügen über eine so edle Substanz wie Chlordioxid, die mehr als vierzehnjährige Erfahrung von Andreas Kalcker und die Verbreitung durch die Arbeit von Tausenden von Ärzten weltweit. Dazu kommen Tausende von Heilungsberichten, die auf den sozialen Netzwerken bereitstehen, und all dies lässt sich von niemandem aufhalten.

Heute, am 23. Juni (2021), haben sie meine Facebook-Seite gelöscht und zwar ohne Vorwarnung und ohne jede Rücksicht auf meine 150.000 Follower. Ich glaube, dass wir in dieser kritischen Zeit, in der wir leben, nicht länger verhalten sein können, sondern dass wir unsere Position in dieser Frage deutlich machen müssen. Es ist nicht möglich, „nur halb zu informieren", wir müssen umfassend informieren, mit allem, was das bedeutet und mit sich bringt. Wenn wir in diesem Moment schweigen, machen wir uns zu Komplizen, und wir können nicht Komplizen der Barbarei sein, die der Menschheit angetan wird. Wir müssen klar Stellung beziehen und verurteilen, was viele Ärzte und Juristen bereits als Völkermord bezeichnen.

Ich habe jedoch das Gefühl, dass die Mehrheit bereits aufwacht und glücklicherweise hatten wir noch nie in der Geschichte so viele Informationen zur Verfügung und wir müssen dies als Chance nutzen, um mit einem neuen Bewusstsein, mit Kenntnissen – immer unter Achtung unserer Freiheit, vor allem der Gesundheit der Menschen, der Menschen als das, was sie sind – neu zu beginnen, und im Grunde bin ich sehr zuversichtlich, dass dies gelingen kann.

Ich werde oft nach meinen Erfahrungen mit Chlordioxid während der Schwangerschaft gefragt. Ich habe drei Kinder: einen 21-jährigen Sohn, der mich bei diesem Lebensstil begleitet hat, ein 5 Jahre altes Mädchen und einen 15 Monate alten Jungen; unter anderem haben sie ein ausgezeichnetes Immunsystem, das in der Lage ist, sich zu wehren und gesund zu leben. Bei den beiden Jüngeren habe ich während der Schwangerschaft Chlordioxid eingenommen. Bei meiner Tochter hatte ich eine Harnwegsinfektion; viele Frauen haben dieses Problem im letzten Schwangerschaftsdrittel und normalerweise will man uns Antibiotika geben, aber wenn man über die Schäden informiert ist, die diese auf Dauer verursachen können, sucht man nach einem anderen Ausweg, der nicht toxisch für das Baby ist.

Ich habe es nicht nur eingenommen, sondern auch meinen Kindern gegeben, wenn es nötig war, weil ich von dem, was ich tue und von der Wirkung dieser Substanz vollkommen überzeugt bin. Ich denke, wir müssen einen Punkt erreichen, an dem die Menschen aufmerksamer darauf achten, was sie ihren Kindern geben, denn ich finde es sehr erstaunlich, dass so viele Menschen sich nicht fragen, was in den

Antibiotika enthalten ist, die sie ihren Babys gegeben oder während der Schwangerschaft eingenommen haben.

Viele dieser Medikamente haben unerwünschte Wirkungen, die auf den Beipackzetteln angegeben sind, wie zum Beispiel Nieren- oder Leberschäden, die sehr häufig vorkommen, aber überraschenderweise kommt niemand zu dem Schluss, dass das, was er einnimmt, giftig sein könnte. Andererseits nehmen sie Chlordioxid genau unter die Lupe und bei näherer Betrachtung disqualifizieren oder entwerten sie es ... Sie sollten mehr Angst vor ihrer Limonade oder ihrem zuckerhaltigen Softdrink und noch mehr Angst vor Arzneimitteln haben. Dem muss entgegengewirkt werden, indem man mit einer Einwilligungserklärung arbeitet und die Entscheidungsfreiheit kompromisslos verteidigt. Wir werden uns weiterhin für 100 %-ige Gesundheit einsetzen.

Sie können uns auf unserer neuen Telegramseite unter diesem *Link folgen: https://t.me/joinchat/SDA7RMnrOeYm0BEH.*

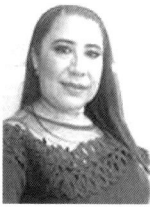

LIC. EIDIY MARÍA SCHMITTER

(Master in Biologie – verteidigt derzeit ihren Doktortitel (2021), Leiterin des Studiengangs Umwelttechnik an der Universität Gabriel René Moreno; Santa Cruz, Bolivien)

Die Situation hier in Santa Cruz wurde sehr kompliziert, es gab viele Todesfälle durch die Pandemie und unter anderem erkrankte meine Schwester, die allein lebt (wir sind drei Geschwister). Zufällig hatte ich erst kurz zuvor von der Existenz von Chlordioxid erfahren und in diesem Moment sagte ich mir, dass nichts dagegen spricht, dass ich es in meinem Labor herstellen kann, da ich über das Personal, die Kenntnisse und die Materialien verfüge, obwohl die Universität wegen der Pandemie geschlossen war.

Dem Rektor Oswaldo Ulloa bin ich sehr dankbar, denn er hat mir erlaubt, mit meinen Mitarbeitern die Universität zu betreten, die ehrlich gesagt sehr ängstlich waren – vor allem der Chemieingenieur –, aber ich habe sie trotzdem ermutigt und motiviert, indem ich ihnen sagte, dass es nur darum geht, Leben zu retten. Mein Chemieingenieur hatte bereits zu Hause einige Tests durchgeführt, bei denen schließlich ein hervorragendes Produkt herauskam, und so gingen wir ins Universitätslabor, um es herzustellen.

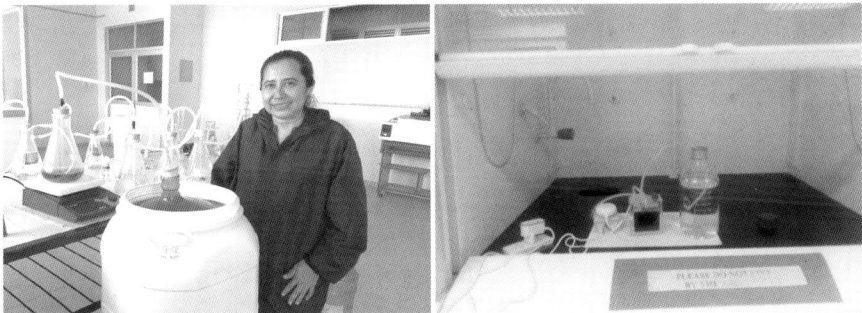

Wir haben uns mit Dr. Julio Méndez von unserer Universitätskrankenversicherung abgestimmt, weil er CDS haben wollte und ein garantiertes Qualitätsprodukt brauchte, was uns motivierte, es herzustellen. Später schlossen sich uns weitere Freunde an, um die Rohstoffe zu beschaffen, deren Bestellung damals sehr kompliziert war (vor allem Natriumchlorit) und wir hatten keine Ressourcen; später bildeten wir eine größere, multidisziplinäre Gruppe, zu der ein Chemieingenieur, ein Psychologe und ein Arzt gehörten, natürlich Julio Méndez, und Dr. Naeem Giménez, Dr. Rudy Suárez und viele andere, bis eines Tages der Universitätssender „La Prensa" begann, über mich zu berichten, und obwohl sie zunächst alle Informationen löschten, machte ich weiter.

Unsere erste Produktionseinheit bestand aus zehn Litern, bei deren Herstellung uns Andreas mit seinen Ratschlägen aus der Ferne half, obwohl ich ihn sogar sonntags belästigte ... Wir wollten ein gutes Produkt, denn es hieß bereits, dass CDS ein Bleichmittel sei und wir begannen alle, mehr über das Produkt zu erfahren, einschließlich Dr. Méndez, der im Detail wissen wollte, wie man es therapeutisch einsetzt. Bei all dem ließen wir besondere Vorsicht walten, denn die damalige Regierung drohte, jeden zu inhaftieren, der Chlordioxid herstellte oder verwendete. Das war für mich kein einschränkender Faktor, weil ich keine Angst habe, denn wir haben nur Leben gerettet, auch das meiner eigenen Schwester, die vollständig genesen ist.

Mit CDS bin ich seither auch gegen COVID-19 geschützt und es ist – für all die Leben, die es gerettet hat – das Starprodukt der Umwelttechnik an der Universität Gabriel René Moreno, der größten Universität des Landes. Jetzt stellen wir praktisch jeden Tag auch CDI (intravenöses Chlordioxid) her und ich koordiniere mit Dr. Méndez und Dr. Vilcher, der seit Kurzem dabei ist und dies ebenfalls verabreicht. Gerade mit CDI ist es uns gelungen, einen Kollegen der Universität zu retten, der intubiert war und von Dr. Méndez behandelt wurde – seine Information wurde in den Netzwerken jedoch gelöscht.

Wir machen diese Arbeit jetzt seit einem Jahr und es war nicht einfach; jetzt, bei der vierten Welle in Santa Cruz, klingelt mein Handy ununterbrochen und ich unterstütze schon ab den frühen Morgenstunden Menschen mit dem Produkt. Nun, da Chlordioxid erlaubt ist, geht wenigstens alles glatt, obwohl die Kritik mir auch zuvor egal war und an mir vorbeiging. Ich schlug vor, eine Messe zu veranstalten, auf der alle Produkte und Nebenprodukte von Chlordioxid ausgestellt werden, wie zum Beispiel das Spray, das leicht einziehende Gel, das sich hervorragend für das H-Protokoll eignet, wie es in Krankenhäusern für Intensivtherapien, in Büros usw. häufig verwendet wird. Nach einem Jahr mit dieser Arbeit sehen wir, wie die Nachfrage bei allen Bevölkerungsschichten steigt, sogar auf Kanal 13, wo mir die Tür verschlossen und das Live-Interview mit Andreas Kalcker unterbrochen wurde, sah ich Werbung für die Desinfektion mit Chlordioxid.

Auf jeden Fall beginnen Ärzte, die Verwendung von Chlordioxid als Alternative zu akzeptieren. Jetzt starten wir eine Kampagne an der

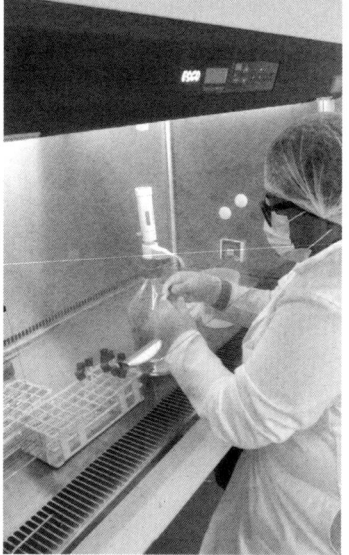

Universität und ich hoffe, dass ich den Posten des Direktors wiedergewinnen kann, um die Arbeit fortzusetzen, damit dieses Projekt nicht stirbt. Unabhängig davon, ob ich gewinne oder nicht, werde ich auf jeden Fall weitermachen, denn ich möchte Menschen mit Krebs, Diabetes, autistische Kinder usw. unterstützen. Jetzt tue ich es in begrenztem Umfang, aber mit hervorragenden Ergebnissen. Ich habe eine Frau, die an Lymphdrüsenkrebs leidet, was sehr kompliziert ist, und sie hat ein Foto mit Andreas gemacht, als er kam. 60 ml Chlordioxid trinkt sie! Kürzlich habe ich mit ihr gesprochen und sie sagte, es gehe ihr ausgezeichnet. Sie hat einen gelähmten Sohn, der sich erholt und ein kleines Mädchen mit Asthma, dem es ebenfalls besser geht.

Wir haben auch einige Arbeiten zum Thema Trinkwasser und Abwasser in der Gemeinde San José de Chiquitos in Zusammenarbeit mit Dr. Germain Caballero durchgeführt, der in seiner Zeit als Bürgermeister eine unglaubliche Arbeit geleistet hat. Obwohl Chlordioxid hier legal ist, raten einige Behörden weiterhin von seiner Verwendung ab – ein deutlicher Widerspruch –, dabei habe ich erfahren, dass sie es auch einsetzen. Ich habe mich mit dem Bürgermeister hier getroffen, Jhonny Fernández. Er wird vier Jahre lang im Amt sein und ich habe ihn gebeten, Chlordioxid zu fördern, aber es gibt jemanden, der das nicht zulässt ... Trotzdem werde ich weiter darauf bestehen, obwohl die Leute glücklicherweise schon davon wissen. Jetzt, mit der Einführung des Impfstoffs, sehe ich einen enormen Anstieg an Fällen – fast 1.000 pro Tag. Mit der Massenimpfung steigt die Zahl der Infizierten und ich habe es besonders in den Krankenhäusern bemerkt, der Bedarf an intravenösem Chlordioxid ist deutlich erhöht. Derzeit wird in den Medien nur der Impfstoff propagiert, aber dieselben Medien sollten auch genutzt werden, um für Chlordioxid zu werben. Genau das habe ich bereits in mehreren Radiosendern getan und werde es auch weiterhin tun.

Ich unterstütze auch Dr. Cordero und eine Gruppe von Müttern mit autistischen Kindern mit dem Produkt; wenn es gesundheitsbezogene Forschung gibt, unterstützen wir sie auch. In einigen Privatkliniken wollen sie kein Chlordioxid, aber mit der informierten Zustimmung des Patienten besteht keine Grundlage für eine Verweigerung, denn wir haben die Unterstützung des Gesetzes. In den sozialen Netzwerken werden wir immer noch zensiert, aber die Informationen werden trotzdem von einer Person zur anderen weitergegeben und zirkulieren. Auf jeden Fall wird es am 16. Juli (2021) Wahlen geben und wir werden erfahren, wer die Behörden sind, wie sie aufgestellt sind und wie wir mit ihnen zusammenarbeiten können. Immerhin ist das einzige Ziel, Leben zu retten, was wir auch weiterhin tun und ich hoffe, dass der Name der Universität Gabriel René Moreno dafür anerkannt wird, dass sie sich dieser Pandemie entgegenstellt.

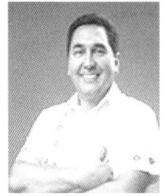

GERMAIN CABALLERO

(Partido UNIDOS, seit 16 Jahren Bürgermeister von San José de Chiquitos; Bolivien)

Als ich begann, in San José de Chiquitos für Chlordioxid zu werben, erhielt ich zwei Mitteilungen: eine von der autonomen regionalen Ebene, in der es hieß, dass ClO_2 nicht im Protokoll enthalten sei, da es keine wissenschaftlichen Studien gebe, die seine Verwendung bestätigten, was ich im Grunde als normal betrachte. Die zweite Meldung drohte mit Sanktionen für alle, die für diese Substanz werben, oder sie verschreiben und kam von nationaler Ebene, vom Gesundheitsministerium. Als wir uns für die Verwendung dieses Stoffes entschieden, war der praktische Beweis für die Wirkung von Chlordioxid bereits erbracht. Trotz der Meldungen machten wir weiter, denn in San José wurden bereits 18 Patienten mit Chlordioxid aus der kritischen Phase geholt. Ich beobachtete einen Patienten, einen engen Freund von mir, der Schwiegervater meines städtischen Gesundheitsbeauftragten. Er war der erste Patient in San José, der Chlordioxid einnahm. Er befand sich in einer kritischen Phase, man war kurz davor, ihn zu intubieren und als wir das Ergebnis sahen, gab es uns auch Klarheit für unsere Entscheidung: Wir machen mit diesem alternativen Produkt weiter. Daher hatten wir die Argumente, die wissenschaftliche Grundlage, denn für jeden der 18 erwähnten Patienten, die sich erholt haben, gab es eine Anamnese, Röntgenbilder, Labortests, Oxymetriemessungen, Erholungszeit, was in wissenschaftlicher und medizinischer Hinsicht sehr bedeutsam ist. Daher betrachten wir diese Anamnese als eine wissenschaftliche Grundlage, die uns dazu diente, den regionalen und nationalen Gesundheitsdienst (Ministerium) und die medizinischen Hochschulen einzuladen, die Erfahrung von San José de Chiquitos kennenzulernen und die Anamnese der Patienten zu überprüfen. Niemand meldete sich und so wurden sie im Regen stehen gelassen, weil sie nicht das nötige Feingefühl oder die Sorgfalt aufbrachten, um zu überprüfen, was vor sich ging. Gesundheitsstatistiken sind von grundlegender Bedeutung und San José konnte in weniger als drei Monaten zeigen, dass es die Pandemie überwunden hat, indem es sich für COVID-19-frei erklärte, weil es die kritische Phase seiner Behandlung mit Chlordioxid gemacht hat, bevor es die Sterblichkeit der Patienten erreicht; San José hat nach weniger als einem Monat aufgehört, Patienten in der kritischen Phase (Intubation) in die Intensivzentren in Santa Cruz zu schicken.

Die Erfahrungen mit dem Ärzteteam von San José, die dazu führten, dass ich dann strafrechtlich verfolgt wurde, waren überwältigend für mich.

Es gab keine juristischen Argumente, um mich für mein Handeln zu verurteilen, weder strafrechtlich noch ethisch oder moralisch, denn die Erfolge gaben mir Recht.

Obwohl die in der Legislative dominierende Partei von Evo Morales im letzten Jahr (2020), während der Übergangszeit von Präsidentin Jeanine Añez, die das Chlordioxidgesetz im Kongress verabschiedet hat, gibt es immer noch keine Vorschriften oder Protokolle dafür und ich schließe daraus, dass sie daher – gelinde gesagt – einige Vorbehalte gegen die vollständige und protokollarische Anwendung von Chlordioxid angesichts von COVID-19 haben. Ich verstehe das so und bin zu dem Schluss gekommen, dass die Verabschiedung des Chlordioxid-Gesetzes im vergangenen Jahr dazu diente, die Bekämpfung der Pandemie voranzubringen, um die Wahlen zu begünstigen.

Mit dem plötzlichen Abgang von Evo Morales verloren sie die Kontrolle über die Exekutive und überließen sie der Opposition, die als Partei Wahlen ausrufen musste –, verfassungsgemäß innerhalb von zwei Monaten. Leider ist es hier üblich, dass politisches Missmanagement mit Machtambitionen gepaart wird. Dies führte dazu, dass die Übergangsregierung anstatt in zwei bis drei Monaten Wahlen auszurufen die Pandemiephase ausnutzte und diese Wahlen um sechs Monate verschob, sodass wir schließlich ein Jahr brauchten. In dieser Zeitspanne hat der Kongress der Republik in den Händen der Partei von Evo Morales – dies ist meine persönliche Schlussfolgerung – beschlossen, Chlordioxid zu genehmigen, damit Bolivien die Möglichkeit zu geben, die Pandemie schnell unter Kontrolle zu bringen und somit sofort Wahlen auszurufen.

Ich habe mich für den Einsatz von Chlordioxid sowohl zu therapeutischen als auch zu präventiven Zwecken ausgesprochen; ich gehe davon aus, dass die Regierung von Präsident Arce (aus derselben Partei wie der ehemalige Präsident Morales) nicht die politische Entscheidungskraft – ich sage nicht den Willen – hat, den Kreislauf der Protokollierung des Einsatzes von Chlordioxid gegen COVID-19 abzuschließen, denn sonst hätte sie dies bereits getan. Präsident Arce

ist bereits seit sieben Monaten im Amt und es hätten klare Entscheidungen zu diesem Thema getroffen werden müssen. In meinen Social-Media-Kanälen bringe ich dies deutlich zum Ausdruck: Es ist
eine Sache, sich für Impfstoffe für gesunde Menschen einzusetzen
und eine andere, Entscheidungen zu treffen, um Kranke zu heilen.
Impfstoffe heilen nicht die Kranken; sie schützen die Gesunden, allerdings besteht immer noch die Möglichkeit einer Ansteckung. In
Bolivien sind bereits viele Geimpfte gestorben und Impfstoffe garan-
tieren keine absolute Immunität.

Zwei Monate nach meinem Ausscheiden aus dem Amt des Bürgermeisters (Juli 2021) hat mein Nachfolger, der im Mai sein Amt antrat,
zusammen mit seinem Team den Einsatz von Chlordioxid in San José
abgeschafft, und infolgedessen weist die Stadt nun die höchste Sterblichkeitsrate auf ... Vor zwei Wochen protestierten Menschen in den
sozialen Medien gegen das neue Bürgermeisteramt, das dem Druck
wich, wieder Chlordioxid einzusetzen. Dies zeigt deutlich: Es war
kein Zufall, dass wir während der ersten Welle die totale Kontrolle
hatten und die COVID-19-Sterblichkeit drastisch gesenkt haben.

In meiner Region hat sich die Pandemie, soweit für mich ersicht-
lich, für alle Gesundheitszentren in Santa Cruz zu einer Angelegenheit von bedeutendem wirtschaftlichen Interesse entwickelt. In der
gegenwärtigen Situation haben wir leider gesehen, wie Menschen
von Patienten zu Kunden geworden sind: Ein Patient, der auf der
Intensivstation aufgenommen wird, zahlt durchschnittlich 500 bis
800 EUR pro Tag und muss zwischen 7.000 und 10.000 EUR Kau-
tion hinterlegen, was die geschäftliche Größenordnung aufzeigt. Um
konkreter zu werden: In San José hatten wir zwischen dem 20. Mai
(2020) mit dem ersten positiven Befund und dem 20. Juni 16 Todesfälle durch COVID-19 zu verzeichnen, Patienten wurden nach Santa
Cruz geschickt. Als wir jedoch mit dem Einsatz von Chlordioxid begannen, schickten wir keine Patienten mehr weg und in unserem
Abschlussbericht (22. Juni bis 27. August, dem Datum, an dem der
letzte Patient die COVID-Station in San José verließ – sie konnte zur
COVID-freien Gemeinde erklärt werden) heißt es, dass wir 37 kritische Patienten und weitere 70 oder 80 in der mittleren Phase (von
mäßig bis kritisch) erfolgreich geheilt haben. Aber bleiben wir bei
der Zahl von 37 kritischen Patienten in diesem Zeitraum von zweieinhalb, fast drei Monaten: Wir sprechen von 37 Patienten, die wir
nicht mehr in die Kliniken schicken. Diesen haben wir eindeutig fi-
nanziellen Schaden zugefügt.

Ein Cousin ersten Grades war leider der erste Positive von San José. Seine Versicherung brachte ihn am 17. Mai nach Santa Cruz, wo er 52 Tage lang intubiert wurde – die Klinikkosten beliefen sich auf etwa 30.000 EUR. Diese Klinik der katholischen Kirche in Bolivien berechnete weniger als den üblichen Preis, und dennoch lagen die Kosten bei 30.000 EUR. Dazu kamen Kosten für Familienangehörige, die vor Ort bei ihm waren, um ihn zu begleiten und zu pflegen. Er war gezwungen, sein Haus und andere Vermögenswerte zu verkaufen, und die Familie zahlt immer noch Schulden ab. Darüber hinaus musste er sechs Monate lang zur Physiotherapie, um wieder gehen zu können und alltägliche Aktivitäten zu bewerkstelligen. Andererseits konnten wir Patienten nach weniger als einer Woche entlassen, ohne Folgeerscheinungen und mit geringen Behandlungskosten, was den wirtschaftlichen Interessen des Gesundheitssystems in meinem Land und in vielen anderen Ländern der Welt völlig zuwiderläuft.

Chlordioxid ist nach wie vor verboten, weil es eindeutig gewissen wirtschaftlichen und ich würde sogar sagen politischen Interessen zuwiderläuft. Warum wird nicht gewürdigt, was ich während meiner Amtszeit bei anstehenden Wahlen, denen ich mich vor einigen Monaten stellen musste, getan habe? Nun, weil es eine Reihe von Interessen gibt, die mit all dem verflochten sind und diese haben gegen mich gespielt. Auf jeden Fall werde ich mich weiterhin politisch einsetzen, unter anderem durch eine neue politische Organisation, welche ich für meine autonome Region und möglicherweise für das Land vertrete, die sich UNIDOS (Unión, Democracia y Oportunidad Social) nennt: eine zentristische Partei, die nach den Kriterien der Ergebnisse der öffentlichen Verwaltung von San José de Chiquitos entstanden ist und die die Einheit der neuen, in Bolivien entstehenden Führungen anstrebt, um sie in einen Vorschlag für die öffentli-

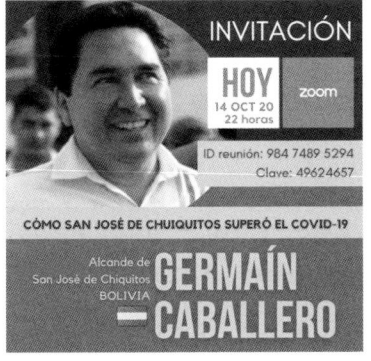
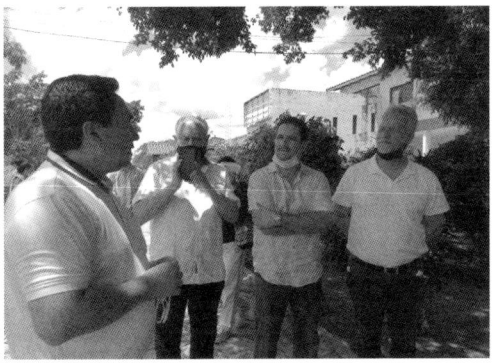

che Verwaltung einzubinden. Mit diesem Projekt werde ich weiterarbeiten, auch wenn meine Kandidatur noch nicht feststeht, was nur eine Frage der Zeit ist.

Abschließend möchte ich Andreas Kalcker und allen Personen, die mit ihm zusammenarbeiten, meine volle Anerkennung für all das, was sie bei der Förderung von Chlordioxid erreicht haben und für ihre Bemühungen, aussprechen. Hoffentlich wird die Zeit kommen, in der die ganze Welt über diese Substanz Bescheid weiß und in Zukunft werden die zuständigen Organisationen seine Bemühungen durch die Verleihung des Nobelpreises der Medizin an Andreas Kalcker anerkennen. Ich glaube, dass dieses Produkt die Gesundheitsbedingungen auf unserem Planeten radikal verändern wird.

_____ 5.4

Die bolivianische Reise

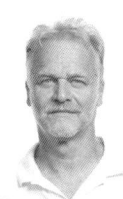

Dr. h. c. ANDREAS LUDWIG KALCKER

Forscher, Biophysiker und Autor

Bolivien ist ein weltweiter Maßstab in Sachen Chlordioxid. In diesem Land habe ich auch Seminare gegeben, die von Karla Revollo organisiert wurden und auch an Universitäten gesprochen. Ich muss sagen, dass dieses Land mich mit offenen Armen empfangen hat und ich möchte allen Bolivianern danken, die dazu beigetragen haben, dass dies geschehen konnte. Es war kein einfacher Weg und viele Gesundheitsbeamte waren an dem Legalisierungsprozess beteiligt. Was ist passiert? Der Premierminister hat Dra. Patricia Callisperis mündlich die Erlaubnis erteilt, CDS an Patienten zu testen, insbesondere in Beni, und sie ist viel gereist und hat zahlreiche Menschen geheilt. Danach beanstandete die Verwaltung eine Toxizität, die durch kein einziges Dokument und keine Untersuchung belegt wurde; kurz gesagt, es ist wieder dasselbe: ein „copy-paste" (automatisches Kopieren und Einfügen) von FDA-Daten ohne dass auf Toxizität geprüft wird. Trotz der Kontroverse begann man, Chlordioxid zu verwenden – zunächst laut Berichten von Dra. Pamela Trujillo bei der Polizei und auch bei anderen Personen, die bezüglich des COVID-19-Ansteckungsrisikos an vorderster Front stehen, sei es, dass sie Leichen transportieren, in Krankenhäusern tätig sind, und so weiter. Dank Karla Revollos Kontakten wurde die Verwirklichung eines solchen Gesetzes im Parlament in Erwägung gezogen und auch die Unterstützung etlicher anderer Ärzte war enorm hilfreich.

In Bolivien war die Situation selbst in der Ärzteschaft sehr umstritten. Es gab auch viele persönliche Differenzen, was ein massives Hindernis darstellte. Ich habe versucht, meine Unparteilichkeit so weit wie möglich zu bewahren, obwohl dies ausgesprochen problematisch war. Auf der einen Seite hatten alle Recht und auf der anderen Seite lagen sie in vielen anderen Dingen falsch, aber wir haben dennoch Fortschritte erzielt.

Ich erinnere mich an einen engagierten Arzt namens Jeyson Auza, der mich damals praktisch jeden Tag hinsichtlich der CDS-Legalisierung anrief. Vor Inkrafttreten des Gesetzes, von August bis September 2020, gab es mehr als 100 Todesfälle pro Tag, was für ein Land dieser Größe denkwürdig ist und im November war die Zahl praktisch auf Null gesunken. Jeyson Auza wurde Monate später zum Gesundheitsminister ernannt. In meinem Glückwunschschreiben gratulierte ich ihm zu seiner neuen Position und dazu, dass jemand, der so sehr für Chlordioxid eintrat wie er, in dieses Amt berufen wurde. Ich war sehr erstaunt, dass er meine Nachrichten nicht einmal beantwortete, dachte, dass er im neuen Amt wohl sehr beschäftigt sein musste und hörte auf, ihm zu schreiben. Kurz darauf erreichte mich eine Nachricht, dass er am Flughafen war, um Impfstoffe abzuholen ...

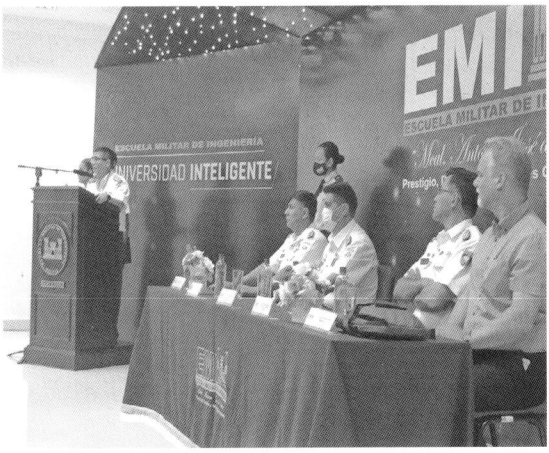

Letztendlich mache ich niemandem einen Vorwurf. Er wird sich vor seinem eigenen Karma verantworten müssen, aber seit er die Impfstoffe in Bolivien eingeführt hat, sind die COVID-19-Zahlen wieder in die Höhe geschnellt, und das Merkwürdige ist, was mir dieselben Ärzte in Bolivien bestätigen: Viele Menschen werden kurz nach der Impfung krank und oft erkranken auch ihre Angehörigen. Jetzt tun sie alles, was in ihrer Macht steht, um die Legalisierung der Verwendung von CDS zu unterbinden und genau deshalb sterben Menschen in Krankenhäusern.

Bolivien hat einen sehr ausgedehnten internen politischen Konflikt und viele gegensätzliche Interessen, aber dennoch habe ich in diesem Land auf menschlicher Ebene die angenehmsten Erfahrungen gemacht und ich wurde fantastisch empfangen, obwohl ich es nicht gewohnt bin, auf der Straße angesprochen und um Autogramme gebeten zu werden, und alle drei Meter ein Dankeschön für die Rettung eines Familienmitglieds oder einer bestimmten Person zu erhalten. Auch in Mexiko geschah dies, in etwas geringerem Ausmaß.

Ich wurde auch an viele Universitäten eingeladen und habe zahlreiche Auszeichnungen erhalten, wofür ich sehr dankbar bin. Wir hoffen, dass die Forschung fortgesetzt werden kann – und dass dafür Mittel zur Verfügung gestellt werden. Ich möchte all denen danken, die derzeit forschen und wir hoffen, dass Studien der dritten Phase in Bolivien durchgeführt werden können – etwas, was das EMI (Escuela Militar – eine Universität) tun kann, weil sie dafür sehr gut ausgerüstet ist. Eidiy Schmitter, Biologin an der Gabriel-René-Moreno-Universität, hat ebenso wie viele andere herausragende Arbeit geleistet und Tausende von Leben gerettet. Obgleich Bolivien ein vielschichtiges Land ist, setzt es zweifellos weltweit Maßstäbe.

DIE MULTIZENTRISCHE STUDIE – BESCHREIBUNG DER DURCHGEFÜHRTEN UNTERSUCHUNGEN

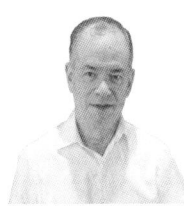

DR. EDUARDO INSIGNARES CARRIONE

(Doktor der Chirurgie und Forschungsdirektor, kolumbianisch-italienischer Herkunft)

Aufgrund der empirischen Anwendung von Chlordioxid bei CO-VID-19, nicht nur durch mich, sondern auch durch Hunderte von Ärzten, die damals in einer Organisation namens COMUSAV zusammengeschlossen waren, konnte ich immer mehr Ergebnisse und unmittelbare Verbesserungen bei Patienten feststellen. Bei Tausenden von behandelten Patienten hat sich gezeigt, dass das Dioxid die Morbidität (durch die Krankheit verursachte Schäden) verringern konnte. Ausgehend von zahllosen Gesprächen mit Andreas Kalcker, mit Kollegen geteilten Erfahrungen und der zunehmend begründeten Entscheidung, die erste globale klinische Studie zur Wirksamkeit von Chlordioxid gegen COVID-19 durchzuführen,

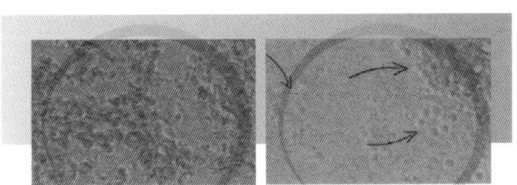

Foto: Teilweise geronnenes sauerstoffarmes Blut vorher – Sauerstoffreiches Blut sofort nachher nach wenigen Sekunden und Zugabe von CDI-Lösung von 100 ppm Konzentration.

verbrachte ich den ganzen Monat März 2020 damit, die Protokolle zu erstellen und sie als multizentrische Studie zu konzipieren. Hierbei galt es Schwierigkeiten zu berücksichtigen, die eine auf ein einziges Land begrenzte Durchführung aufgrund der rechtlichen Problematik mit sich bringen würde, da wir wussten, dass es im Zusammenhang mit der Verwendung von Chlordioxid sehr starke Widerstände geben würde.

Hinzu kamen Schwierigkeiten, Ärzte zu finden, die in der Anwendung dieser Substanz geschult sind und wir konzentrierten uns auf mehrere Länder: zunächst auf Spanien und Kolumbien, was wir aufgrund praktischer Gründe – der Gesetzgebung in diesen Ländern und der Hindernisse, auf die wir im Verlauf stießen – änderten.

Am 7. April akzeptierte das NIH (National Institute of Health UDA) die Eingabe für eine Untersuchung der klinischen Studien (Ressort Clinical Trials) und wir begannen, die Forschungsgruppe zusammenzustellen; sie setzte sich aus Ärzten verschiedener Länder zusammen, die der Teilnahme zustimmten: Mexiko, Ecuador, Argentinien, Chile, Bolivien, Brasilien, Peru, Uruguay, Venezuela und mehrere mittelamerikanische Länder waren vertreten. In Kolumbien wurden wir sofort von der dortigen Aufsichtsbehörde INVIMA blockiert, die die Verwendung von Chlordioxid nicht nur in der Bevölkerung, sondern sogar auch in klinischen Versuchen verbot. Dies war eine Reaktion auf journalistische Berichte. In ihrem Bestreben, Informationen zu verfassen und zu verbreiten, die Einschaltquoten erhöhten, versuchten sie sogar, uns lächerlich zu machen, um ihre böswilligen Ziele zu stärken.

Heute betrachten wir diese Journalisten als mitverantwortlich für den Tod von Tausenden von Menschen, da sie den Zugang der Bevölkerung zu Chlordioxid verhinderten; sie verbreiteten alarmierende Nachrichten und verhinderte den Einsatz von Chlordioxid offiziell, ohne dass dafür eine tatsächliche wissenschaftliche Grundlage existierte. Da unsere Pläne durchkreuzt wurden, mussten wir uns nach einem Land umsehen, in dem wir diese klinischen Versuche mithilfe einer Ethikkommission usw. verwirklichen durften. Der durch die Blockade der Regierung verursachte Zeitverzug ließ bei Arztkollegen Angst und Sorge um die Rettung von Menschenleben aufkommen. So führten Kollegen aus Ecuador in Absprache mit Andreas Kalcker eine Vorstudie zur Wirksamkeit von Chlordioxid bei COVID-19 durch, deren Methodik zwar nicht orthodox-wissenschaftlich anerkannt wurde; doch wirkte sie wie ein „Polar-Eisbrecherschiff", da diese Vorstudie das Eis brach.

Dies war der erste konkrete Versuch, den staatlichen Widerstand gegen den Einsatz von Chlordioxid bei COVID-19 zu brechen, und wir sehen dies als eine mutige, wertvolle und großzügige Aktion der ecuadorianischen Kollegen. Gleichzeitig versuchten wir, unsere klinische Studie unter Einhaltung aller strikten wissenschaftlichen Anforderungen durchzuführen, angefangen bei der Einrichtung einer Ethikkommission und allen Auflagen. Dabei rechneten wir damit und waren uns bewusst, dass sie in jedem Fall unsere Methodik und die Ergebnisse infrage stellen würden, falls sie positiv validiert würden. Zum Beispiel wussten wir, dass die klinische Studie zwar relativ klein war, aber den Validierungsanforderungen für die Forschung entsprach. Im von uns veröffentlichten Abschlussbericht legten wir dar, dass ursprünglich keine Kontrollgruppe vorgesehen war, wir dann doch eine solche einrichteten. Uns war klar, dass wir – ungeachtet unserer Vorgehensweise – am Ende infrage gestellt werden würden und Kritiker wertvolle Zeit und Tausende von Menschenleben mit dem Versuch verschwenden würden, diese Forschung in die Zwangsjacke der Forschungsorthodoxie zu stecken.

Damals hat Bolivien die Verwendung offiziell per Gesetz genehmigt und das ermöglichte uns die Einrichtung der Ethikkommission. Darüber hinaus ebnete uns die Legalisierung in Bolivien den Weg, um eine kleine Forschungsgruppe zu bilden, die sich im Juli und August auf Japan konzentrierte, um eine „In Silico"-Modellierung (am Computer) vorzunehmen und zu versuchen, den Wirkungsmechanismus von Chlordioxid auf der Ebene der Virus-Spikes zu bestimmen.

Diese virtuellen Modelle werden heute häufig zur Vorhersage von Verhaltensweisen herangezogen, die anschließend sowohl „in vitro" (im Labor) als auch „in vivo" (am Lebewesen) bestätigt werden. Wir führten das Modell mit einem Molekularbiologen in Japan durch und die vorläufigen Schlussfolgerungen lauteten, dass es eine starke Korrelation zwischen Chlordioxid und seinem Wirkungsmechanismus auf einige sehr spezifische Aminosäuren der viralen Spike-Struktur (die Krone des Virus) gibt, was uns zur Annahme brachte, dass diese Substanz nicht nur für das Virus und die uns zur Verfügung stehenden Stämme effektiv wäre, sondern auch auf alle neuen Stämme und Varianten wirken würde, weil die Strukturen der Helices mit einigen Aminosäuren aufgebaut sind, die sich immer wieder ähneln; dies ist zum Beispiel der Fall bei Cystein.

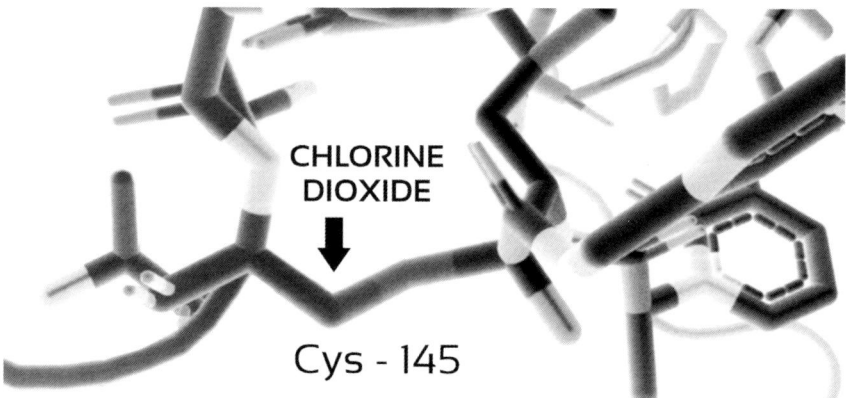

CHLORINE DIOXIDE

↓

Cys - 145

Die Hauptprotease von SARS-CoV-2 ist eine hoch konservierte 67,6 kDa große homodimere Cysteinprotease, die sich nur in 12 Aminosäuren von der entsprechenden SARS-CoV-Protease M (20) unterscheidet.

Es besteht aus den Domänen I (Reste 8-101), II (Reste 102-184) und III (Reste 201-303), wobei eine lange Schleife (Reste 185-200) die Domänen II und III verbindet ... Darüber hinaus bilden die Reste Cys141 und His41 eine katalytische Dyade im aktiven Zentrum des Proteins, das für seine Funktion wesentlich ist ...

Durch die Verwendung von Aminosäuren, die sehr leicht durch Chlordioxid oxidiert werden und die für die Spike-Struktur von entscheidender Bedeutung sind, blieb die Option der Wirksamkeit von Chlordioxid auf molekularer Ebene auf den Virus-Spike recht hoch, selbst wenn Variationen in der Verankerung auftraten, wie im Fall der britischen Stämme, bei denen die Frage der Virusverankerung sehr wichtig war.

Research Article
Volume 14:5, 2020

Journal of Molecular and Genetic
Medicine

ISSN: 1747-0862   Open Access

Chlorine Dioxide in COVID-19: Hypothesis about the Possible Mechanism of Molecular Action in SARS-CoV-2

Eduardo Insignares-Carrione[1*], Blanca Bolano Gómez[2] and Andreas Ludwig Kalcker[3]

[1]LVWWG Global Research Director, Liechtensteiner Verein für Wissenschaft und Gesundheit, Liechtenstein, Switzerland
[2]Director of the Research Department, Genesis Foundation, Colombia
[3]Swiss SVNB Biophysics Researcher, Managing Director, Liechtensteiner Verein für die Wissenschaft und Gesundheit, Switzerland

Abstract

Introduction: The aim of this review is to hypothesize the mechanism of action of chlorine dioxide in COVID-19 by studying its mechanism of action in the structure of SARS-CoV-2.

Methods: Reviews of research on the mechanism of action of chlorine dioxide in viruses, particularly SARS-CoV-2and influenza viruses at the amino acid level in the viral spike were conducted and these data were transferred to the same structural amino acids of SARS-CoV-2. We used 3D computer reconstructions, use of data through cryo-electronic studies, and previous work based on ChimeraX (UCSF) augmented reality software.

Results: The projection and simulation of chlorine dioxide oxidation in structural amino acids of SARS-CoV-2 allows inferring the sites in which chlorine dioxide exerts a denaturalizing action on viral structure and on human ACE2 as well as it is possible to understand the extreme speed with which it acts, which could explain the first findings of clinical observational studies of chlorine dioxide use in COVID-19 carried out by the authors in Bolivia under strict compliance of ethics committee.

https://www.hilarispublisher.com/open-access/chlorine-dioxide-in-covid19-hypothesis-about-the-possible-mechanism-of-molecular-action-in-sar-scov2-52824.html

—————————————————————————————————— **6.1**

Die konsistenten Ergebnisse

Ende Dezember 2020 gelang es uns schließlich, im *Journal of Molecular Medicine and Genetics* die erste Arbeit über die Hypothese des Wirkmechanismus von Chlordioxid auf den Virus-Spike zu veröffentlichen.

Ebenso ist es uns mit erheblichem Aufwand gelungen, die Ergebnisse der klinischen Studie, die wir im März 2020 begonnen hatten, zu veröffentlichen, nachdem es intern und extern große Widerstände gegen ihre Veröffentlichung und Verbreitung gegeben hatte.

Wir haben viele Lernerfahrungen mit den Menschen gemacht, die daran teilgenommen haben und vor allem mit der negativen Manifestation ihres Egos. Das ist ein schwieriges Unterfangen, aber wir nehmen es im Interesse des Wohlergehens der Menschheit auf uns.

Für uns steht fest, dass Chlordioxid bei der Bekämpfung von CO-VID-19 hochwirksam ist und wir versichern Ihnen, dass wir über ausreichende und umfangreiche Informationen verfügen.

Als Arzt und Forscher bin ich nach wie vor erstaunt über den Widerstand, diese Option zur Behandlung von COVID-19 zumindest zu erforschen. Es gibt keine Studien, die seine Toxizität nachweisen und die Regierungsbehörden behaupten weiterhin das Gegenteil, ohne es wissenschaftlich zu belegen!

Noch mehr überrascht mich die rasche Akzeptanz der so genannten Impfstoffe, wo es doch bislang üblicherweise Jahre bis zur Zulassung gedauert hat, in diesem Fall nur Monate, und wobei es sich zudem um eine Wirkweise handelt, die zwar als Idee zur Erzeugung von Antikörpern interessant ist, aber noch lange nicht ausreichend erforscht wurde. Im Gegensatz dazu wird Chlordioxid weltweit seit mehr als 100 Jahren verwendet und von Millionen von Menschen in Form von mit Chlordioxid gereinigtem Wasser konsumiert und es liegen etliche Studien vor aus verschiedenen Bereichen wie der Desinfektion, der Landwirtschaft, der Veterinärmedizin und der Biologie sowie zahlreiche Beobachtungen auf medizinischer Ebene.

Die Sprache der mathematischen Validierung von Daten ist die Sprache der heutigen Wissenschaft und unsere Forschung wird in dieser Sprache dargestellt. Die Daten sind mathematisch validiert und bestätigen, dass Chlordioxid bei der Behandlung von COVID-19 wirksam ist. Als medizinischer Forscher, der dazu beitragen will, menschliches Leid zu verringern, bin ich erstaunt über die Herzlosigkeit und die an Dummheit grenzende Logik der Menschen. In diesem Moment denke ich, dass Einstein absolut Recht hatte: Es gab keinen Zweifel an dieser Dummheit. Diese Pandemie hat das Beste und das Schlimmste in der menschlichen Natur zum Vorschein gebracht. Und was ich überall sehe, ist, dass das Schlimmste überwiegt.

Wir werden weiter daran arbeiten, einen Beitrag zur Hilfe zu leisten. Wir hoffen, dass sich die Herzlosigkeit und die Logik bei Gesetzgebern, ehrlichen Wissenschaftlern und Regierungen ändern wird, um diese leidende Menschheit voranzubringen. Wir sagen es nun schon seit einem Jahr und haben es auf so vielen Konferenzen gesagt, auf denen uns bis zu einer Million Menschen zugehört haben, dass sich die Situation nicht schnell ändern wird, wenn nicht mit anderen Mitteln gegen diese Pandemie vorgegangen wird. Das Virus wird immer schlauer sein als die menschliche Spezies. Die scheinbar kleinen Veränderungen und Mutationen waren SEHR clever.

Angesichts des therapeutischen Angriffs auf den Menschen hat sich das Virus verändert. Die Menschen haben trotz des Versagens der Protokolle und der daraus resultierenden Todesfälle nicht umgedacht. Wir tun dasselbe und warten auf einen so genannten Impfstoff, um die Situation zu beenden. Und die Pandemie-Daten in Zusammenhang mit der Anwendung des Impfstoffs machen mir als Forscher Sorgen. Die Zeit wird das Bild klären.

Wir werden jetzt neue Untersuchungen an mehr als tausend Patienten durchführen, um die Ergebnisse der Chlordioxidstudie bezüglich COVID-19 weiter zu untermauern. Wir werden unser Möglichstes tun, um weiterhin dazu beizutragen, Leben zu retten.

„Wer nicht bereit ist, alles zu verlieren, um einen Traum

mit einem höheren Ziel zu verfolgen, ist nicht bereit,

etwas zu gewinnen."

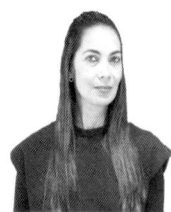

DRA. BLANCA BOLAÑO

(Ärztin für Chirurgie, Spezialistin für Phytotherapie und integrative Medizin; Kolumbien)

Da wir bereits alle von der kolumbianischen Aufsichtsbehörde IN-VIMA geforderten Unterlagen hatten, um die Wirksamkeit von Chlordioxid in COVID-19 zu erforschen, brauchten wir nur noch eine Versicherungspolice, um eine Ethikkommission zu bekommen, aber niemand wollte uns prinzipiell versichern, weil die Substanz – obgleich völlig ungerechtfertigt – eine schlechte Presse hatte. Im April 2020 trafen wir eine proaktive Entscheidung, kündigten die Studie in den US NIH Clinical Trials an und gestalteten sie sehr strikt.

Die Studie wurde an zwanzig Patienten durchgeführt, denen die in Wasser gelöste Substanz verabreicht wurde, um die Auswirkungen auf diese COVID-19-Patienten im Frühstadium zu beobachten. Sehr bald erfuhren wir durch Andreas von einer Studie, die in Ecuador von der AEMEMI (Ecuadorianische Vereinigung der Ärzte für integrative Medizin) durchgeführt wurde, um Leben zu retten, was das Wichtigste ist. Aus dieser Untersuchung konnten wir viel lernen und sie hat uns noch mehr motiviert, mit unserer Studie fortzufahren, auch wenn sie in unserem Land aufgrund des mangelnden Willens einiger Leute nicht realisierbar war. Der komplizierteste Teil der Studie war die Genehmigung der multizentrischen Studie durch die Aufsichtsbehörden der einzelnen beteiligten Länder.

Nach vielen mühsamen Arbeitssitzungen und der Einrichtung einer Ethikkommission in Bolivien, dank des dortigen positiven politischen Willens, wurde die Studie Ende 2020 fertiggestellt und anschließend in einer indizierten Fachzeitschrift veröffentlicht. Eine Studie, von der wir erwarteten, dass sie bis Juni 2020 Ergebnisse liefern würde (siehe „Klinische Studien"), wurde aufgrund von logistischen Komplikationen und Kosten erst im März diesen Jahres (2021) publiziert.

Kontroverse über die Veröffentlichung der Studie im „Journal of Molecular and Genetic Medicine" (Hilaris Verlag ISSN: 1747-0862)

Wenn man forscht, möchte man das Ergebnis in der Regel auch veröffentlichen. An jede Zeitschrift, in der man veröffentlichen möchte, muss eine Gebühr entrichtet werden. In diesem Fall wandte sich die

Zeitschrift an uns, weil sie vorhatte, ein eigenes Kapitel über CO-VID-19 zu schreiben und als sie von unserer Studie erfuhren, wussten sie bereits, wie kontrovers sie sein würde; sie wollten jedoch einen anderen Ansatz. Diese Zeitschrift ist indexiert. Erhält die Redaktion einen Artikel, so legt sie ihn einem Ausschuss vor, der ihn nach einem Peer Review genehmigt oder nicht und dann entscheidet, ob er veröffentlicht werden kann oder nicht.

In unserem Fall dauerte es bis zum letzten Tag des Monats, bis der erste Artikel über die Hypothese der ClO_2-Wirkungsmechanismen bei SARS-CoV-2 veröffentlicht wurde, der Anfang November einging. Der Artikel kommt zu dem Schluss, dass es einen Zusammenhang zwischen Chlordioxid und seinem Wirkmechanismus als antivirales Mittel gibt: Durch Oxidation wird auf die Aminosäuren des S-Proteins oder viralen Spikes eingewirkt, was unsere Hypothese stärkte, dass dieses Molekül nicht nur bei den Virusstämmen effektiv sein würde, mit denen wir damals zu tun hatten, sondern auch bei jedem neuen Stamm oder jeder neuen Variante eingesetzt werden könnte, da ClO_2 die gleiche oxidative Wirkung auf die Strukturen der Helices ausüben würde, die von Aminosäuren gebildet werden, die in jedem Fall ähnlich sind.

Wir haben auch – und das ist sehr wichtig – die Wirkung von ClO_2 auf der Ebene der Kohlenhydrathülle dargelegt, die von vielen als die „Glasur" von SARS-CoV-2 bezeichnet wird; dieses Molekül greift zunächst die Kohlenhydrathülle an, die sie bedeckt, und erreicht dann den Aminosäureteil.

Es war uns klar, dass wir viel kritisiert werden würden, aber Kritik ist immer willkommen und gibt uns den Anstoß, weiterzumachen, denn natürlich kennt niemand die absolute Wahrheit.

Nach der Veröffentlichung dieses ersten Artikels wurde uns zunächst gesagt, dass dies nur eine Theorie sei. Dann publizierten wir den zweiten Artikel und es wurde nicht mehr von Theorie gesprochen, sondern uns wurde vorgeworfen, dass es sich nicht um eine Phase-III-Studie handelte ... Ich war sehr beeindruckt von dem Kommentar der Person, die die statistische Analyse der klinischen Studie durchführte: „Ich glaube nicht an Chlordioxid, aber ich glaube an die Mathematik und diese Zahlen sagen, dass diese Substanz wirkt", und ab diesem Punkt:

„Bye Bye COVID ... "

Review Article
Volume 15:S2, 2021

Journal of Molecular and Genetic
Medicine

ISSN: 1747-0862

Open Access

Determination of the Effectiveness of Chlorine Dioxide in the Treatment of COVID 19

Insignares-Carrione Eduardo[1]*, Bolano Gómez Blanca[2], Andrade Yohanny[3], Callisperis Patricia[4], Suxo Ana Maria[5], Arturo Bernardo Ajata San Martín[6] and Camila Ostria Gonzales[7]

[1]LVWG Global Research Director, Liechtensteiner Verein für Wissenschaft und Gesundheit, Liechtenstein, Switzerland (https://orcid.org/0000-0001-9337-0884)
[2]Director of the Research Department, Genesis Foundation, Colombia
[3]Specialist in Medical Bioethics, Oncology Palliative Care Specialist, Spain
[4]Director, Orthopedic and Traumatology Specialist, South clinic, La Paz, Bolivia,Spain
[5]MSc, Training and Research Center - Bolivia Today Association, Epidemiologist, South Clinic, La Paz, Bolivia, Spain
[6]Internal Medicine specialist, C Sorata 1146 V Victory, La Paz, Bolivia, Spain
[7]La Paz, Bolivia, Spain (linkedin.com/in/camila-ostria-gonzales-96bb0514a)

Abstract

Introduction: The aim of this review is to determine the Effectiveness of Oral Chlorine Dioxide in the Treatment of COVID 19.

Methods: Research on the mechanism of action of chlorine dioxide on viruses, on the oral consumption of water-solubilized ClO2 and on its toxicity was reviewed; a quasi-experimental investigation was conducted on the use of oral water-soluble chlorine dioxide in the treatment of 20 patients with active COVID19 infection, compared to a control group of 20 patients not treated with chlorine dioxide.

Results: To compare the effect in the experimental group versus the control group, a test of comparison of proportions and their confidence intervals was performed for the general symptoms, and for the VAS and Likert criteria, a paired test using the Wilcoxon-Mann-Whitney test (α: 95%) was performed . When comparing the experimental group with the control group on the seventh day after symptom manifestation, a significant difference was found in the experimental group with respect to the control group for the symptoms Fever (p: 0000), Cough (p: 0.0000), Chills (p: 0.0000) and Dyspnea (p: 0.0006). When performing the visual analogous comparison of pain in the control group and in the experimental group, it was found that in all the items that make up the scale decreased significantly in this group with respect to the control group (p: 0.0000; p:00017). On day 14 post-demonstration the difference was greater (p:0.000 ; p:0.0043). When evaluating both groups (Control and Experimental) in the laboratories, a difference was found for the values of the parameters PC Reactive on day 7 (p: 0.0001) and DH Lactate (0.0036), with higher scores for the experimental group; Dimero-D on day 7 (p: 0.0194) and on day 14 (p:0.0029) ; difference was found in all parameters. The results overall (p <0.05) demonstrate the hypothesis that chlorine dioxide is effective in the treatment of COVID19.

Conclusion: Chlorine dioxide is effective in the treatment of COVID19 and the mechanisms of action by which it acts to achieve it are proposed

https://www.hilarispublisher.com/abstract/determination-of-the-effectiveness-of-chlorine-dioxide-in-the-treatment-of-covid-19-67319.html

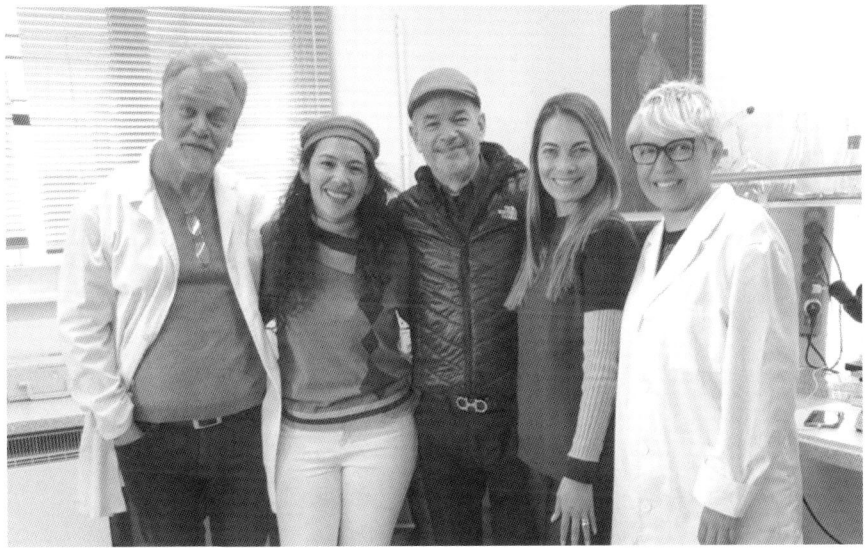

Unser nächstes Ziel wird es sein, die Finanzierung für die kostspieligen Phase-III-Studien zu erhalten, an denen mehr als 1.200 Menschen teilnehmen würden und von hier aus lade ich alle ein, ihren Geist und ihr Herz zu öffnen, um zu vergessen und zu lernen, um mit ihrem Ego richtig umzugehen und um ihren Standpunkt im Leben zu ändern, im Bewusstsein, dass jede Aktion eine Reaktion hervorruft und dass wir für unsere Zukunft und die Zukunft anderer verantwortlich sind.

LEBEN RETTEN

Die Erfüllung der höchsten menschlichen Pflicht

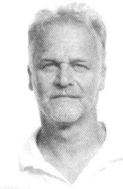

Dr. h. c. ANDREAS LUDWIG KALCKER

Forscher, Biophysiker und Autor

Leben zu retten ist zweifellos die gemeinsame Motivation, die all die Pioniere in diesem Buch vereint, welche sowohl innerhalb als auch außerhalb des hier praktischerweise begrenzten Rahmens wahre Helden sind. In Erfüllung dieser heiligen Pflicht gewähren die Protagonisten dieses wichtigen menschlichen Zeugnisses Einblick in die lehrreichsten Erfahrungen, die sie auf dieser immer noch fortdauernden schwierigen Reise machen konnten.

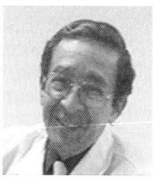

DR. MAURICIO QUIÑONEZ

(Spezialist für integrative Medizin; Ecuador)

Viele der Ärzte im nationalen Gesundheitssystem nehmen Chlordioxid, und das weiß ich, weil ich es ihnen gegeben habe. Sie weigern sich jedoch, irgendeine Art von Zeugnis abzulegen. Ich bin ein subversiver Mensch, der sich nicht gerne an Regeln hält. COVID-19-Patienten verabreiche ich unterschiedliche Mengen an Chlordioxid und mische es mit anderen integrativen Behandlungen – mit ausgezeichneten Ergebnissen. Momentan experimentiere ich zum Beispiel bei einer Bekannten, einer Laborantin, mit injizierbarem CDI bei Brustkrebs. Anfangs verabreichte ich eine Dosis von 100 ml; ich gab ihr 25 ml ClO_2, ihre Schmerzen gingen zurück und jede Woche unterstütze ich sie, und reduziere die Menge. Jetzt in der dritten Woche ist sie bei 10 ml, der Tumor ist geschrumpft und es geht ihr sehr gut. Ich habe einige Erfahrungen mit Patienten gemacht, die geimpft wurden und am Deltamuskel einen großen roten Fleck bekamen ... Und ich sagte zu jedem von ihnen: „Wer hat Ihnen gesagt, dass Sie sich impfen lassen sollen?" Können sie nicht lesen, informieren sie sich nicht? Sehen sie nicht, dass niemand verantwortlich ist, weder die Pharmakonzerne noch die Regierungen? Sehen sie nicht, dass dies ein Experiment ist? Und manchmal sind es gebildete Menschen ... Dies ist ein psychologischer und biologischer Krieg.

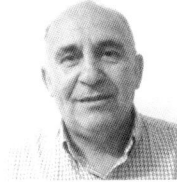

DR. PABLO CARVAJAL

(Urologe und Chirurg; Ecuador)

Dies ist nicht gerade eine Geschichte mit einem glücklichen Ende, denn sie ist sehr ernüchternd. Ein Mann kam zu mir und sagte: „Herr Doktor, ich habe das Coronavirus." Dieser Mann war mit einer Frau verheiratet, deren Tochter aus einer früheren Beziehung in Kanada lebt. Sie kamen beide zu mir, sowohl er als auch seine Frau. Er war 79 und die Frau 83 Jahre alt und beide waren krank. Ich sagte ihnen, ich könne ihnen mit Chlordioxid helfen. Nach einer Weile begannen sie, es zu trinken und die Tochter rief sie aus Kanada an und drohte dem Mann direkt: „Wenn du das Mama weiterhin gibst, werde ich dich verklagen und ich werde nicht zulassen, dass du Mama tötest, um ihre Sachen zu bekommen, usw., usw." Sie hörte auf, das CDS zu nehmen und er nahm es heimlich weiter ein, woraufhin die Frau starb. Dann sagte er zu mir: „Herr Doktor, ich will nicht mehr trinken, denn ich werde mein Leben nicht ändern; ohne sie bin ich nicht mehr ich." Schließlich setzte er die Einnahme ab und starb nach drei Monaten. Ich denke, so wie es an den Rezeptionen der Krankenhäuser Broschüren gibt, in denen die Rechte der Patienten erläutert werden, sollte es auch Papiere geben, die die Patienten über ihr Recht auf Verwendung von Chlordioxid informieren, damit die Menschen dieses Recht in Anspruch nehmen.

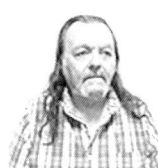

GONZALO ARCOS

(Therapeut; Ecuador)

Ein Teil des Chlordioxids wurde als MMS verwendet, da es im Dschungel keine Kühlschränke gibt. Es gibt eine Shuar-Gemeinschaft (indigene Gemeinschaft), die man nach einer Stunde Fußmarsch auf einer drittklassigen Straße mit einem Armeelaster erreichen kann. Wir überquerten einen Fluss über Tarabita mit Seilvorrichtungen, die einen von der anderen Seite ziehen. Als ich ankam, stellte ich fest, dass 80 % der Dorfeinwohner krank waren. Da ich kein Arzt, sondern Therapeut bin, sollten vier Ärzte aus Quito und zwei aus Guayaquil kommen, die aber alle Ausreden hatten und absagten, so dass ich schließlich allein im Dorf ankam.

Am nächsten Tag sollten die Bewohner sich dort mit sieben anderen Gemeinden treffen, um behandelt zu werden. Die nächstgelegene Stadt heißt Macar und ich habe versucht, Unterstützung von dort ansässigen Ärzten zu erhalten. Es gelang mir, dort einen Arzt zu erreichen, der mir zwei seiner jungen Neffen schicken wollte, die jedoch keine Ärzte waren und ich sagte ihm, nein, entweder käme er oder keiner. Ich versuchte, die Kranken dazu zu bringen, sich ein wenig von den Nicht-Kranken zu trennen, aber sie sind es gewohnt, alle unter einem Dach zu schlafen und ich sah ein, dass meine Forderungen nutzlos und meine Bitten unangemessen waren. Zwei Mädchen von dort habe ich ausgebildet, mir zu helfen und die Häuptlinge, die aus den anderen Gemeinden kamen, wurden ebenfalls ausgebildet, um ihren jeweiligen Dörfern zu helfen. Es waren zwei sehr intensive Tage, aber ich habe gesehen, wie sich die Menschen erholt haben. Das Oberhaupt dieser Gemeinde war einer der schwerstkranken Patienten und befand sich in einem etwa vier Autostunden entfernten Krankenhaus. Der Häuptling war nicht nur körperlich krank, er war auch sehr verängstigt, verzweifelt und hilflos angesichts der

Situation, in der sich seine Familie und seine Gemeinde befanden. Ich sagte seiner Tochter, sie solle ihn in die Gemeinde zurückbringen. Obwohl ich nicht dort bleiben konnte, um ihn zu treffen, blieb ich mit ihnen in Kontakt und glücklicherweise erholten sich die Gemeinde und ihr Häuptling vollständig und mir wurden keine Todesfälle gemeldet.

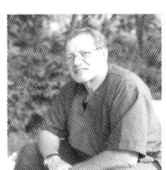

DR. YOHANNY ANDRADE

(Dr. med., ehemaliger Leiter der Schmerz- und Palliativstation des Krankenhauses San Carlos; Kolumbien)

Es gab eine 92-jährige Großmutter, die mit allen Mitteln behandelt worden war und deren letzte Diagnose lautete, dass ihr nur noch der Tod bleibe. Der Sohn dieser Frau bat mich, sie mit Chlordioxid intravenös zu behandeln. Ich sagte ihm, wenn er die Einverständniserklärung unterschreiben würde, würde ich das ohne Probleme tun, woraufhin der Sohn antwortete, dass das nicht möglich sei, da sie auf der Intensivstation liege, obwohl man sie am liebsten nach Hause bringen würde, damit sie dort in Ruhe sterben könne. Es gelang ihnen, sie nach Hause zu bringen und dort konnte ich ihr die erste Dosis verabreichen, aber die Patientin reagierte nicht; sie war kurz vor dem Tod, aber ich bestand darauf und nach der dritten Dosis wachte die Patientin auf. Nachdem die Patientin dies durchgestanden hatte, rief sie mich an und sagte mir, dass sie sich bei mir für das bedanken wollte, was ich für sie getan hatte und dass sie mir einen Brief schicken wollte, den ich öffentlich lesen sollte:

„Santiago de Cali, März 2021

An die, die es betrifft (dieser Brief richtet sich an jeden, der ihn lesen wird)

Ich, Mº Concha de Aparicio con Cédula xxxxx im Alter von 92 Jahren, bei bester Gesundheit und im Vollbesitz meiner geistigen Kräfte, bestätige Folgendes:

Am 4. Januar 2021 begann bei mir COVID, das von Dr. Marco Eduardo Martínez Aristizábal behandelt wurde, einem Facharzt für Innere Medizin, der sich heute der Behandlung von COVID-19 widmet und damit schon viele Leben gerettet hat. Am 13. Januar stellte Dr. Martinez fest, dass aus medizinischer Sicht nichts mehr zu tun sei. Er hatte alle seine Medikamente eingesetzt und legte das Ergebnis in Gottes Hand. Der Sauerstoffgehalt lag bei 10 Litern pro Minute und die Sättigung bei unter 80. Meine Kinder wandten sich an Dr. Andrade, der uns über die Menge und den Zeitpunkt der Verabreichung von Chlordioxid für mich beriet und es mir in Form von einigen Litern Wasser gab, damit ich zwei Stunden lang morgens und nachmittags alle 15 Minuten 100 ml einnehmen konnte. Die Sauerstoffsättigung begann zu steigen und nach drei Tagen war sie wieder normal, sodass meine Genesung gesichert war. Ich danke Gott, bitte segne diese Menschen, die durch ihre Studien viele Menschen gerettet haben, nicht nur von COVID-19 und Krebs, sondern auch von anderen Krankheiten und welche die Welt besser hinterlassen, als sie sie vorgefunden haben. Mein Dank gilt erneut Dr. Yohanny Andrade, Dr. Marco Martinez und dem Wissenschaftler Andreas L. Kalcker."

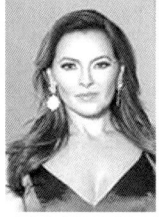

VERÓNICA DEL CASTILLO

(Journalistin – zweifache Empfängerin des nationalen Journalistenpreises, 1997 und 2011 –, Schriftstellerin, Moderatorin und Therapeutin; Mexiko)

Ich habe Chlordioxid an Polizisten, Sicherheitsbeamte und Krankenschwestern verteilt und an ein Pflegeheim gespendet und ich weiß, dass sich mehrere Menschen so erholt haben. Eine kleine 250-ml-Flasche habe ich in Miami gelassen, die ich wie auf Reisen gewohnt dahin mitgenommen hatte. Ich habe sie im Kühlschrank eines dort ansässigen Freundes gelassen, weil sie jemandem das Leben retten kann. Dann fand ich heraus, dass eine hier in Mexiko sehr bekannte Sängerin, Mariana Seoane, COVID-19 hatte und sie war gerade in Miami, daher sagte ich ihr, sie solle sich keine Sorgen machen, ich hätte Dioxid. Sie sagte mir, dass es zu lange dauern würde, bis es ankäme und dass sie vielleicht sogar sterben würde ... Ich antwortete: „Nein, keine Sorge, ich habe es dort in Miami gelassen"; ich habe es ihr gegeben und mit demselben Fläschchen wurde sie geheilt. Dann wurde eine andere meiner Freundinnen auch dort in Miami krank.

Sie ist Hostess, Journalistin und Psychologin, Mariana Seoane hat ihr das Fläschchen gebracht, sodass ein 250-ml-Fläschchen nicht nur meinem Schutz während meines Aufenthalts in Miami diente, sondern auch der Heilung der beiden. Auch meine Schwester nimmt es: Sie ist Schauspielerin und dreht eine Serie; jede Stunde unterbricht sie die Dreharbeiten, um ihr Chlordioxid einzunehmen. Die Produzentin und ihre Tochter erkrankten an COVID-19, sie verabreichte ihnen CDS und innerhalb von zwei Tagen waren sie wieder gesund.

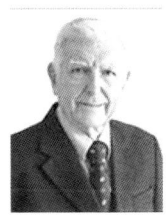

DR. RICARDO VELÁSQUEZ LARRINAGA

(Augenarzt, Neuraltherapeut, Arzt für Luft- und Raumfahrt; Panama)

Sie riefen mich an und sagten, dass sieben Mitglieder einer Familie an diesem Coronavirus erkrankt seien, also schickte ich einen langjährigen Freund, einen Kameraden, den ich vom Kampf gegen die Noriega-Diktatur kenne, und lieferte ihnen drei Liter Chlordioxidkonzentrat. Wir spenden viel Chlordioxid an diejenigen, die es sich nicht kaufen könnten, aber wir stellen es denen in Rechnung, die es sich leisten können, denn ich musste es mit einem Privatflugzeug bringen, weil das Natriumchlorit für Andreas' Gerät (ClO_2-Generator) in Hamburg gestoppt wurde. Der ganzen Familie ging es schnell besser und sie berichteten mir von ihrer Heilung. In den USA ist es nicht erlaubt, mittels Ozontherapie zu behandeln, dasselbe gilt natürlich auch für Chlordioxid. Beides kann diese Menschen retten und so müssen sie nach Holland oder Griechenland fliegen, um diese Therapien zu bekommen. Das ist verrückt.

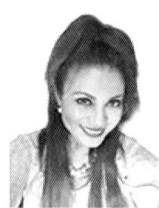

DRA. LOURDES TORRES

(Dra. in Chemie und Pharmazie; Honduras)

Ich werde den ersten Patienten, Mauricio, nicht vergessen, der, obwohl er ein junger Mann war, eine sehr ernste Vorgeschichte hatte: Jedes Mal, wenn er die Grippe bekam, landete er mit einer Lungenentzündung im Krankenhaus. Seine Frau war diejenige, die sich mit mir in Verbindung setzte und in dem Chat am Samstag erfuhr ich vom Protokoll für COVID-19. Dieser Junge kam in den CT-Scanner des Semesur-Krankenhauses, dem renommiertesten Privatkrankenhaus im Süden des Landes, mit einer zu 63 % befallenen Lunge … Aber er schaffte es, eine Sättigung von 98 zu erreichen! Das Dimer lag im Normalbereich, ebenso wie sein Ferritin und alle Entzündungswerte sowie die Vorstufen für die Entwicklung von Zytokinen; alles war normal. Da ich kein Arzt bin und keine solche Funktion übernehmen kann, beriet ich mich mit Dr. Vasquez, der mir sagte, dass der Radiologe sich nicht erklären konnte, wie der Junge ohne Sauerstoffflasche herumlaufen konnte, da er noch nie zuvor eine so stark beeinträchtigte Lunge gesehen hatte. Dieser Patient wurde in nur neun Tagen negativ getestet – kaum jemand konnte es glauben und niemand sonst in seiner Familie wurde infiziert. Ich habe die gesamte Krankengeschichte und die Aussage dieses Patienten, um dies zu beweisen. Zurzeit helfe ich einer 72-jährigen Patientin telefonisch zusammen mit einer Krankenschwester, die ich mit Protokollen für Einläufe und orale Verabreichung anleite; der nächste mögliche Schritt wäre eine Infusion. Diese Krankenschwester (Carla) rief mich weinend an und bat mich, ihr zu helfen und ihre Mutter nicht sterben zu lassen, weil sie sich bei den vielen Patienten, die ich ihr geschickt habe, mit COVID-19 infiziert hatte, und wiederum ihre Mutter ansteckte. Ich sagte, sie solle ruhig bleiben, brachte sowohl die CDS- als auch die CDI-Flasche in die Klinik, wo wir von Dr. Abel betreut werden würden. Als die Frau sich einer Computertomographie unterzog, hatte sie nicht nur COVID-19 und 78 % Lungenbefall, sondern auch ein Karzinom und da wurde alles entdeckt. Gott sei Dank war die Dame innerhalb von acht Tagen von COVID-19 genesen, und nach negativem PCR und weiterer Einnahme von CDS wurde eine zweite Aufnahme der Brust gemacht, auf der deutlich zu sehen war, wie sich das Karzinom zurückgebildet hatte.

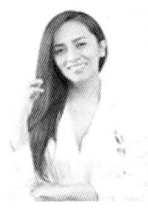

DRA. GISELLE BARRANTES

(Dr. ASDRI: Autismus-Spektrum-Störungen-Forschung; Peru)

Unser erster Covid-Patient

Maritza Quesquen Portillo, Alter: 62 Jahre, DNI: 16516264

Diagnose: Patient Covid – CO RADS 5 (CT – Thorax)

Rückblick: Sie kam mit einer akuten Atemwegserkrankung zu uns, mit Sauerstoffmangel, sehr unruhig und entsättigt, sprach nicht auf herkömmliche Medikamente an. Da die Krankenhäuser überfüllt waren, nahm keines sie auf. Maritza wurde 10 Tage nach Beginn ihrer Behandlung entlassen, sie brauchte keinen Sauerstoff, ihr Mann, ihre Kinder und Enkelkinder waren ebenfalls infiziert, sie alle nahmen erfolgreich Chlordioxid.

Leonor Herrera Brandam, Alter: 87 Jahre, DNI: 08500474

Diagnose: Patient Covid – CO RADS 4 (CT – Thorax)

Rückblick: Eine Patientin mit Atemnot und starken Rückenschmerzen empfing uns in ihrer Wohnung. Sie konnte aufgrund starker Schmerzen und Schwellungen in den Beinen und Krampfadern in fortgeschrittenem Stadium nicht mehr gehen. Sie war fettleibig und litt an Bluthochdruck. Leonor schloss die Behandlung von COVID-19 ab und war nicht nur geheilt von der Krankheit, sondern konnte auch wieder an ihrem Gemüsestand arbeiten, da die Krampfadern verschwunden waren. Die tägliche Einnahme hält sie nach wie vor ein.

Elías Valdivia Juan José, Alter: 87 Jahre, DNI: 08500474

Diagnose: Patient Covid – CO RADS5 (CT – Thorax)

Zusammenfassung: Krankenhauspatient mit Medikamentenresistenz, der um freiwillige Entlassung bat und zu Hause gepflegt wurde, mit Fettleibigkeit, Bluthochdruck, Gastritis, akuten Atembeschwerden. Während wir Juan José behandelten, starb sein Vater an COVID-19 – die Möglichkeit der CDS-Behandlung wurde ihm nicht zuteil. Das war ein schwerer Schlag für seine ganze Familie. Juan José war einer der gehorsamsten, ruhigsten und fügsamsten Patienten.

Wir hörten seine Stimme zum ersten Mal, als er uns nach seiner Genesung besuchte, denn während der Krankheit war er sehr unruhig, wenn er zu sprechen versuchte, weshalb er nicht sprechen durfte.

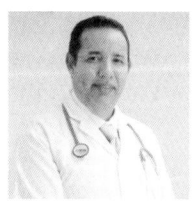

DR. RAÚL FONTANA SÁNCHEZ

(Arzt und Spezialist für integrative Medizin; Dominikanische Republik)

Meine Frau hilft mir, alle Patienten zu empfangen und in den 18 Pandemiemonaten, haben wir dank des Schutzes durch das „gelbe Wasser" keinen einzigen Husten gehabt. Bei unserer Arbeit begrüßen wir die Patienten, schütteln ihnen die Hand und umarmen sie sogar. Dies überrascht sie, denn sie fühlen sich durch die Krankheit stark ausgegrenzt. Dann erklären wir ihnen, dass CDS uns schützt und erklären ihnen bei dieser Gelegenheit, wie diese Substanz funktioniert und wie sie behandelt werden müssen.

Eine Mutter mit sieben Kindern und ihr Ehemann wurden alle krank und erholten sich mit Chlordioxid. Da die Mutter sich zuerst erholte, nannte sie ihren Ehemann ihr achtes Kind, weil sie ihn zusammen mit ihren sieben Kindern versorgen musste. In einem Fall erkrankte eine Familie, und das Kind, welches noch gestillt wurde, erkrankte ebenfalls leicht, erholte sich aber vollständig. Es nahm nur Muttermilch zu sich – seine Mutter nahm CDS ein. Im September 2020, auf einem der Höhepunkte der Pandemie in unserem Land, wurden wir um Unterstützung gebeten, die wir gerne leisteten und einer Ärztin halfen, die sich innerhalb einer Woche von COVID erholte. Einige Tage später erkrankte ihr Bruder auf der Intensivstation eines Militärkrankenhauses (er war Soldat), aber man verweigerte uns, ihn mit Chlordioxid zu behandeln. Einige Tage später erkrankte ihr Vater, wurde in dasselbe Krankenhaus eingeliefert und auch ihm wurde diese Möglichkeit verweigert. Der Vater starb wenige Tage nach der Einlieferung und der Bruder folgte traurigerweise. Als auch der Ehemann der Ärztin erkrankte, holte ihn die Frau aus dem Krankenhaus, brachte ihn nach Hause, versorgte ihn mit Sauerstoff und ich behandelte ihn mit intravenösem Chlordioxid, um ihn wieder auf die Beine zu bringen. Er hatte eine Sauerstoffsättigung von nur 48 % und wir legten ihm eine langsame Infusion mit 14 Tropfen pro Minute einer 10 %-igen Konzentration von 0,9 %-iger Kochsalzlösung und Chlordioxid an und hielten ihn 72 Stunden lang am Tropf. Nach 48 Stunden begannen sich seine Symptome zu bessern – das hatten wir nicht erwartet –, und danach stabilisierte er sich. Wir mussten den Tropf absetzen und er erholte sich überraschend gut. Der Vorgang wurde auf Video aufgezeichnet. Ich persönlich habe mehr als 500 Fälle mit Chlordioxid behandelt, alle haben sich erholt, alle sind gesund, keiner musste auf die Intensivstation. Mein eigener Bruder hörte nicht auf mich und wurde krank, weil er das Präventionsprotokoll nicht befolgte. So fuhren wir zu seinem Wohnort und innerhalb von 6-7 Stunden sank sein Fieber und er erholte sich vollständig. Anfangs hielt er nicht allzu viel von Chlordioxid und ist heute einer der größten Befürworter dieses Mittels.

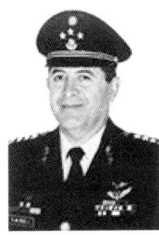

DR. VICTOR MANUEL RICO

(General, Chirurg der mexikanischen Armee und Spezialist für Luft- und Raumfahrtmedizin)

Wir haben alle Patienten gesehen, die stark betroffen waren, sehr geschwächt und ich musste ein älteres Ehepaar behandeln, bei dem die Krankheit bereits weit fortgeschritten und die Sauerstoffsättigung sehr niedrig war – unter 70 – nach mehreren allopathischen Behandlungen. Dank CDS, seines Erfinders Andreas Kalcker und meines Mentors Pedro Chávez schafften sie es jedoch, mit den angewiesenen Behandlungen durchzukommen; Protokoll F, später Protokoll C ... Insgesamt hatte ich nur vier schwerkranke Patienten, die meisten anderen hatten mildere Verläufe und setzten CDS präventiv ein.

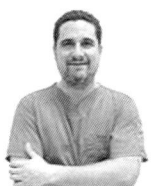

DR. MANUEL APARICIO

(Facharzt für Wirbelsäulenchirurgie und Orthopädie; Querétaro, Mexiko)

Ein ernsthaft erkrankter Patient sagte zu mir: „Bitte, Herr Doktor, ich will nicht sterben, ich habe drei kleine Töchter." Schlussendlich wurde er gerettet und tatsächlich habe ich in diesem Jahr mehr Dank und Segen erfahren als im Rest meines Lebens. Bei einer anderen Gelegenheit konnten wir eine 105-jährige Patientin aus einer Gemeinde in Chiapas – einer weniger begünstigten Region – aus der Ferne behandeln. Aufgrund ihres fortgeschrittenen Alters fragte die behandelnde Person mich nach der Dosis. Sie kam mit nur 10 ml Chlordioxid pro Tag sehr gut zurecht. Später fuhren wir nach Chiapas, um sie zu sehen und trafen auf fünf Generationen von Verwandten. Es waren nur Frauen da und sogar dem Hund, von dem es heißt, sie habe ihn mit COVID-19 angesteckt, weil er sehr schlapp war, gaben sie Chlordioxid. Die Dame erzählte uns alles über ihre Geschichte seit der mexikanischen Revolution, denn sie war alt genug, um sogar Pancho Villa gekannt zu haben ...

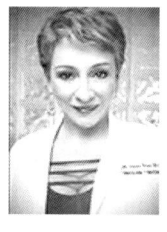

VIVIANE BRUNET

(Hebamme und Chirurgin, Fachärztin für Gynäkologie und Geburtshilfe; Monterrey, Mexiko)

Ich habe bereits 22 schwangere Patientinnen mit COVID-19 behandelt und alle kamen rechtzeitig zu mir. Bei ihnen verwendete ich ausschließlich CDS nach Protokoll F und alle kamen durch. Letzten Sonntag habe ich eine Patientin auf Wunsch ihres Mannes besucht. Als ich ankam, sah ich sie. Sie war seit vier oder fünf Tagen im Krankenhaus, man ließ ihren Ehemann nicht zu ihr und im Bericht stand, ihr Zustand sei ernst. Sie hatte Nasenklammern und eine Oximetrie von 97. Ich nahm die Nasenklammern ab, um zu sehen, wie stark ihre Oximetrie ohne die Klammern sinken würde. Ich sah mir die Akte an und erfuhr, dass sie mit Paracetamol, Steroiden und gerinnungshemmenden Medikamenten (Clexane, ein niedermolekulares Heparin) behandelt wurde. Ich untersuchte sie, untersuchte ihre Schwangerschaft, hörte das Herz des Fötus ab, das völlig in Ordnung war und die Patientin berichtete mir, dass man weder ihre Gebärmutter noch das Baby auf diese Weise untersucht hatte, sondern dass man täglich Ultraschalluntersuchungen durchführte. Hier wird deutlich, dass um jeden Preis versucht wird, Geld aus dem Patienten herauszuholen. Der Ehemann konnte nicht mehr zahlen und es wurde ihm gesagt, dass sie nicht entlassen werden könne, weil sie unterwegs sterben würde und mit Krankenwagen und Sauerstoffflasche gebracht werden müsse. Ich übergab die Akte den Krankenschwestern und teilte ihnen mit, dass die Patientin freiwillig entlassen werden wollte. Ich ging nach unten, sprach mit dem Ehemann und sagte ihm, dass sie weder einen Krankenwagen noch eine Sauerstoffflasche braucht: „Du bringst sie mit deinem Auto jetzt nach Hause". Ich habe ihm eine Liste mit Dingen gegeben, die er kaufen sollte, um sie zu behandeln. Das Chlordioxid habe ich mitgebracht – und ihr dort gegeben – und heute, drei Tage nach Beginn der Behandlung, hat sie eine Sättigung von 98, kein Fieber, sie steht auf, sie badet, sie lebt mit ihrer Familie, einschließlich ihres dreijährigen Sohnes – nach nur drei Tagen. So ist das mit der COVID-Prämie, die jedes Krankenhaus für hospitalisierte Patienten erhält, und noch mehr, wenn sie auf der Intensivstation liegen, obwohl die Versorgung dort miserabel ist. Sie führen mörderische Protokolle. Wie können sie vorgeben, Sauerstoff durch einen Schlauch zu leiten, wenn wir es mit entzündeten Lungenbläschen und thrombosierten Alveolararterien zu tun haben? Der Patient stirbt also allein und betäubt. Das ist kriminell.

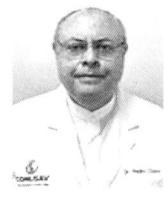

DR. PEDRO CHÁVEZ

(Militärchirurg, schied 2005 mit dem Rang eines Obersts aus der Armee aus; Mexiko)

Was uns vereint, ist die Rettung von Leben. Gestern sprach ich mit dem Leiter eines Krankenhauses in Bolivien, weil ich Ratschläge zur intravenösen Anwendung von Chlordioxid brauchte. Vor einem Jahr wäre es undenkbar gewesen, dass mich ein Krankenhausinternist fragt, wie man CDI anwendet. Wir haben beeindruckende Fortschritte gemacht. Ich hatte Gelegenheit, Patienten auf Intensivstationen in zivilen Krankenhäusern zu behandeln, die der Einführung von Chlordioxid offen gegenüberstanden. Was die Zahl der in Mexiko geretteten Menschen angeht: Wir sind 200 Ärzte und sehen jeden Tag COVID-19-Patienten; ich allein habe in einem Jahr 3.000 Patienten erfolgreich behandelt, Dr. Manuel Aparicio etwa 4.000. Jeder der 200 Ärzte hat mindestens 500 Patienten pro Jahr behandelt, aber was uns vor allem mit Freude erfüllt, ist der Einsatz von Chlordioxid, das sich in ganz Lateinamerika verbreitet hat.

Im vergangenen Jahr wurde ich mit einem besonders schwierigen Fall konfrontiert – einem 42-jährigen intubierten Patienten. Sein Arzt gab ihm keine Lebensperspektive mehr, da seine Lunge zu über 85 % betroffen war, er nur noch 30 ml Urin in acht Stunden ausschied und auf konventionelle Behandlung nicht ansprach.

Er litt seit 7 Jahren unter systemischer arterieller Hypertonie, die mit Antihypertensiva behandelt wurde, unter Diabetes mellitus, wogegen Hypoglykämiemitteln eingesetzt wurden, und war schwer fettleibig.

Die ersten Symptome traten am 28. September mit Arthralgie, Kopfschmerzen und Odynophagie auf. Er suchte einen Arzt auf, der ihm Azithromycin und injizierbares Ceftriaxon verschrieb. Als ich mit dem behandelnden Arzt sprach, lehnte dieser CDI zunächst ab.

Um 22:30 Uhr änderte er seine Meinung „Wenn Sie ihm Chlordioxid geben wollen, geben Sie es, denn er wird sowieso sterben." und

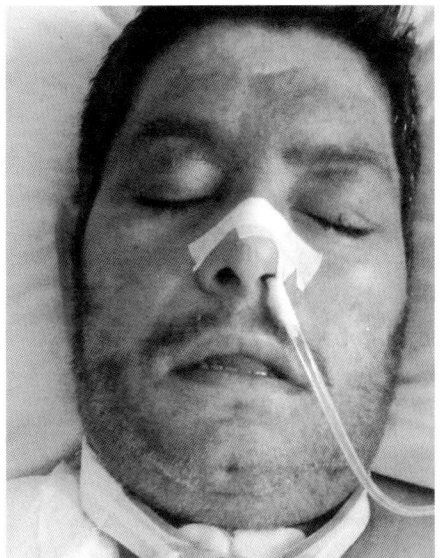 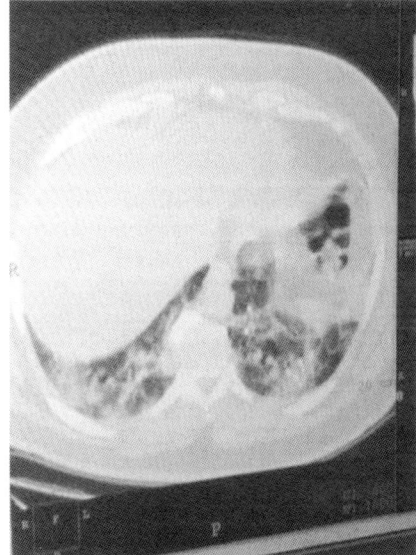

stimmte der Verabreichung von intravenösem Chlordioxid zu, da der Patient seiner Meinung nach so schwer erkrankt sei und eine so geringe Sauerstoffzufuhr aufweist, gleichzeitig eine Nierenschädigung hat (30 ml Urin in 8 Stunden), „dass es nichts mehr zu verlieren gibt".

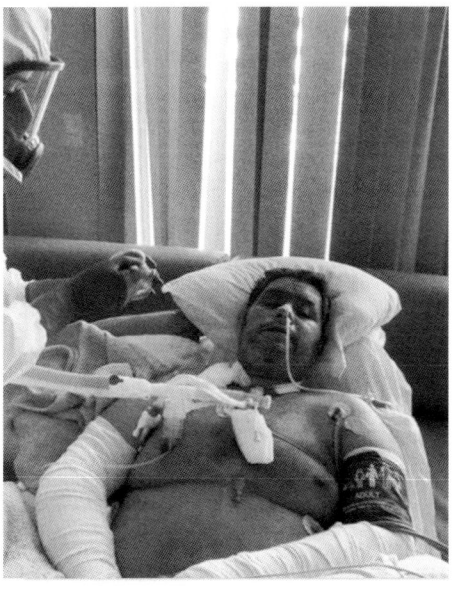

Am Freitag dem 9. Oktober durfte ich bei der Behandlung des Patienten assistieren und am 10. Oktober begann ich um 1 Uhr mit dem intravenösen Protokoll mit CDI.

Wir begannen mit der intravenösen Verabreichung von Chlordioxid, in 500 ml physiologischer Lösung verdünnt. Es wurde sechs Tage lang kontinuierlich verabreicht. Am siebten Tag hatte sich die Lungenfunktion des Patienten um mehr als 85 % erholt und seine Sauerstoffsättigung lag bei über 90 %.

15. Oktober: Fünfter Tag der intravenösen Verabreichung von CDI.

Günstige Entwicklungen

Die linke Lunge war zu 80 % frei und die rechte war am 28. Oktober vollständig frei.

Das CDI wurde am 28. Oktober abgesetzt.

Der PCR war seit dem 27. Oktober negativ.

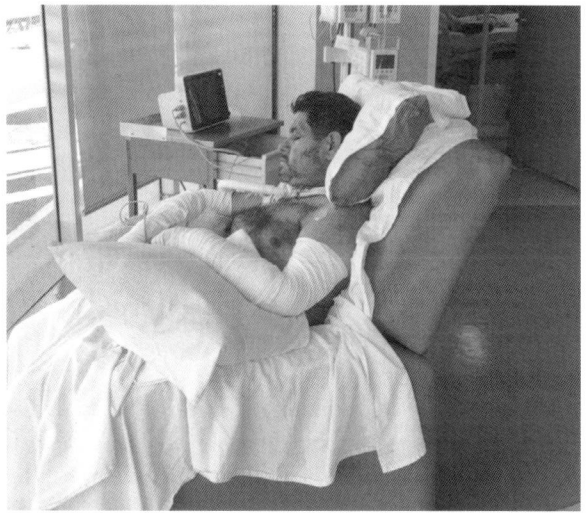

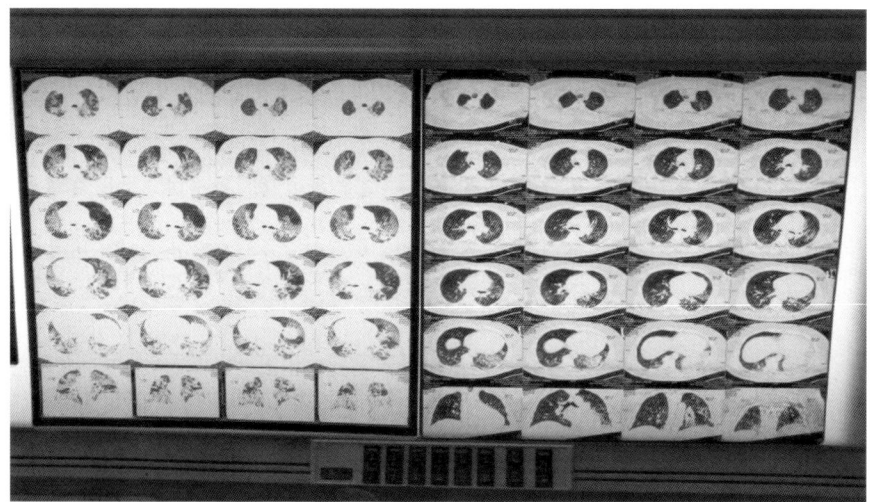

Foto: Röntgenaufnahme der Lunge **VORHER – NACHHER**

Er wurde nach erfolgreicher Behandlung aus dem Krankenhaus entlassen und hat sich dank dieser großartigen und wunderbaren Substanz auf wundersame Weise erholt.

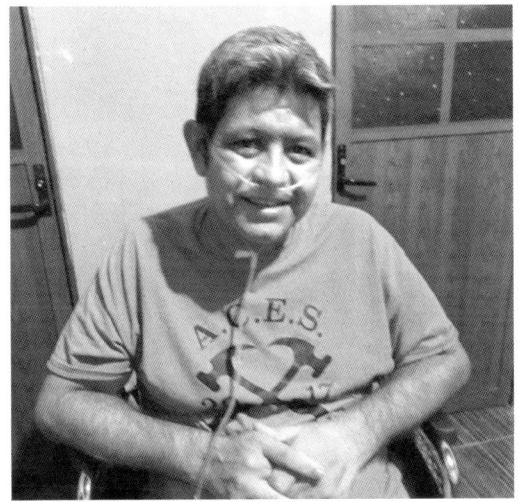

Zufriedenstellende Entwicklung, Entlassung am 6. November 2020.

„Goldene Flüssigkeit", wie viele es nennen: Chlordioxid!

Ich danke meinem Lehrer Andreas Kalcker für diesen Beitrag zur Menschheit.

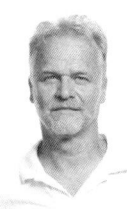

Dr. h. c. ANDREAS LUDWIG KALCKER

Forscher, Biophysiker und Autor

Jeden Tag erhalte ich inspirierende Zuschriften aus der ganzen Welt und ich möchte mich bei all den Menschen bedanken, die diese Sache unterstützen. Die Geschichten von Kindern bewegen mich am meisten und Krebs im Kindesalter ist emotional vielleicht mit am aufrüttelndsten. Ich möchte hier einen Fall schildern:

Lieber Andreas, ich bin Blanca Mares aus Puebla. Ich sende dir die Geschichte eines an Krebs – einer myeloischen Leukämie im Endstadium – erkrankten Kindes, dessen Mutter ich geholfen habe, CDS zu verwenden.

Er nahm nur CDI und Bäder mit CDS, und zwar ab dem 27. Februar. Sie wollten eine Stammzellentransplantation durchführen, aber er kam nicht als Kandidat in Frage. Sie sagten mir, dass das Kind nur noch 3 Monate zu Leben hätte ...

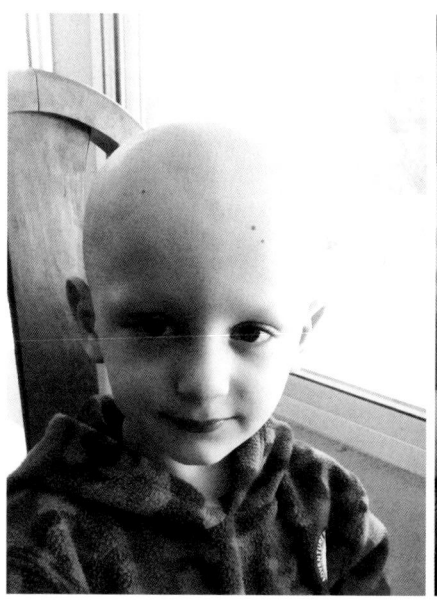
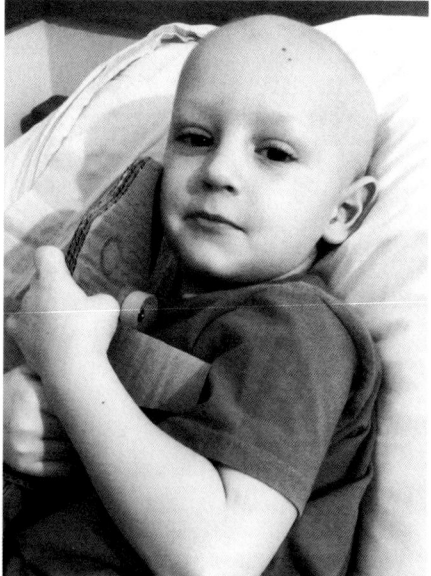

Ein paar Monate später ... mit Chlordioxid CDS ...

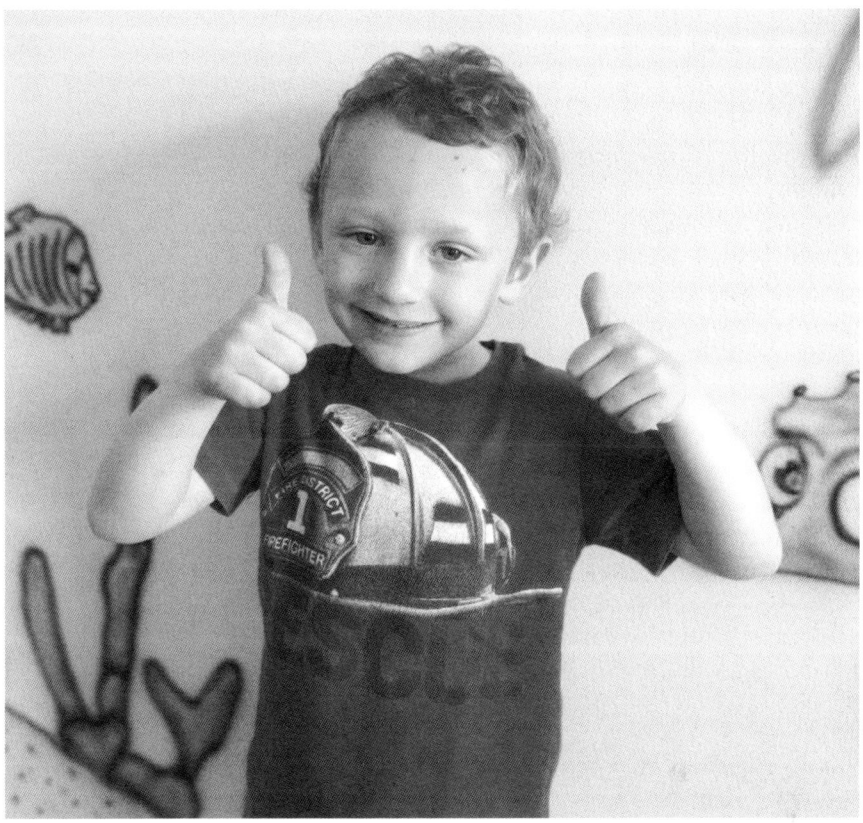

Sein Name ist Elias Aarón Demichuede aus der Stadt Crespo, Provinz Entre Ríos, Republik Argentinien. Derzeit vier Jahre und zwei Monate alt.

Er ist nur ein Beispiel für Tausende von Kindern und Menschen, die von schweren Krankheiten genesen sind und meinem Leben einen Sinn gegeben haben. Ich bin all den mutigen Menschen so dankbar, die sich für mich eingesetzt haben, indem sie die Wahrheit berichtet haben. Vielen Dank an all die Tausenden von E-Mails und Erfahrungsberichten, die zur größten freien Bewegung in der Medizin geworden sind.

Gemeinsam können wir Leben retten ... wenn wir wollen!

SCHLUSSBEMERKUNGEN

Es ist beeindruckend zu sehen, wie Ärzte bei der erstmaligen Anwendung von Chlordioxid von Erfolgen berichten, die sie selbst nicht erwarten und mir nach den ersten Monaten Fragen stellen wie: „Diese Substanz wirkt sehr gut, aber ich verstehe nicht, wie sich bei Patienten mit Diabetes die Werte kontinuierlich verbessern oder sie sogar aufhören, Diabetes zu haben" oder „Ich habe Leute, die hohen (oder niedrigen) Blutdruck haben, und es reguliert ihn". Es ist interessant zu sehen, wie Kollegen bestätigen, was ich in diesen 14 Jahren Forschung immer wieder gesehen habe, und was für mich sehr schön und lohnend war. Wenn meine Person von den Medien verurteilt wird, indem sie ohne jegliche Kenntnis der Chemie oder der Wissenschaft bis zum Überdruss dasselbe wiederholen und ohne eigene Recherche lediglich falsche oder veraltete Referenzen zitieren, ist es sinnlos, mit ihnen zu diskutieren. Wie kann man eine Substanz kritisieren, für die so viel geforscht werden musste, und übersehen, wie logisch ihre Wirksamkeit ist und dass man mit alten Referenzen nicht etwas Neues finden kann?

So sind Ärzte von der Wirksamkeit von ClO_2 überwältigt, im Laufe der Zeit haben sie mehr Vertrauen in die Verwendung dieser Substanz gewonnen und jetzt – fast ein Jahr später – ist es sehr erfreulich zu sehen, was sich verändert und wie begeistert die Ärzte sind. Ich habe festgestellt, dass Ärzte nach 20, 30 oder 40 Jahren Berufserfahrung ihrer Arbeit überdrüssig werden, weil sie so viele Krankheiten gesehen haben, für die es keine Lösung gibt. Sie verlieren ihren Enthusiasmus und sind frustriert, weil sie immer die gleichen Medikamente verschreiben, die sowieso nicht wirken. Heute habe ich mit Ärzten zu tun, die so alt sind wie ich oder älter und die so enthusiastisch sind wie Studenten, wenn sie die Universität verlassen. Sie empfinden wieder Freude und Begeisterung für ihren Beruf. Sie haben Chlordioxid großes Vertrauen entgegengebracht, erkunden all seine Möglichkeiten, einschließlich seiner außerordentlichen Wirksamkeit bei COVID-19.

Dahingegen kann es sehr frustrierend sein, einerseits die Lösung für die Pandemie in Händen zu halten, wenn man andererseits sieht, dass riesige Geldsummen für die Förderung von Impfstoffen ausgegeben werden, nicht vor Nebenwirkungen gewarnt wird und es bei dieser „Plandemie" offensichtlich ein finsteres Ziel gibt, was auch immer es ist – inzwischen interessiert es mich nicht einmal mehr. Es ist mein Wunsch, eine Lösung anzubieten, und es liegt an jedem Einzelnen, zu entscheiden, ob er sie annehmen will oder nicht. Die Entscheidung, Menschen zu einer Pseudo-Impfung zu zwingen, erscheint mir als Grausamkeit, die mit dem Holocaust und Dr. Mengeles Nazi-Experimenten vergleichbar ist, denn heute gibt es bereits mehr als 50.000 offizielle Todesfälle durch diese Impfstoffe, während es andererseits keinen einzigen Todesfall durch die Einnahme von Chlordioxid gibt. Wäre es andersherum würden die Nachrichten dies zweifellos bis zum Überdruss wiederholen. Der Versuch für den neuen Impfstoff wurde mit 16 Personen durchgeführt und genehmigt, während wir eine Studie mit 40 Personen (20 und 20) vorweisen können, der keine Beachtung geschenkt wird. Wir sehen also überaus deutlich, dass hier zwei sehr unterschiedliche Maßstäbe angelegt werden. Die Zukunft hängt von Menschen ab, die hoffentlich das Gewissen und die Möglichkeit haben, die notwendigen Änderungen einzuführen. Jeder hat auf individueller Ebene die Möglichkeit, sich richtig zu informieren und entsprechend zu handeln und Leben zu retten, denn man muss bedenken, dass zu viele Leben auf dem Spiel stehen.

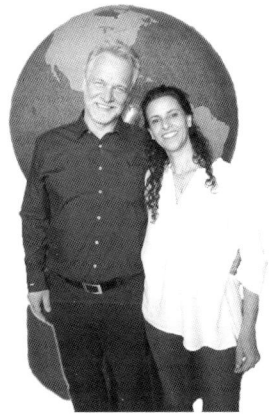

**Wir werden weiterhin mit Liebe
Leben retten ...**

Andreas & Rama :))

ALLGEMEINE INFORMATIONEN ÜBER CHLORDIOXID

Was ist Chlordioxid?

Chlordioxid ist ein gelblich-grünes Gas mit der Formel ClO_2 und einem Molekulargewicht von 67,46 Mol.

Es ist stabil und in wässrigen Lösungen je nach Temperatur gut löslich. Aufgrund seiner selektiven Oxidationskraft ist es eine biozide Verbindung, die bevorzugt nach Größe und saurem pH-Wert abtötet.

$$ClO_2 + 4H^+ + 5^e = Cl- + 2 H_2O$$

Chlordioxid ist ein chemisches Desinfektionsmittel, das in der Lage ist, Bakterien, Pilze, Viren und Sporen abzutöten, das heißt, es hat ein breites Wirkungsspektrum. Es gibt kein Zeitfenster für ein bevorzugtes Vorgehen. Es hinterlässt keine eigenen Rückstände und die Reaktionsprodukte sind umweltverträglich.

Eine der interessantesten Eigenschaften von Chlordioxid ist seine Wirksamkeit in einem breiten pH-Bereich (3 bis 9). Es wird unter anderem bei der Aufbereitung von Trinkwasser eingesetzt, da es in der Lage ist, Gerüche zu neutralisieren, Farbe zu entfernen und Eisen und Mangan sowie andere Schwermetalle in Lösung zu oxidieren. In den Anwendungsdosen greift es weder Implantatmetalle noch die in der Lebensmittelindustrie am häufigsten verwendeten Metalle an.

Chlordioxid ist empfindlich gegenüber ultraviolettem Licht und zerfällt nach Zwischenreaktionen in Salz und Sauerstoff.

Seine Verdampfungstemperatur liegt bei 11° C. Es lässt sich bei Raumtemperatur in einem geschlossenen Glasbehälter mehr als 6 Monate aufbewahren (die typische gelbe Farbe ist ein Indikator für das Vorhandensein und die Konzentration von CDS).

Zusammenfassung der Interventionsprotokolle für Covid-19 mit ClO_2 in wässriger Lösung CDS

1. Hand- und Flächendesinfektion:

Protokoll D (mit > 1000 ppm ClO_2)

2. Prävention (Gesundheitsfürsorge + asymptomatische Patienten):

Protokoll C verteilt auf 10 Einnahmen am Tag

3. Verhütung von Infektionen zwischen Patienten und Gesundheitspersonal:

Protokoll H

4. Akute Ansteckung:

Protokoll F + C

5. Schwere Fälle:

Y + C-Protokoll (im Abstand von 2 Stunden)

Protokoll C = CDS

Dieses Protokoll wird als Standard- und Präventionsprotokoll sowohl für Beschäftigte im Gesundheitswesen als auch für asymptomatische Patienten verwendet.

10 ml konzentriertes CDS mit 3.000 ppm (= 0,3 %) in 1 Liter Wasser verdünnen.

Es wird in 10 Dosen eingenommen, etwa eine pro Stunde, bis die Flasche leer ist.

Bei schweren oder lebensbedrohlichen Erkrankungen kann die Dosis langsam bis auf 30 ml CDS pro eineinhalb Liter Wasser erhöht werden.

Protokoll D = Dermatologisch

Mit diesem Protokoll werden sowohl die Haut als auch ansteckungs-gefährdete Gegenstände desinfiziert. Hierfür dient konzentriertes CDS mit 3.000 ppm (= 0,3 % ClO_2).

Tragen Sie das Spray direkt auf die betreffende Stelle auf und reiben Sie es sanft ein; es wird wie ein Gel verwendet.

Beim Besprühen empfindlicher Stellen (zum Beispiel Augen und Schleimhäute, zum Schutz vor COVID-19) wird die Konzentration mit Kochsalzlösung auf eine Konzentration von 1:3 herabgesetzt, um Reizungen zu vermeiden.

Protokoll H = Zimmer

10 ml konzentriertes CDS 0,3 % werden in ein trockenes Glas ge-geben und zwischen die Patienten gestellt. Das Gas verdampft auf-grund der Raumtemperatur und desinfiziert die Umgebung, um eine Ansteckung unter Patienten im selben Raum, sowie des Pflegeperso-nals, zu verhindern.

Das gesättigte Chlordioxid hat eine gelbliche Farbe, die beim Ver-dampfen des Gases verblasst. Sobald die Flüssigkeit im Glas klar ge-worden ist, wird sie mit der gleichen Menge und Konzentration an Chlordioxid aufgefüllt.

[Berechnungen zufolge kann ein Raum von etwa 12 Quadratmetern mit einer Höchstmenge von 1 ppm gesättigt werden, was den inter-nationalen Sicherheits- und Toxikologievorschriften entspricht und für die Anwendung zugelassen ist.]

Protokoll F = Häufig (oder Fieber)

Dieses Protokoll dient der Bekämpfung akuter viraler und bakteriel-ler Infektionen:

8-10 ml konzentriertes CDS (0,3 %) in eine 1-Liter-Flasche mit Was-ser geben, die Flasche in 8 gleiche Teile aufteilen, die Abschnitte mit Linien markieren und alle 15 Minuten einen Teil trinken.

Protokoll F kann ein- oder zweimal am Tag durchgeführt werden: morgens und abends (im Abstand von mindestens 2 Stunden). Wird es einmal durchgeführt, fahren Sie für den Rest des Tages mit Protokoll C fort.

Weitere Protokolle unter:

www.forbiddenhealth.com und www.andreaskalcker.com

(Verfügbar in 49 Sprachen, bitte auf die Fahne klicken)

Vorsichtsmaßnahmen und Kontraindikationen

1. Da es ein Oxidationsmittel ist, wird die Wirksamkeit von Chlordioxid durch Vitamin C und andere starke Antioxidantien verringert.

2. Am wirksamsten ist es, wenn die Einnahme von Medikamenten mit 1 Stunde Abstand und die Einnahme der Mahlzeiten mit ½ Stunde Abstand von CDS erfolgt, wenn möglich.

3. Das CDS-Konzentrat sollte nach dem Öffnen kühl, unter 11 °C und vor UV-Licht geschützt gelagert werden.

4. Es handelt sich um ein Oxidationsmittel, das das Gewebe verfärben kann, da es oxidierend und leicht korrosiv wirkt, aber Implantate oder Herzschrittmacher nicht angreift.

5. Kontakt mit Schleimhautbereichen in sehr konzentrierter Form kann zu aggressiv sein, daher vorzugsweise mit physiologischer Kochsalzlösung auf 50 mg/l (0,05 %) verdünnen.

6. Darf NICHT in konzentrierten Dosen inhaliert werden (wegen Lungentoxizität).

7. Bei Patienten, die Warfarin (Coumadin) einnehmen, ist CDS nicht kontraindiziert, doch sollten die Gerinnungswerte überprüft werden, um eine Überdosierung von Warfarin zu vermeiden, da Chlordioxid nachweislich den Blutfluss verbessert.

8. Diabetiker sollten ihren Blutzuckerspiegel überwachen, da er sich in der Regel verbessert.

Häufig gestellte Fragen

WIE LANGE SOLLTE ICH CDS EINNEHMEN? – Im Prinzip so lange, bis Sie sich geheilt fühlen. Das Wichtigste ist, dass Sie auf Ihren Körper hören und nicht mechanisch vorgehen.

WIE WIRKT SICH CDS AUF DIE DARMFLORA AUS? – Es gibt keine Hinweise darauf, dass es sich negativ auf die Darmflora auswirkt. CDS wird im Magen vollständig als in Wasser gelöstes Gas absorbiert.

IST NATRIUMCHLORIT DASSELBE WIE NATRIUMHYPOCHLORIT? – Ganz und gar nicht! Sie sind nicht dasselbe und dürfen nicht verwechselt werden: Es handelt sich um zwei verschiedene Stoffe. Hypochlorit ist Chlorbleiche.

ICH HABE EINE METALLPROTHESE. KANN MMS DIE PROTHESE BEEINTRÄCHTIGEN? – Das in den Körper freigesetzte Chlordioxid hat keinen Einfluss auf die Legierungen der Prothese. Die für Prothesen verwendeten Materialien sind extrem korrosionsresistent.

IST CDS MIT NATÜRLICHEN BEHANDLUNGEN VEREINBAR? – Es gibt sehr gute Synergien mit phytotherapeutischen, homöopathischen und alternativmedizinischen Behandlungen im Allgemeinen.

BEEINFLUSST CDS DEN BLUTDRUCK? – Es gibt viele, viele Fälle, in denen er durch die Einnahme von CDS normalisiert worden ist. Anscheinend beseitigt CDS die Ursachen von Bluthochdruck und Hypotonie durch die Reduzierung des Säuregehalts im Blut.

KÖNNEN SCHWANGERE FRAUEN UND STILLENDE MÜTTER ES EINNEHMEN? – Ja, es gibt sehr gute Erfahrungen und in der wissenschaftlichen Literatur gibt es keine Kontraindikation.

VERURSACHT CDS LEBER- UND NIERENPROBLEME? – Nein, es verbessert sogar die Kreatinin-, AST/ALT- und alkalischen Phosphatasewerte.

AUSGEWÄHLTE KLINISCHE STUDIEN ZU CHLORDIOXID

Journal für Molekulare und genetische Medizin
ISSN: 1747-0862 Insignares, Bolaño, Andrade et al.

Bestimmung der Wirksamkeit von Chlordioxid bei der Behandlung von COVID-19

Zusammenfassung

Einleitung: Ziel dieser Untersuchung ist es, die Wirksamkeit von oralem Chlordioxid bei der Behandlung von COVID-19 zu ermitteln.

Methoden: Es wurden Forschungsarbeiten zum Wirkmechanismus von Chlordioxid auf Viren, zur oralen Einnahme von wasserlöslichem ClO_2 und zu seiner Toxizität ausgewertet; es wurde eine quasi-experimentelle Untersuchung zur Verwendung von oralem wasserlöslichem Chlordioxid bei der Behandlung von 20 Patienten mit aktiver COVID-19-Infektion im Vergleich zu einer Kontrollgruppe von 20 Patienten, die nicht mit Chlordioxid behandelt wurden, durchgeführt.

Ergebnisse: Um die Wirkung in der Versuchsgruppe mit der Kontrollgruppe zu vergleichen, wurde für die allgemeinen Symptome ein Vergleichstest der Proportionen und ihrer Konfidenzintervalle durchgeführt und für die VAS- und Likert-Kriterien wurde ein ge-

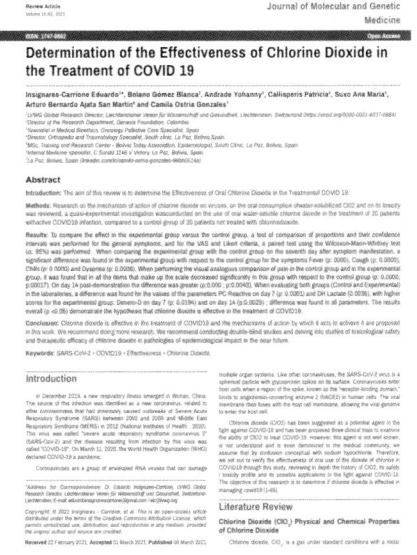

paarter Test mit dem Wilcoxon-Mann-Whitney-Test (α: 95 %) durchgeführt. Beim Vergleich der Versuchsgruppe mit der Kontrollgruppe am siebten Tag nach Auftreten der Symptome wurde ein signifikanter Unterschied zwischen der Versuchsgruppe und der Kontrollgruppe bei den Symptomen Fieber (p: 0,0000), Husten (p: 0,0000), Schüttelfrost (p: 0,0000) und Atemnot (p: 0,0006) festgestellt. Ein visueller Analogvergleich der Schmerzen in der Kontrollgruppe und in der Versuchsgruppe zeigte, dass alle Items der Schmerzskala in dieser Gruppe im Vergleich zur Kontrollgruppe signifikant abnahmen (p: 0,0000; p: 0,0017). Am Tag 14 des Vergleichszeitraums war der Unterschied größer (p: 0,000; p: 0,0043). Bei der Auswertung der beiden Gruppen (Kontroll- und Versuchsgruppe) in den Labors wurde ein Unterschied bei den Parameterwerten PC Reaktiv an Tag 7 (p: 0,0001) und DH Laktat (0,0036) festgestellt, mit höheren Werten für die Versuchsgruppe; Dimer-D an Tag 7 (p: 0,0194) und Tag 14 (p: 0,0029); ein Unterschied wurde für alle Parameter festgestellt. Die Gesamtergebnisse (p < 0,05) belegen die Hypothese, dass Chlordioxid bei der Behandlung von COVID-19 wirksam ist.

Schlussfolgerung: **Chlordioxid ist bei der Behandlung von COVID-19 wirksam und diese Arbeit legt die zielführenden Wirkmechanismen dar.**

Wir empfehlen die Durchführung weiterer Untersuchungen in naher Zukunft, und zwar Doppelblindstudien und weitere Studien zur toxikologischen Sicherheit und therapeutischen Wirksamkeit von Chlordioxid bei Krankheiten mit epidemiologischen Auswirkungen.

Journal of Infectious Diseases & Therapy

Manuel Aparicio-Alonso, Carlos A. Domínguez-Sánchez and Marina Banuet-Martínez

Department of Natural Sciences, Jurica Medical Center, Queretaro, Mexico

Chlordioxid als alternative Behandlung für COVID-19

Zusammenfassung

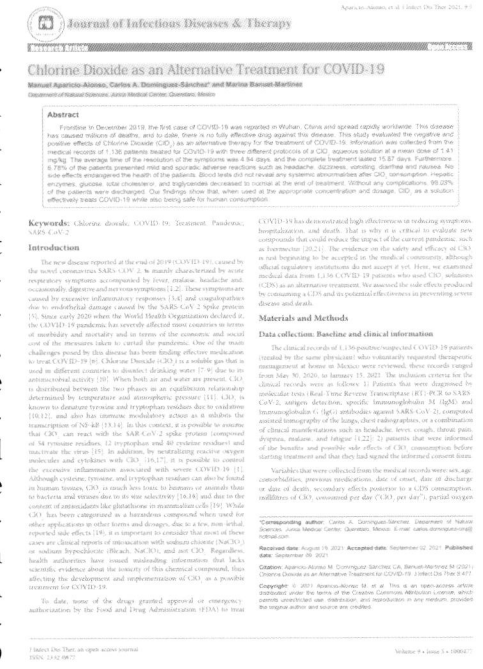

Im Dezember 2019 wurde der erste Fall von COVID-19 in Wuhan, China, gemeldet und die Krankheit verbreitete sich rasch weltweit. Sie hat Millionen von Todesopfern gefordert und bis heute gibt es kein vollständig wirksames Medikament gegen diese Erkrankung. In dieser Studie wurden die negativen und positiven Auswirkungen von Chlordioxid (ClO_2) als alternative Therapie für die Behandlung von COVID-19 untersucht. Es wurden Daten aus den **Krankenakten von 1.136 Patienten** gesammelt, die wegen COVID-19 mit drei verschiedenen Protokollen mit einer wässrigen ClO_2-Lösung in einer mittleren Dosis von 1,41 mg/kg behandelt wurden. **Die mediane Zeitdauer bis zum Verschwinden der Symptome betrug 4,84 Tage und die vollständige Behandlung dauerte 15,87 Tage.** Darüber hinaus traten bei 6,78 % der Patienten leichte und sporadische Nebenwirkungen auf, wie Kopfschmerzen, Schwindel, Erbrechen, Durchfall und Übelkeit. Keine der Nebenwirkungen gefährdeten die Gesundheit der Patienten. Die Blutuntersuchungen ergaben keine systemischen Anomalien nach der Einnahme von ClO_2. Leberenzyme, Glukose, Gesamtcholesterin und Triglyceride sanken bis zum Ende der Behandlung auf den Normalwert. **99,03 % der Patienten wurden ohne Komplikationen entlassen.** Unsere Ergebnisse zeigen, dass ClO_2 in der richtigen Konzentration und Dosis wirksam zur Behandlung von COVID-19 eingesetzt werden kann und für den menschlichen Verzehr sicher ist.

Ein neuer Ansatz zur Vorbeugung und Heilung von COVID-19-Patienten: Ermutigung medizinischer Teams, Kontakt zu geheilten Personen aufzunehmen, die mit Chlordioxidlösung (CDS) behandelt wurden

Mediterranean BioMedical Journals Integrative Journal of Medical Sciences 2020, Band 7

229 DOI: 10.15342/ijms.7.229

Enrique A. Martínez Universidad Católica del Norte, Coquimbo, Chile

Zusammenfassung

Dieser Artikel soll medizinische Teams in der ganzen Welt ermutigen, mit COVID-19-Patienten Kontakt aufzunehmen, die bereits mit Chlordioxidlösung (CDS), einem wasserlöslichen Gas, behandelt wurden; er soll auch den Weg ebnen zur Kontaktaufnahme mit den medizinischen Teams, die die Studienfälle begleiten, um den tatsächlichen Gesundheitszustand der Patienten zu überprüfen. Schließlich sind Sie aufgefordert zu fragen, ob CDS in Ihren jeweiligen örtlichen Gesundheitseinrichtungen getestet werden sollte, da es kostengünstig ist, sehr wirksam gegen alle Virusinfektionen zu sein scheint und fast keine Nebenwirkungen hat. SCHLÜSSELWÖRTER: CDS; Chlordioxidlösung; COVID-19; Erklärung von Helsinki. Korrespondenz: Dr. Martínez Enrique, Foyer de Charité de Provence, BP63,

Lambesc, 13410, Frankreich. E-Mail: enrique.a.martinez@ceaza.cl.

Bis Juni 2020 hat die COVID-19-Pandemie weltweit zu mehr als 4,3 Millionen bestätigten Fällen und mehr als 290.000 Todesfällen geführt. Die Pandemie hat die Welt für immer verändert. Soziale, wirtschaftliche, ökologische und gesundheitliche Veränderungen [1] haben die Frage aufgeworfen, wie die Menschheit auf diese und andere schnelle, invasive Bedrohungen reagieren kann. Dieser Artikel soll die medizinischen Teams dazu ermutigen, dem Beispiel einiger Länder zu folgen, in denen COVID-19-Patienten erfolgreich mit CDS (Chlordioxidlösung) behandelt wurden. Es wurde eingesetzt, um die Beutel von Blutkonserven zu desinfizieren und vor HIV und anderen Krankheitserregern zu schützen [3], warum sollte man es nicht auch bei COVID-19-Patienten versuchen, für die es so wenig Behandlungsalternativen gibt. Diese Versuche führten dazu, dass alle behandelten Patienten nach nur vier Behandlungstagen wieder gesund waren [2]. Unter Berücksichtigung der Deklaration von Helsinki des Weltärztebundes (Abschnitt 37), in der es heißt, dass „jeder Arzt befugt ist, neue oder unbewiesene präventive, diagnostische und therapeutische Verfahren anzuwenden" und der Tatsache, dass Tausende von Patienten, die an dieser COVID-19-Infektion litten, starben, beschlossen Ärzte in Ecuador im Mai 2020, Chlordioxidlösung zur Behandlung von 104 Patienten versuchsweise einzusetzen. Diese Patienten unterzeichneten unter notarieller Beglaubigung eine Einverständniserklärung, um diese Behandlung zu erhalten [2].

Was ist CDS? Dieses Gasmolekül (ClO_2) ist in Wasser gut löslich. In Lösung ist das Gas aufgrund der physikalischen Brechung gelblich gefärbt. Bis heute wurde es nicht als Wirkstoff in das herkömmliche Arzneibuch aufgenommen, obwohl es seit 1994 obligatorisch zur Desinfektion und Konservierung von Blutbeuteln für Transfusionen verwendet wird, nachdem seine Verwendung als antivirales Mittel 1991 patentiert wurde [3]. Es kann auch in den meisten für den Konsum geeigneten Wasserflaschen aufbewahrt werden, da es keine giftigen Rückstände hinterlässt. Darüber hinaus verdampft das Gas bei Temperaturen über 11 °C.

Wie wirkt CDS auf Viren (und Bakterien)? Die geringe Größe von Viren (und Bakterien) ermöglicht es dem Sauerstoff, sie sehr schnell zu oxidieren, ohne die größeren Zellen der mit Viren oder Bakterien infizierten Lebewesen anzugreifen [4]. Die genaue Wirkung liegt bei den Nukleinsäuren. Nukleinsäuren, DNA/RNA, bestehen aus einer Kette von Purin- und Pyrimidinbasen, Guanin (G), Cytosin (C), Adenin (A) und Thymin/Uracil.2020;7: 2 p 1 Integr J Med Sci-Martinez EA. Perspektive für die Prävention und Heilung von CO-VID-19 (T/U)-Patienten. Guaninbasen, die sowohl in der RNA als auch in der DNA vorkommen, sind sehr oxidationsempfindlich und bilden als Nebenprodukt der Oxidation 8-Oxoguanin. Wenn also das ClO_2-Molekül mit Guanin in Kontakt kommt und es oxidiert, was zur Bildung von 8-Oxoguanin führt, blockiert es die virale Nuklein-säure-Replikation durch Basenpaarung. Obwohl die Replikation des Proteinkapsids fortgesetzt werden kann, wird die Bildung des voll funktionsfähigen Virus durch die Oxidation mit ClO_2 blockiert.

Sauerstoff aus ClO_2 scheint sich im Blutkreislauf schneller zu bewegen, da er kein Hämoglobin für den Transport benötigt. Diese Hypothese würde den aufgezeichneten Daten zufolge erklären, warum sich die Sauerstoffsättigung der mit CDS behandelten COVID-19-Patienten so schnell erholt [2]. In der Vergangenheit wurden dieses Gas und verwandte Moleküle gegen verschiedene Viren, Bakterien, aber auch gegen andere größere Parasiten wie Pilze und Hefepilze getestet [5]. Darüber hinaus hat CDS eine äußerst geringe kurz- und langfristige Toxizität für den Menschen (5, 6, 7, 8, 9, 10). Diese Studien zeigten keine schädlichen Auswirkungen auf physiologische Merkmale wie Puls, Atemfrequenz und Temperatur sowie auf biochemische Parameter wie Glukose, Harnstoffstickstoff, Phosphate, alkalische Phosphatase, Transaminasen oder Schilddrüsenausscheidungen. Hämolyse und Anämien wurden auch bei Dosen von 24 ppm pro Tag über zwei Wochen nicht festgestellt. Chlordioxid war sogar für Trinkwasser sicher, wie eine Studie mit 198 Personen über 115 Tage zeigte [11]. Die globale Überreaktion, die als soziale Blockade auf die Menschen einwirkt, scheint mehr Probleme zu verursachen als das Virus selbst [12]. Die wenigen noch verfügbaren Behandlungen, die hohen Kosten und die geringe Geschwindigkeit der Impfstoffentwicklung weisen darauf hin, dass alternative Behandlungen und sogar Ernährungsfaktoren [13] dringender in Betracht gezogen werden sollten, um Panik und weitere sozioökonomische Katastrophen zu vermeiden.

Alle biophysikalische, biochemische und physiologische Forschung zu diesem Thema ist ebenfalls sehr willkommen.

Internationale Zeitschrift für Multidisziplinäre Forschung und Analyse

ISSN (print) 2643-9840, ISSN (online) 26439875

Eine retrospektive Beobachtungsstudie über die Wirksamkeit von Chlordioxid zur Prophylaxe von Covid-19-ähnlichen Symptomen bei Familienmitgliedern, die mit COVID-19-Patienten leben.

Manuel Aparicio-Alonso, Carlos A Dominguez-Sanchez, Marina Banuet-Martinez

DOI 10.47191 http://ijmra.in/v4i8/2.php

Zusammenfassung

Eine retrospektive Beobachtungsstudie über die Wirksamkeit von Chlordioxid zur Prophylaxe von COVID-19-ähnlichen Symptomen bei Familienmitgliedern, die mit COVID-19-Patienten leben.

Bislang gibt es kein wirksames prophylaktisches Mittel zur Verhinderung von COVID-19. Die Entwicklung von COVID-19-ähnlichen Symptomen konnte jedoch mit einer wässrigen Chlordioxid (ClO_2)-Lösung verhindert werden. In dieser retrospektiven Studie wurde die Wirksamkeit einer wässrigen ClO_2-Lösung (CDS) als prophylaktisches Mittel bei 1.163 Familienangehörigen von COVID-19-positiven/verdächtigen Patienten untersucht.

Die prophylaktische Behandlung bestand aus einer 0,3 %-igen Chlordioxidlösung, die mindestens 14 Tage lang oral verabreicht wurde. Familienmitglieder, bei denen in der Anamnese keine Berichte über die Entwicklung von COVID-19-ähnlichen Symptomen gefunden wurden, galten als erfolgreiche Fälle. Die Wirksamkeit von CDS bei der Vorbeugung COVID-19-ähnlicher Symptome lag bei

90,4 % (1.051 von 1.163 Familienmitgliedern berichteten über keine Symptome). Komorbiditäten, Geschlecht und Schweregrad der Erkrankung des Patienten trugen nicht zur Entwicklung von COVID-19-ähnlichen Symptomen bei (P = 0,092, P = 0,351 bzw. P = 0,574). Ältere Verwandte hatten jedoch eine höhere Wahrscheinlichkeit, COVID-19-ähnliche Symptome zu entwickeln (ORa = 4,22, P = 0,002). Es gab keine Hinweise auf Veränderungen der Blutparameter oder des QTc-Intervalls bei Angehörigen, die CDS konsumierten. Die jüngsten Erkenntnisse über Chlordioxid rechtfertigen die Durchführung klinischer Studien zur Bewertung seiner Wirksamkeit bei der Prävention von SARS-CoV-2-Infektionen.

_____ 9.3

TOXIZITÄT VON CHLORDIOXID UND NATRIUMCHLORIT

Prof. Dr. Pablo Campra Madrid. Hochschule für Biowissenschaften und Dr. der Chemie – Universität Almeria.

Zusammenfassung:

Höhe und Bedingungen der Toxizität von Chlordioxid und Chlorit wurden in zahlreichen Studien und Berichten offizieller Stellen, insbesondere der US-Regierung, ermittelt. Diesen Berichten zufolge gibt es keine experimentelle Grundlage für die Behauptung, dass bei der Verabreichung von potenziell therapeutischen Dosen unter 3 mg/kg/Tag an den menschlichen Organismus die Gefahr von Nebenwirkungen besteht.

Die orale und inhalative Toxizität von Chlordioxidgas und seinem Vorläufer und Reduktionsprodukt, dem Chlorit-Ion, wurde in zahlreichen Studien beschrieben, die in den letzten Jahrzehnten in der wissenschaftlichen Literatur veröffentlicht wurden.

Erste Studien wurden von der US-EPA (Environmental Protection Agency of the USA) mit dem Ziel gefördert, die Sicherheitsniveaus für die Reinigung von Trinkwasser für den städtischen Verbrauch zu bestimmen. In diesem Sinne hat die EPA seit den 80er Jahren Forschungsarbeiten in Auftrag gegeben und toxikologische Berichte veröffentlicht, die es ermöglicht haben, das toxikologische Profil und die Sicherheitsniveaus zu charakterisieren, die als Referenz für andere US-Behörden wie das Gesundheitsministerium (ASTDR) und die FDA und im weiteren Sinne auch für andere internationale Behörden dienten, die diese technischen Berichte aufgegriffen haben.

Es ist anzumerken, dass sie davon ausgehen, dass die experimentellen Toxizitätsdaten für Chlordioxid näherungsweise auf Chlorit übertragbar sind und umgekehrt, da Chlordioxid sehr reaktionsfreudig ist und in wässrigen Medien schnell zu Chlorit reduziert wird, weshalb letzteres zusammen mit Chloraten und Perchloraten als mögliches kontaminierendes Nebenprodukt bei der Desinfektion mit Chlordioxid betrachtet wird. So wurde beispielsweise in einer toxikologischen Überprüfung dieser Stoffe durch die US-EPA im Jahr 2001 eine Überprüfung von experimentellen Daten, hauptsächlich aus Tierversuchen, durchgeführt.

Basierend auf mehreren Überprüfungen und schließlich einer von der EPA in Auftrag gegebenen Studie zur Bestimmung der Langzeittoxizität an mehreren Mäusegenerationen, einschließlich empfindlicher Gruppen (während der Brunst, der Laktation und der Geburt) (Gill et al., 2000), legten die Umweltbehörde und anschließend das US-Gesundheitsministerium vier experimentelle toxikologische Werte für die chronische orale Exposition (> 90 Tage) gegenüber Chlordioxid und Chlorit fest. Dabei handelt es sich um einen NOAEL-Wert von 3 mg/kg/Tag Chlorit-Ionen-Äquivalent (nicht beobachtete schädliche Wirkungen oder die Höchstdosis, bei der keine schädlichen Wirkungen beobachtet wurden) und einen LOAEL-Wert von 5,7 mg/kg/Tag (niedrigste beobachtete schädliche Wirkung, die niedrigste Dosis, bei der Toxizität beobachtet wurde).

Das bedeutet, dass bei einem Erwachsenen mit einem Gewicht von 70 kg die Tagesmenge, bei der die EPA keine schädlichen Auswirkungen bei oraler Aufnahme feststellt, 210 mg Chlordioxid (oder ein entsprechendes Chlorit-Ion) pro Tag beträgt. Auf der Grundlage dieser beiden Toxizitätsparameter (NOAEL und LOAEL), die experimentell aus Tierversuchen gewonnen wurden, nahm die EPA anschließend mehrere Anpassungen nach unten vor, um die Referenzdosis (RfD) für die chronische Toxizität beim Menschen (> 90 Tage) für diese Stoffe abzuleiten.

Zu diesem Zweck wird ein Unsicherheitsfaktor von 100 auf den experimentellen NOAEL-Wert von 3 mg/kg/Tag angewandt, was zu einem Referenzwert von RfD = 0,03 mg/kg/Tag führt. Diese RfD ist daher nicht direkt aus Experimenten abgeleitet und soll eine breite Sicherheitsspanne für den routinemäßigen menschlichen Verzehr bieten, die jedoch mit einer hohen Unsicherheit verbunden ist.

Dieser Faktor beinhaltet eine Unsicherheit von 1/10 für mögliche interspezifische Unterschiede bei Tieren und einen zusätzlichen Faktor von 1/10 für mögliche menschliche Variabilität. Die von der EPA festgelegte RfD bezieht sich jedoch auf Chlordioxid-Dosen, die zur Desinfektion von Trinkwasser verwendet werden sollen und auf Chlordioxid-Dosen, die zur Desinfektion von Trinkwasser für den städtischen Verbrauch verwendet werden sollen. Die EPA selbst definiert den Umfang dieses Parameters: „Im Allgemeinen ist die RfD eine Schätzung (mit einer Unsicherheit, die vielleicht eine Größenordnung überspannt) der täglichen Exposition der menschlichen Bevölkerung (einschließlich empfindlicher Untergruppen), die wahrscheinlich kein nennenswertes Risiko schädlicher Wirkungen über ein ganzes Leben hat.

Es sollte nicht kategorisch gefolgert werden, dass alle Dosen unterhalb der RfD ‚akzeptabel‘ (oder risikofrei) und alle Dosen oberhalb der RfD ‚inakzeptabel‘ (oder mit schädlichen Auswirkungen verbunden) sind“. Mit anderen Worten, die RfD kann nicht als Risikogrenzwert für therapeutische Anwendungen und akute oder subchronische (< 90 Tage) Exposition von Patientengruppen in kontrollierten Situationen angesehen werden. Solange solche Grenzwerte nicht experimentell in ordnungsgemäß kontrollierten klinischen Versuchen ermittelt werden, sollten die experimentellen NOAEL- und LOAEL-Werte als Referenz für die Toxizität herangezogen werden und nicht die EPA-RfDs für kommunales Trinkwasser.

In Abbildung 1 (übernommen aus dem Bericht der Agency for Toxic Substances (USASTE, 2004) des US-Gesundheitsministeriums) wurden die NOAEL und 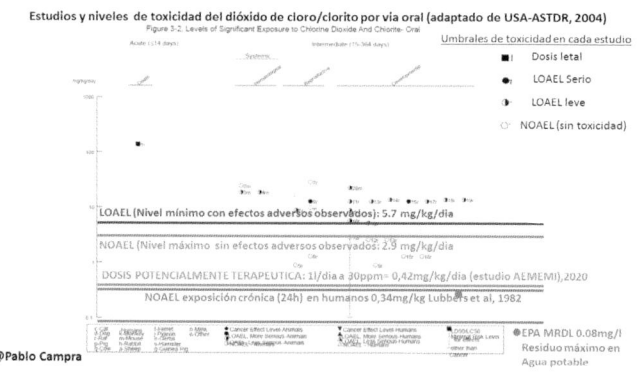 LOAEL in die Darstellung der in dem Bericht geprüften Toxizitätsstudien eingeblendet. Oberhalb eines LOAEL von 5,7 mg/kg/Tag sind unerwünschte Reaktionen zu erwarten, unterhalb eines NO-

AEL von 3 mg/kg/Tag sind sie sehr unwahrscheinlich. Die untere blaue Linie mg/kg/Tag ist sehr unwahrscheinlich. Die untere blaue Linie stellt den EPA-Maximum Residual Disinfectant Residue Level (MRDL) für Trinkwasser dar, 0,08 mg/l.Studien

Studien am Menschen

Die wenigen veröffentlichten klinischen Studien zur Prüfung der Humantoxizität von Chlordioxid deuten jedoch darauf hin, dass ein Unsicherheitsfaktor von 100 für die Bestimmung der RfD die tatsächliche Humantoxizität um mehr als eine Größenordnung überschätzen würde und dass die NOAEL- und LOAEL-Toxizitätswerte aus Tierversuchen die in Humantests beobachtete Toxizität wesentlich besser widerspiegeln. Die erste umfassende klinische Studie, die von der EPA in Auftrag gegeben wurde (Lubbers et al., 1981), ergab beispielsweise keine chronische Toxizität bei einer Konzentration von 5 mg/Tag (entspricht 0,07 mg/kg/Tag) und keine akute Toxizität bei 24 mg/l (entspricht 0,34 mg/kg/Tag). In der Folge wurden einige kontrollierte klinische Studien veröffentlicht, die auf der Verabreichung von Formulierungen mit anderen Namen (NP001, WF10, TCDO) basieren, deren aktiver Bestandteil jedoch Natriumchlorit ist.

In einer klinischen Phase-I-Studie zur Charakterisierung der akuten Toxizität von reinem Natriumchlorit (NP001) (Miller et al., 2014) wurden eskalierende Einzeldosen von 0,2, 0,8, 1,6 und 3,2 mg/kg/Tag verwendet. Alle Dosierungen waren im Allgemeinen sicher und gut verträglich und es traten keine schwerwiegenden unerwünschten Ereignisse oder Veränderungen bei relevanten klinischen Parametern auf. In anderen Phase-II-Studien bei ALS-Patienten (Miller et al., 2015) wurde Natrium als einmalige tägliche Dosis intravenös über 6 Monate mit Unterbrechungen verabreicht. Die Zyklen dauerten drei bis fünf aufeinanderfolgende Tage (subakute Exposition), wobei ein Zyklus pro Monat stattfand. Die Studie erbrachte den Nachweis der Klasse I, dass Natriumchlorit „im Allgemeinen sicher und gut verträglich" ist, mit Ausnahme von Schmerzen an der Infusionsstelle und vorübergehendem Schwindel. Aus den Daten dieser Versuche lässt sich schlussfolgern, dass die Höchstdosis ohne unerwünschte Wirkungen (NOAEL) bei subakuter Anwendung (3-5 Tage) auf 2 mg/kg/Tag festgelegt werden kann, während unerwünschte Wirkungen ab einem NOAEL von 4,2 mg/kg/Tag beobachtet werden konnten.

Toxizität von potenziell therapeutischen Dosen gegen COVID-19

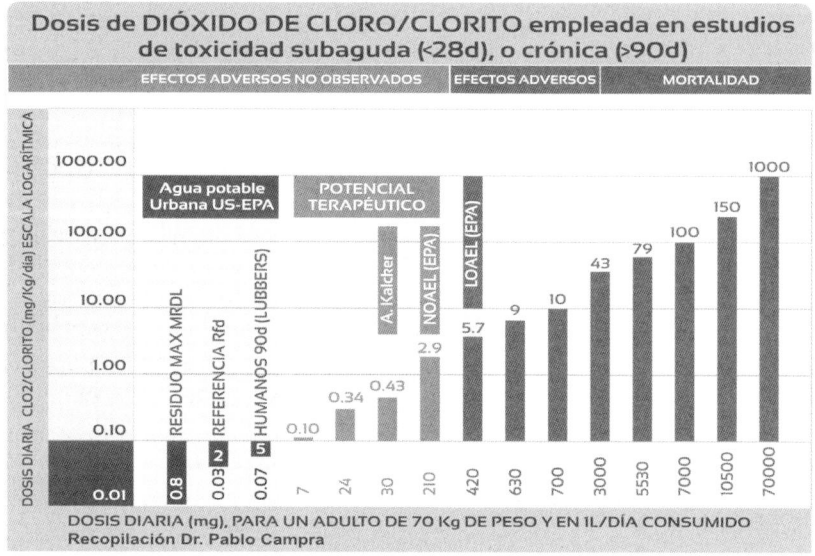

Es gibt noch keine veröffentlichten klinischen Studien über die therapeutische Anwendung von Chlorit oder Chlordioxid gegen COVID-19. Nimmt man die mündlichen Mitteilungen des medizinischen Personals von COMUSAV und den einzigen bisher verfügbaren medizinischen Bericht, der von der ecuadorianischen AEMEMI als Referenz online veröffentlicht wurde, so liegen die therapeutischen Dosen, die für die adjuvante Behandlung von CO-VID-19 in Lateinamerika empfohlen werden, weit unter den experimentell ermittelten minimalen Toxizitätsgrenzen (NOAEL und LO-AEL) [11]. Abbildung 2 zeigt die minimalen toxischen Dosen, die in verschiedenen Studien festgestellt wurden, (in rot) sowie die Dosen mit therapeutischem Potenzial, bei denen es sehr unwahrscheinlich ist, dass bei subakuten Anwendungen (> 28 Tage) Nebenwirkungen festgestellt werden.

Die Referenzdosen (RfD) und der Höchstwert für das Desinfektionsmittel Chlordioxid und den Schadstoff Chlorit, die von der EPA für MDRL-Trinkwasser festgelegt wurden, (in blau) sind ebenfalls als Referenz angegeben. Wie man sieht, gibt es unterhalb des NOAEL von 3 mg/kg/Tag keine experimentellen Daten, die auf ein Gesundheitsrisiko schließen lassen. Die horizontale Skala zeigt die geschätzte Tagesdosis für einen 70 kg schweren Erwachsenen. In den beiden Abbildungen 1 und 2 sind die Schätzungen für einen 70 kg schweren Erwachsenen nicht enthalten. In den Abbildungen 1 und 2 sind die zitierten Humanstudien (Miller et al., 2015; 2014) nicht enthalten, deren NOAEL und LOAEL unter den von der EPA festgelegten Werten liegen würden.

Nimmt man beispielsweise die potenziell therapeutischen Dosen, die in der AEMEMI-Studie in Ecuador verwendet wurden, so lag die oral verabreichte Tagesgesamtdosis zwischen 0,4 und 0,9 mg/kg/Tag und damit deutlich unter den in diesem Bericht beschriebenen Mindestwerten für die Toxizität.

Zusammenfassend lässt sich sagen, dass es keine experimentellen Belege dafür gibt, dass bei Dosen von weniger als 3 mg/kg/Tag ein Risiko für unerwünschte Wirkungen oder Veränderungen relevanter klinischer Parameter besteht. Diese Dosis entspricht 210 mg Chlordioxid oder Chlorit pro Tag für einen durchschnittlichen 70 kg schweren Erwachsenen. Die geringste beobachtbare Toxizität wäre bei 5,7 mg/kg/Tag zu erwarten, was 420 mg/Tag für einen durchschnittlichen erwachsenen Menschen entspricht.

Dr. Pablo Campra Madrid [blade39adm.ual.es].

Spanien, 22. Oktober 2020

International Journal of Multidisciplinary Research and Analysis

ISSN (print): 2643-9840, ISSN (online): 2643-9875 Volume 04 Issue 08 August 2021

DOI: 10.47191/ijmra/v4-i8-14, Impact Factor: 6.072 Page No.-1159-1167

COVID-19-Langzeitwirkungen bei Patienten, die mit Chlordioxid behandelt wurden

Manuel Aparicio-Alonso1, Carlos A. Domínguez-Sánchez2, Marina Banuet-Martínez3

1,2,3 CentroMédicoJurica, Querétaro, México

Zusammenfassung

Die Coronavirus-Krankheit 2019 (COVID-19) hat zu einer weit verbreiteten Besorgnis im Gesundheitswesen geführt und die Gesundheitseinrichtungen überlastet. In dem Maße, wie sich die Zahl der COVID-19-Patienten erholt, steigt auch die Häufigkeit der Berichte über COVID-19-ähnliche Symptome nach der Entlassung. Es wurde eine Telefonumfrage mit standardisierten Fragen durchgeführt, in der die Teilnehmer gefragt wurden, ob sie nach der Diagnose von COVID-19 und der Behandlung mit einer Chlordioxidlösung (CDS) an einer von 25 möglichen Folgeerscheinungen gelitten haben. 161 Personen beantworteten die Umfrage. Es zeigte sich, dass ein höheres Alter ein Risikofaktor ist (OR = 1,035, p = 0,028, 95 % CI = 1,004-1,069), und dass die Wahrscheinlichkeit, irgendwelche Symptome zu haben, bei Patienten mit mittelschwerer Erkrankung p = 0,077 beträgt im Vergleich zu Patienten mit leichter Erkrankung (p = 0,003). Es wurde vorhergesagt, dass 64,6 Prozent der Patienten, die wegen einer SARS-CoV-2-Infektion mit CDS behandelt wurden, im Durchschnitt 3,41

Langzeitfolgen hatten. Bezüglich der Anzahl der gemeldeten Folge-erscheinungen gab es keine Unterschiede nach Geschlecht, Alter, COVID-19-Schweregrad oder Therapiemethode. Die fünf häufigs-ten Manifestationen der 25 verschiedenen Langzeitsymptome, die in dieser Studie beobachtet wurden, waren Müdigkeit, Haarausfall, Dyspnoe, Konzentrationsprobleme und Schlafprobleme. Außerdem traten bei Personen, die mit mehreren Medikamenten behandelt wurden (konventionelle COVID-19-Behandlung plus CDS), 2,7 we-niger Fälle von Folgeschäden auf, und bei Patienten, die ausschließ-lich mit CDS behandelt wurden, waren es 6,14 weniger Fälle von Langzeitfolgen. Bei Patienten, die CDS erhalten, ist die Wahrschein-lichkeit langfristiger gesundheitlicher Folgen um 19 % geringer als bei Patienten, die eine Standardtherapie mit COVID-19 erhalten. Nach den Ergebnissen dieser Studie haben Patienten, die CDS er-halten, eine geringere Wahrscheinlichkeit, Folgeerkrankungen zu entwickeln. Darüber hinaus ist die Inzidenz von Langzeitfolgen bei Personen, die ausschließlich mit CDS behandelt werden, geringer. Die jüngsten Erkenntnisse über Chlordioxid sprechen für die Ent-wicklung klinischer Studien zur Bewertung seiner Wirksamkeit bei der Verhinderung der Entwicklung von COVID-19-Langzeitfolgen.

Annals of Pharmacology and Pharmaceutics

Inhibition of the Binding of Spike Protein of SARS-CoV-2 Coronavirus to Human Angiotensin-Converting Enzyme 2 by Chlorine Dioxide

Norio Ogata* and Takanori Miura Department of R&D, Taiko Phar-maceutical Co. Ltd, Japan

Zusammenfassung

Ziel: Das neue Coronavirus (SARS-CoV-2), das für die Krankheit COVID-19 verantwortlich ist, stellt nach wie vor eine deutliche Be-drohung dar, und es gibt noch immer keine wirksame und praktische Methode zur Dekontaminierung dieses Virus. Bei der Bewertung der Wirkung einer neuen Methode zur Virusdekontamination mit wässrigem Chlordioxid (ClO_2) wurde eine neue Methode zur Virusdekontamination mit wässrigem Chlordioxid (ClO$_2$) entwickelt. Das SARS-CoV-2-Virus bindet sich mit seinem „Spike-Protein" an menschliche Zellen, die Angiotensin-CoV enthalten, das als Rezeptorprotein für das Angiotensin-konvertierende Enzym 2 (ACE2) fungiert.

Materialien und Methoden: In einem In-vitro-Experiment wurde Spike-Protein mit einer Chlordioxidlösung von 0,5 mmol/L Chlordioxid bei Raumtemperatur 5 Minuten lang behandelt, und die Bindung von Spike-Protein an ACE2 wurde durch eine Chemilumineszenzreaktion quantifiziert.

Ergebnisse: Die Bindung von Spike-Protein an ACE2 sank auf 1,9 % der Kontrolle (kein Chlordioxid) (n=4, n=3). Chlordioxid) (n=4, p < 0,001).

Schlussfolgerung: Das Ergebnis zeigt deutlich die Nützlichkeit von Chlordioxidlösung als Methode zur Dekontamination des SARS-CoV-2-Virus.

Annals of Pharmacology and Pharmaceutics

Inhibition of the Binding of Spike Protein of SARS-CoV-2 Coronavirus to Human Angiotensin-Converting Enzyme 2 by Chlorine Dioxide

Norio Ogata and Takanori Miura

Department of R&D, Taiko Pharmaceutical Co. Ltd, Japan

Abstract

Aims: The new Coronavirus (SARS-CoV-2) responsible for COVID-19 disease is still a significant threat and no effective and convenient method for decontamination of this virus exists as yet. We aimed to evaluate the effect of a novel method for the decontamination of the virus using aqueous Chlorine Dioxide (ClO$_2$) solution. SARS-CoV-2 virus uses its "spike protein" to adhere to human cells containing Angiotensin-Converting Enzyme 2 (ACE2), which acts as a receptor protein.

Materials and Methods: In an in vitro experiment, the spike protein was treated with 0.5 mmol/L chlorine dioxide solution at room temperature for 5 min, and the binding of the spike protein to ACE2 was quantitated by a chemiluminescence reaction.

Findings: The binding of the spike protein to ACE2 decreased to 1.9% of the control (no chlorine dioxide) (n=4, p<0.001).

Conclusion: The result strongly indicates the usefulness of chlorine dioxide solution as a decontamination method of SARS-CoV-2 virus.

Keywords: Chlorine dioxide; SARS-CoV-2 virus; COVID-19; Angiotensin-converting enzyme 2

DIE WICHTIGSTEN REFERENZEN FÜR CLO$_2$-BEHANDLUNGEN

1. Insignares, Bolano, Andrade, y otros, „Determination of the Effectiveness of Chlorine Dioxide in the Treatment of COVID 19." Journal of Molecular and Genetic Medicine Volume 15:S1, 2021.   https://www.hilarispublisher.com/abstract/determination-of-the-effectiveness-of-chlorine-dioxide-in-the-treatment-of-covid-19-67319.html   ISSN: 1747-0862

2. Insignares-Carrione, Eduardo, Blanca Bolaño Gómez, and Andreas Ludwig Kalcker. 2020. „Chlorine Dioxide in COVID-19: Hypothesis about the Possible Mechanism of Molecular Action in SARS-CoV-2." Journal of Molecular and Genetic Medicine 14(5):1–8. https://www.hilarispublisher.com/open-access/chlorine-dioxide-in-covid19-hypothesis-about-the-possible-mechanism-of-molecular-action-in-sarscov2-52824.html

3. Martinez E. „A New Perspective for Prevention and to Cure COVID-19 Patients: Encouraging Medical Teams to Contact Healed People Treated with Chlorine Dioxide in Solution (CDS)." Integr J Med Sci [Internet]. 2020 Nov. 4 [cited 2021 Sep. 6]; 7. Available from: https://mediterraneanjournals.com/index.php/ijms/article/view/229

4. Ogata N, Miura T. „Inhibition of the Binding of Variants of SARS-CoV-2 Coronavirus Spike Protein to a Human Receptor by Chlorine Dioxide." Ann Pharmacol Pharm. 2021; 6(1): 1199.

5. Ma JW, Huang BS, Hsu CW, Peng CW, Cheng ML, Kao JY, Way TD, Yin HC, Wang SS. „Efficacy and Safety Evaluation of a Chlorine Dioxide Solution." Int J Environ Res Public Health. 2017 Mar 22;14(3):329. doi: 10.3390/ijerph14030329. PMID: 28327506; PMCID: PMC5369164.

6. Kály-Kullai, K., M. Wittmann, Z. Noszticzius, and László Rosivall. 2020. „Can Chlorine Dioxide Prevent the Spreading of Coronavirus or Other Viral Infections? Medical Hypotheses." Physiology International 107(1):1–11.

7. Lubbers, J. R., and J. R. Bianchine. 1984. „Effects of the Acute Rising Dose Administration of Chlorine Dioxide, Chlorate and Chlorite to Normal Healthy Adult Male Volunteers." Journal of Environmental Pathology, Toxicology and Oncology.

8. Lubbers, Judith R., Sudha Chauhan, and Joseph R. Bianchine. 1981. „Controlled Clinical Evaluations of Chlorine Dioxide, Chlorite and Chlorate in Man." Toxicological Sciences 1(4):334–38.

9. Noszticzius, Zoltán, Maria Wittmann, Kristóf Kály-Kullai, Zoltán Beregvári, István Kiss, László Rosivall, and János Szegedi. „Chlorine Dioxide Is a Size-Selective Antimicrobial Agent." PLoS ONE 8(11):e79157.

10. Ogata, Norio. 2012. „Inactivation of Influenza Virus Haemagglutinin by Chlorine Dioxide: Oxidation of the Conserved Tryptophan 153 Residue in the Receptor-Binding Site." Journal of General Virology 93:2558–63.

11. Smith, Roger P., and Calvin C. Willhite. 1990. „Chlorine Dioxide and Hemodialysis." Regulatory Toxicology and Pharmacology 11(1):42–62.

12. U.S. Environmental Protection Agency. 2000. „Toxicological Review of Chlorine Dioxide and Chlorite." CAS Nos. 10049-04-4 and 7758-19-2 (September):1–49.

13. Kály-Kullai, K., Wittmann, M., Noszticzius, Z., & Rosivall, L. (2020). „Can chlorine dioxide prevent the spreading of coronavirus or other viral infections?" Medical hypotheses, Physiology International Physiol. Int., 107(1), 1-11. Retrieved Sep 6, 2021, from https://akjournals.com/view/journals/2060/107/1/article-p1.xml

14. Alvarez ME, O'Brien RT. „Mechanisms of inactivation of poliovirus by chlorine dioxide and iodine." Appl Environ Microbiol. 1982 Nov;44(5):1064-71. doi: 10.1128/aem.44.5.1064-1071.1982. PMID: 6295277; PMCID: PMC242149.

15. Láng O, Nagy KS, Láng J, Perczel-Kovách K, Herczegh A, Lohinai Z, Varga G, Kőhidai L. „Comparative study of hyperpure chlorine dioxide with two other irrigants regarding the viability of periodontal ligament stem cells." Clin Oral Investig. 2021 May; 25(5):2981-2992. doi: 10.1007/s00784-020-03618-5. Epub 2020 Oct 12. PMID: 33044682; PMCID: PMC8060220.

16. Ogata N. „Denaturation of protein by chlorine dioxide: oxidative modification of tryptophan and tyrosine residues." Biochemistry. 2007 Apr 24;46(16):4898-911. doi: 10.1021/bi061827u. Epub 2007 Mar 31. PMID: 17397139.

17. Schwartz, Laurent. (2017). „Chlorine dioxide as a possible adjunct to metabolic treatment." J of cancer treatment and diagnosis. 1. 10.29245/2578-2967/2018/1.1107.

18. Georgiou G. „MRSA eradication using chlorine dioxide." J Bacteriol Mycol Open Access. 2021; 9(3):115–120. DOI: 10.15406/jbmoa.2021.09.00306.

19. Inactivation of Enteric Adenovirus and Feline Calicivirus by Chlorine Dioxide, Thurston-Enriquez, J. A., APPLIED AND ENVIRONMENTAL MICROBIOLOGY, June 2005, p. 3100–3105.

20. Coronavirus Chlorine Dioxide, Part 1 A Versatile, High-Value Sterilant for the Biopharmaceutical Industry, Barry Wintner, Anthony Contino, Gary O'Neill. BioProcess International DECEMBER 2005.

21. Feline Calicivirus Chlorine Dioxide, Part 1 A Versatile, High-Value Sterilant for the Biopharmaceutical Industry, Barry Wintner, Anthony Contino, Gary O'Neill. BioProcess International DECEMBER 2005.

22. Ogata N, Shibata T. „Protective effect of low-concentration chlorine dioxide gas against influenza A virus infection." J Gen Virol. 2008 Jan; 89(Pt 1):60-67. doi: 10.1099/vir.0.83393-0. PMID: 18089729.

23. Akamatsu A, Lee C, Morino H, Miura T, Ogata N, Shibata T. „Six-month low level chlorine dioxide gas inhalation toxicity study with two-week recovery period in rats." J Occup Med Toxicol. 2012; 7:2.

24. „Effect of chlorine dioxide on the prevention of adhesion formation in pelvic surgery." doctoral dissertation. UNAM Dr. José Mancera Andrade Mexico 2014.

25. Wang XW, Li JS, Jin M, Zhen B, Kong QX, Song N, Xiao WJ, Yin J, Wei W, Wang GJ, Si BY, Guo BZ, Liu C, Ou GR, Wang MN, Fang TY, Chao FH, Li JW. „Study on the resistance of severe acute respiratory syndrome-associated coronavirus." J Virol Methods. 2005 Jun; 126(1-2):171-7. doi: 10.1016/j.jviromet.2005.02.005. PMID: 15847934; PMCID: PMC7112909.

26. Zoni R, Zanelli R, Riboldi E, Bigliardi L, Sansebastiano G. „Investigation on virucidal activity of chlorine dioxide. Experimental data on feline calicivirus, HAV and Coxsackie B5." J Prev Med Hyg. 2007 Sep;48(3):91-5. PMID: 18274345.

27. Zhang, Xiaoying & Liu, Dongyun & Zhang, Sheng & Wei, Xiujuan & Song, Jie & Zhang, Yupei & Jin, Min & Shen, Zhiqiang & Wang, Xinwei & Feng, Zhichun & Li, Jun Wen. (2015). „Host-virus interaction: The antiviral defense function of small interfering RNAs can be enhanced by host microRNA-7 in vitro." Scientific Reports. 5. 9722. 10.1038/srep09722.

28. Young RO (2016) „Chlorine Dioxide (ClO$_2$) As a Non-Toxic Antimicrobial Agent for Virus, Bacteria and Yeast (Candida Albicans)." Int J Vaccines Vaccin 2(6): 00052. DOI: 10.15406/ijvv.2016.02.0005.2

29. Benarde MA, Snow WB, Olivieri VP, Davidson B. „Kinetics and mechanism of bacterial disinfection by chlorine dioxide." Appl Microbiol. 1967 Mar; 15(2):257-65. doi: 10.1128/am.15.2.257-265.1967. PMID: 5339839; PMCID: PMC546889.

30. Zhu Z, Guo Y, Yu P, Wang X, Zhang X, Dong W, Liu X, Guo C. „Chlorine dioxide inhibits the replication of porcine reproductive and respiratory syndrome virus by blocking viral attachment." Infect Genet Evol. 2019 Jan; 67:78-87. doi: 10.1016/j.meegid.2018.11.002. Epub 2018 Nov 3. PMID: 30395996.

31. Jeng, D.K. and A. Woodworth. „Chlorine Dioxide Gas Sterilization under Square-Wave Conditions." Applied and Environmental Microbiology 56 (1990): 514 – 519.

32. Kerémi B, Márta K, Farkas K, Czumbel LM, Tóth B, Szakács Z, Csupor D, Czimmer J, Rumbus Z, Révész P, Németh A, Gerber G, Hegyi P, Varga G. Effects of Chlorine Dioxide on Oral Hygiene – A Systematic Review and Meta-analysis. Curr Pharm Des. 2020;26(25):3015-3025. doi: 10.2174/1381612826666200515134450. PMID: 32410557.

33. „COVID19 Long Term Effects in Patients Treated with Chlorine Dioxide." Manuel Aparicio-Alonso, Carlos A. Domínguez-Sánchez, Marina Banuet-Martínez. DOI: https://doi.org/10.47191/ijmra/v4-i8-14

34. „Chlorine Dioxide as an Alternative Treatment for COVID-19." Manuel Aparicio-Alonso, Carlos A. Domínguez-Sánchez* and Marina Banuet-Martínez. ISSN: 2332-0877.

Andreas Ludwig Kalcker
Bye Bye Covid
Die Lösung für das Coronavirus, von der
man nicht will, dass Sie sie kennen ...
Ein bahnbrechender Weg aus der Plandemie,
bewiesen von mutigen Ärzten und Freunden
der Wahrheit von Andreas Kalcker

1. Auflage 2021
ISBN 978-3-033-08895-5
© Andreas Kalcker Institut 2021

Titel der spanischen Originalausgabe:
Bye, Bye Covid
Copyright©2021 Andreas Kalcker

Herausgeber: Andreas Kalcker Institut,
Hueb 10, CH-9468 Sax, Schweiz

Die Empfehlungen in diesem Buch wurden
von Autor und Verlag nach bestem Wissen
erarbeitet und überprüft. Dennoch kann
eine Garantie nicht übernommen werden.
Weder der Autor noch der Verlag können
für eventuelle Nachteile oder Schäden, die
aus den im Buch gegebenen Hinweisen re-
sultieren, eine Haftung übernehmen.

Der Verlag schließt im Rahmen des recht-
lich Zulässigen jede Haftung für die Inhalte
externer Links aus. Für Inhalte, Richtigkeit,
Genauigkeit, Vollständigkeit, Qualität und/
oder Verwendbarkeit der dargestellten Informationen auf den verlinkten Seiten sind ausschließlich deren Betreiber verantwortlich.

Erkenntnisse in der Medizin unterliegen
einem laufenden Wandel durch Forschung
und klinische Erfahrungen. Autor und
Übersetzer dieses Werkes haben große
Sorgfalt darauf verwendet, dass die in diesem Werk gemachten therapeutischen
Angaben (insbesondere hinsichtlich In-
dikation, Dosierung und unerwünschten
Wirkungen) dem derzeitigen Wissensstand
entsprechen. Das entbindet den Nutzer dieses Werkes jedoch nicht von der Verpflichtung, anhand einschlägiger Fachliteratur
und weiterer schriftlicher Informations-
quellen zu überprüfen, ob die dort gemachten Angaben von denen in diesem Werk ab-
weichen und seine Verordnung in eigener
Verantwortung zu treffen.

Für die Vollständigkeit und Auswahl der
aufgeführten Medikamente übernimmt
der Verlag keine Gewähr. Geschützte Wa-
rennamen (Warenzeichen) werden in der
Regel besonders kenntlich gemacht (*).
Aus dem Fehlen eines solchen Hinweises
kann jedoch nicht automatisch geschlossen
werden, dass es sich um einen freien Wa-
rennamen handelt.